はりきゅう
基礎技術学

編集
有馬 義貴　鈴鹿医療科学大学

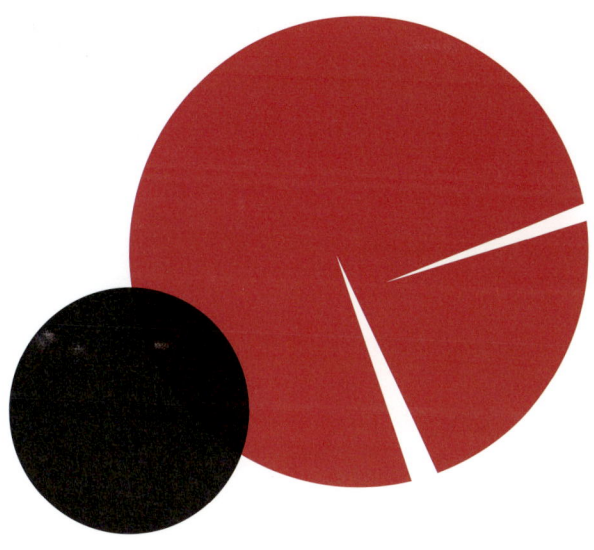

南江堂

執筆者（五十音順）

有馬　義貴	ありま　よしたか	鈴鹿医療科学大学
近藤　史生	こんどう　ふみお	福岡医健専門学校
村上　高康	むらかみ　たかやす	鈴鹿医療科学大学

序

鍼灸治療を行うには医学知識と鍼・灸の技術が必要であり，本書は鍼灸の基礎技術を修得するための教育実習書として執筆した．

第1章は実習を行う前に知っておく基礎知識，第2章は基本となる手技について記載している．はり師およびきゅう師国家試験における「はり理論」と「きゅう理論」の実技に関連する範囲を中心として，国家試験出題基準と第1回から15回までの過去問題に基づいた内容とした．関連する過去問題が解けるようになった後に，次章に進んでほしい．

第3章は学校教育における実技実習に本書を用いることを前提として，基本手技の練習法を解説し，課題を設定している．特に鍼灸師にとって触診は重要であり，触診なしには施術することはできないため，課題には触診も含めた．課題は初学者が練習なしには達成しがたいが，練習すれば必ず到達できるレベルを設定し，練習法は単に鍼を打つだけ，灸を据えるだけのものから，徐々に経絡経穴学，解剖学，東洋医学などで学んだ知識を必要とするものとした．

実技試験の評価は「できる」もしくは「できない」のどちらかであり，できれば合格，できなければ不合格となり，部分点は存在しない．本書の課題は，著者らが実際の教育現場で提示し，学生が練習によって到達することを確認した上で判断した基準である．素人が簡単に真似できる技術であれば専門家は必要ないと考えて，あきらめずに繰り返し練習してほしい．また，技術を磨くためには他の人の施術を受けて鍼や灸の感覚，自分の体の反応や変化を知ることも大事である．練習では互いに被験者となって施術を受け，できるだけ多くの体に触れて，体は人によって異なることを理解してもらいたい．

本書では，学習者の理解に対する配慮として教育者の視点から描いた多くの絵を用いている．しかし，鍼灸の技術は手から手へと伝えられるものであるため，書物では自ずと限界がある．本書で伝えられない繊細な技術やコツは，教育担当者や先進の方のご配慮をいただきたい．

平成12（2000）年の「あん摩マッサージ指圧師，はり師及びきゅう師に係る学校養成施設認定規則」改正から鍼灸師養成校が急増し，多くの鍼灸師が誕生してくる中で，本書が学生諸氏だけではなく，卒後鍼灸師の技術水準の維持・向上の一助となれば幸いである．

最後に，ご助言をいただいた鷹峰澄子先生，および執筆にあたりご協力いただいた株式会社南江堂の担当者各位に厚くお礼を申し上げる．

平成19年8月

有馬　義貴

目　次

第2章　基本手技 29

Ⅰ．鍼の基本手技 29

Ⅱ．灸の基本手技 44

Ⅲ．吸角の基本手技 52

第3章　基本手技の練習法 …… 57

Ⅰ．鍼技術の練習法　57

Ⅱ. 灸技術の練習法　133

Ⅲ．吸角の練習法　184

付録　古代鍼灸法・刺法……189

第1章 基礎知識

I．鍼灸用具

1 鍼の用具

『黄帝内経霊枢《こうていだいけいれいすう》』九鍼十《きゅうしんじゅう》二《に》原篇《げんへん》，官鍼《かんしん》篇，九鍼論《きゅうしんろん》篇に9種類の金属の鍼具である「古《こ》代九鍼《だいきゅうしん》」の名称，大きさ，形状，使用法が記載されている．「毫鍼《ごうしん》」は，古代九鍼の一つであり，現在もその原形を留《とど》め，広く用いられている．

a．毫鍼各部の名称（図1·1）

1）鍼《しん》柄《ぺい》

鍼柄は「軸《じく》」または「竜頭《りゅうず》」とも呼ばれ，鍼の弾入《だんにゅう》時に叩く部位であり，刺入《しにゅう》時に把《は》

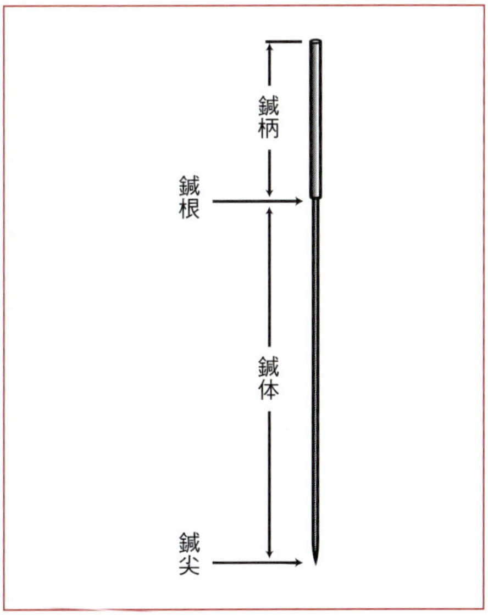

図1·1　毫鍼各部の名称

持《じ》する部分である．素材は金属製と合成樹脂（プラスチック）製のものがある．鍼を抜き刺しする操作の際に，把持しやすくするために長さ・太さが工夫され，さまざまなパターンの刻《きざ》みが入っている．

2）鍼《しん》根《こん》

鍼体《しんたい》が鍼柄に組み込まれている部分で「鍼脚《しんきゃく》」とも呼ばれる．従来，金属製の鍼柄と鍼体との接合はハンダもしくは電気溶接が多かったが，最近は熱や引きに強いカシメ式が一般的である．カシメ式とは鍼柄の一部を加熱・加圧変形させて，鍼体と接合する方法である．ディスポーザブル鍼にみられる合成樹脂製の鍼柄では，鍼柄の形成工程で鍼体と結合・固定する形成結合が用いられている．

3）鍼　体

身体に刺入する鍼尖《しんせん》から鍼根にかけての部分で「穂《ほ》」とも呼ばれる．

4）鍼　尖

弾入時に皮膚を切る部分で「穂先《ほさき》」とも呼ばれる．形状は刺鍼《ししん》の手技や流派，生産業者によって異なる．繰り返し使用することで磨滅《まめつ》や欠損が起こるため，従来は顕微鏡で調べ研磨《けんま》する必要があった．しかし，最近は使い捨てのディスポーザブル鍼が普及したため，研磨する機会はほとんどない．

b．鍼の長さ・太さの名称

鍼の長さを「鍼体長《しんたいちょう》」，太さを「鍼体径《しんたいけい》」という．鍼体長と鍼体径の区分には，刺鍼時に管《くだ》を使用する管鍼法《かんしんほう》で用いる鍼の区分と管を使用しない撚鍼法《ねんしんほう》で用いる鍼の区分とがある．日本では管を使用して細い鍼を刺入する管鍼法が主流であるため，管鍼法に使用する鍼の区分が一般的に用いられている．撚鍼法で用いる鍼は主に中国における鍼治療で用いられていることから，管鍼法に使用する鍼と区別して「中国鍼《ちゅうごくしん》」と呼ぶことが多い．

1）日本の鍼（管鍼法に使用する鍼）（表1･1）

管鍼法に使用する鍼の鍼体長・鍼体径には従来の呼称と国際基準に基づく名称があり，学会などの報告には国際基準の名称を用いる．臨床では鍼体長30～50 mm（1寸～1寸6分），鍼体径18～20号（2～3番鍼）の鍼が一般的に使用されている．

2）中国の鍼（撚鍼法に使用する鍼）（表1･2）

中国を起源とする鍼で，日本の鍼より鍼体が太く，鍼柄が長いものが多い．鍼体長は15～150 mmのものが販売され，25～75 mm（1～3 inch）が多く用いられている．日本とは異なり，号数は鍼の直径が細くなると大きくなるように割り当てられている．中国鍼は鍼管《しんかん》を使用しない撚鍼法の手技で刺入することが多いため，鍼体径0.38 mm（28号）～0.28 mm（32号）の日本の鍼よりもやや太い鍼が頻用されている．

3）鍼尖形状の種類と特徴（表1･3）

鍼尖の形状は，研磨技術の発展，刺入手技の特徴などに合わせて工夫されている．

表1･1　日本の鍼

鍼体長		鍼体径		
従　来	国際基準	従　来	直　径	国際基準
5分	15 mm	00番鍼	0.13 mm	13号鍼
8分	25 mm	1番鍼	0.16 mm	16号鍼
1寸	30 mm	2番鍼	0.18 mm	18号鍼
1寸3分	40 mm	3番鍼	0.20 mm	20号鍼
1寸6分	50 mm	4番鍼	0.22 mm	22号鍼
2寸	60 mm	5番鍼	0.24 mm	24号鍼
2寸5分	75 mm			

表1･2　中国の鍼

鍼体長		鍼体径	
規格（inch）	（mm）	号　数	直径（mm）
0.5	15.0	35	0.22
1.0	25.0	34	0.24
1.5	40.0	33	0.26
2.0	50.0	32	0.28
2.5	65.0	31	0.30
3.0	75.0	30	0.32
4.0	100.0	29	0.34
4.5	115.0	28	0.38
5.0	125.0	27	0.42
6.0	150.0	26	0.45

表1･3　鍼尖形状の種類と特徴

形　状	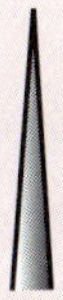	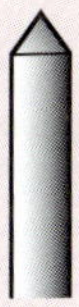	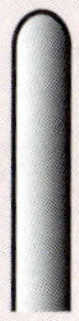	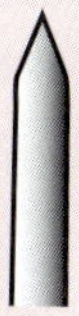	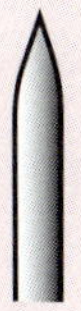
名　称	スリオロシ形	ノゲ形	卵形	松葉形	柳葉形
刺　入	しやすい	しやすい	しにくい	しやすい	しやすい
曲がり	曲がりやすい	曲がりにくい	曲がりにくい	曲がりにくい	曲がりにくい
痛　み	与えやすい	与えやすい	鈍痛	少ない	少ない
手　技	打鍼法		打鍼法	管鍼法	撚鍼法

① スリオロシ形

鍼体の根部より次第に細くなっている．刺入しやすいが曲がりやすく，疼痛を与えやすい．小槌《こづち》を叩いて鍼を打つ「打鍼法《だしんほう》」の手技で用いる鍼に多い形状である．

② ノゲ形

鍼尖の上部約1.5 mmくらいのところから急激に細くなっている．刺入しやすく曲がりにくいが疼痛を与えやすい．

③ 卵　形

鍼尖が卵のように丸みを帯びている．曲がりにくいが刺入しにくく，刺入時に鈍痛《どんつう》感を与えやすい．「打鍼法」で用いる鍼に多い形状である．

④ 松葉形

鍼尖の少し下方から細くなり，ノゲ形と卵形の中間の形といえる．刺入しやすく疼痛も少ない．管を使って鍼を打つ「管鍼法」の手技で使用する鍼に多い形状である．

⑤ 柳葉形

松葉より少し鋭利な形状である．管を使わずに鍼を刺入する「撚鍼法」の手技で用いる鍼に多い形状である．

4）鍼の材質とその特徴（表1・4）

鍼の材質にはステンレス，金，銀，鉄などがある．金鍼《きんしん》は柔軟性と弾力性に富み，人体組織へのなじみが良く，腐食《ふしょく》しにくい利点があるが，高価で耐久性に劣る．銀鍼《ぎんしん》は金鍼同様に柔軟性と弾力性に富み，人体組織へのなじみが良く，金鍼よりも安価であるが，酸化《さんか》しやすい．ステンレス鍼は金鍼，銀鍼に比べると柔軟性と弾力性では劣るが，安価であり，腐食しにくい点で金鍼・銀鍼より優れ，折れにくく，高圧滅菌《こうあつめっきん》や通電《つうでん》に耐える利点がある．鉄鍼《てっしん》は切れ味が良く，刺入しやすい利点を有するが，錆《さ》びやすいためほとんど用いられていない．

5）鍼管の材質と形状

日本では，痛みの少ない切皮《せっぴ》を行うため，多くの鍼灸師が鍼管を使った刺入手技を用いている．鍼管の材質には真鍮《しんちゅう》，ステンレス，ガラス，合成樹脂（プラスチック）などがあり，市販されているものは価格が安く，滅菌に耐えるステンレスであり，ディスポーザブル鍼では合成樹脂が使用されている．

形状は円筒形《えんとうけい》・細丸などの丸形と六角形などの角形があり，その他に無痛《むつう》鍼管，斜刺用《しゃしよう》鍼管，穴開《あなあ》き鍼管などがある（**図1・2**）．長さは使用する鍼より1分5厘《りん》（3〜4 mm）短いものを用いるのが良いとされている．外径は細いもので2 mm，太いもので4.5 mm，内径は1.5〜2.5 mmのものが販売されている．

鍼管の先端は皮膚へ軟らかく接触する工夫が凝らされて，最近では，ディスポーザブル鍼管においても皮膚への当たりを軟らかくするために切断面の角を丸くする工夫がされている（**図1・2**）．

6）ディスポーザブル鍼，単回使用毫鍼《たんかいしようごうしん》

ディスポーザブル鍼はすでに滅菌され，そのまま直《ただ》ちに使用でき，1回の使用で廃棄するものとして認識されている．しかし，ディスポーザブル（disporsable）とは「使い捨て」の意味であることから，平成17（2005）年4月1日から施行された「薬事法及び採血及び供血あつせん業取締法の一部を改正する法律」（平成14年法律第96号）23条の2第1項の規定により厚生労働大臣が基準を定めて指定する医療機器（厚生労働省告示第112号）では，鍼治療に使用する医療機器の名称を，1回の使用で廃棄することを目的

表1·4　鍼の材質とその特徴

種　類	利　点	欠　点
金鍼	柔軟性・弾力性に富む 人体組織へのなじみが良い 腐食しにくい	高価 耐久性に劣る
銀鍼	柔軟性・弾力性に富む 人体組織へのなじみが良い 金鍼に比べて安価である	酸化し腐食しやすい
ステンレス鍼	刺入しやすく折れにくい 腐食しにくい 安価である 高圧滅菌や通電に耐える	金鍼，銀鍼に比べ柔軟性・弾力性に劣る

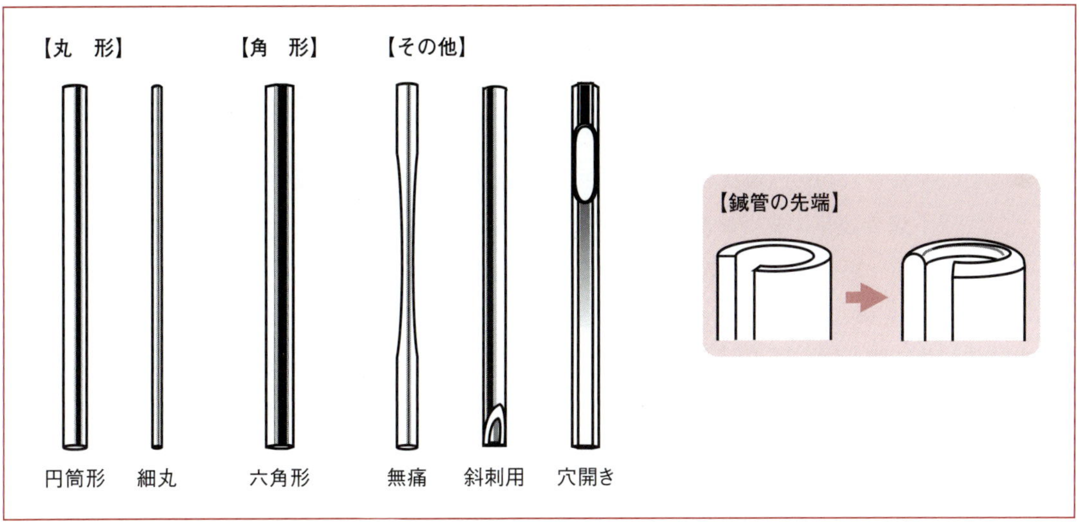

図1·2　鍼管の形状

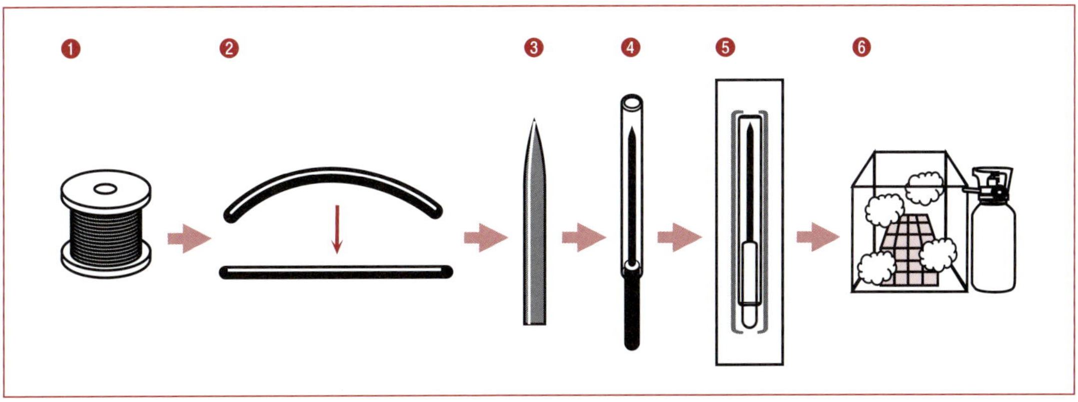

図1·3　ディスポーザブル鍼の生産工程

とした鍼として品質を保証する「単回使用毫鍼」と，すでに滅菌されそのまま直ちに使用できる「滅菌済み鍼」としている．単回使用の滅菌済み鍼は使用直前にパッケージを開き，1回のみ使用し，使用した後は医療《いりょう》廃棄物《はいきぶつ》として廃棄する．また，有効期限内に使用しなければならない．

ディスポーザブル鍼の生産工程（**図1･3**）は業者によってさまざまであるが，一般的に原材料のステンレスワイヤー（❶）を伸ばす作業（❷）を行った後，先端を研削し（❸），鍼柄をつけ（❹），鍼管と合わせて組み立て包装する（❺）．包装後は再度エチレンオキサイドガス滅菌を行って出荷される（❻）．

c．古代九鍼

『黄帝内経霊枢』九鍼十二原篇では鍼を9種類に分類して記載している（**図1･4**）．九鍼は，用途によって，擦過《さっか》や圧迫を主目的として生体内に刺入しない鍼，生体に深く刺入することを目的とする鍼，排膿《はいのう》や瀉血《しゃけつ》を目的とし皮膚を破る鍼の3種類に大別できる．

1）円鍼《えんしん》（圓鍼《えんしん》，員鍼《えんしん》）

長さ1寸6分（漢代《かんだい》の1寸は約20～23 mm）の筒状で，先端が丸くなっている．

病《やまい》が皮下の結合組織や筋肉にある場合や分肉の間に入った邪気《じゃき》を排除する場合に用いる．患部を按《あん》じ，擦過・圧迫して，組織を傷つけずに気を瀉《しゃ》する．現代の日本では小児鍼《しょうにしん》として用いられたり，円鍼の代わりに指圧・マッサージが行われている．

2）鍉鍼《ていしん》

長さ3寸半で，先端がキビ・アワのように丸くなっている．

手足末端の経穴を按じて気を補うときや病が経絡《けいらく》にあって流通が悪い場合に経脈を按《あん》圧《あつ》して邪気を排除するときに用いる．組織に刺入せず点圧《てんあつ》する目的で使用し，特に五《ご》行穴《ぎょうけつ》を按圧することで経絡の気血流通の改善を図《はか》るときに用いるといわれている．現代の日本では金粒《きんりゅう》，銀粒《ぎんりゅう》，磁気粒《じきりゅう》などで持続的に圧迫・刺激する方法として普及《ふきゅう》している．

3）円利鍼《えんりしん》（圓利鍼《えんりしん》，員利鍼《えんりしん》）

長さ1寸6分で，牛の毛のような形状で，鍼体は丸くて細く鋭い．

急激な痹《ひ》［痛み，しびれ］の部位に，深く刺し，これを取る場合や癰《よう》［中に膿を含んで大きく膨らんだできもの］を刺す場合に用いる．

4）毫鍼

長さ1寸6分で毫毛《ごうもう》［細い毛］のような形状で，鍼尖が蚊《か》や虻《あぶ》の吻《くちさき》のようになっている．

静かにゆっくり少しずつ刺し進め，目的の深さに達したらしばらく留める．痛み，しびれを治す場合，邪気が経脈や絡脈に留まっている場合，寒熱の感覚異常を起こしている場合に用いる．古来より九鍼の中で最も汎用《はんよう》され続けている鍼具が毫鍼である．現代では，小さな毫鍼として皮内鍼《ひないしん》や円皮鍼《えんぴしん》などが開発され，使用されている．

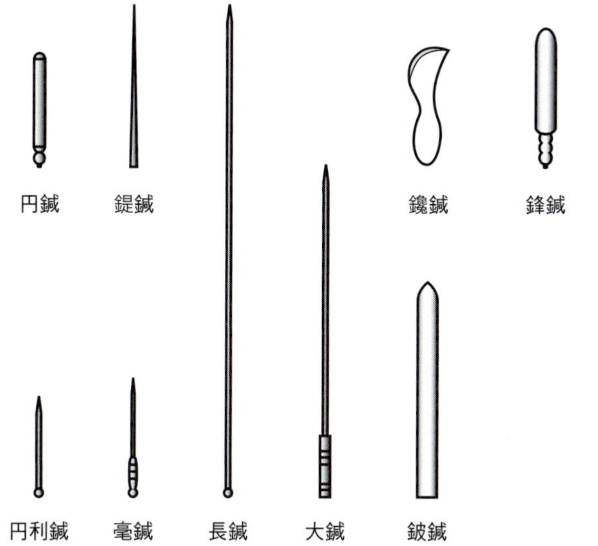

用　途	古代九鍼	現代の鍼
刺入しない鍼	円鍼	小児鍼
	鍉鍼	金粒，銀粒，磁気粒
	鑱鍼	小児鍼
刺入する鍼	円利鍼	
	毫鍼	毫鍼，皮内鍼，円皮鍼
	長鍼	
	大鍼	燔鍼，打鍼
破る鍼	鑱鍼	
	鋒鍼	三稜鍼
	鈹鍼	メス

図1･4　古代九鍼の種類

5）長《ちょう》 鍼《しん》

長さ7寸の細く長い鍼体で，鍼尖は尖っている．

長鍼は特に鍼体が長い鍼で，皮膚の広範な部位や深部の筋・骨に病があるときに用いる．

6）大《だい》 鍼《しん》

長さ4寸で，杖のようであり，鍼尖がかすかに丸い．注射針のように鍼体が内腔になった鍼という記載もある．

関節腔《かんせつくう》内に貯留した漿液性滲出液《しょうえきせいしんしゅつえき》の吸収を促進させる場合や穿刺《せんし》して排液する場合，邪気が関節に留まっているのを取る場合に用いる．現代では関節腔内への深刺《しんし》は感染防止の観点から行わず，大鍼は一部で燔鍼《ばんしん》［焼き鍼］や打鍼に使用されている．

7）鑱《ざん》 鍼《しん》

長さ1寸6分で，頭が大きく，末が鋭い．

熱が頭身の皮膚にあり，あちこち動くときに，その陽気を擦過もしくは浅刺《せんし》して取り去る．また，皮膚の白いところは患部であっても刺してはならないといわれている．

鑱鍼の分類は，『黄帝内経霊枢』九鍼論篇の「深く肌膚《きふ》にまでは刺入できず，陽気を出させる形をしている」の記載から刺入しない鍼に分類する文献と，官鍼篇の「鑱鍼で刺してはならない」との記載や『鍼灸大成《しんきゅうたいせい》』では「矢の穂先のような形状をして浅刺に用いられる」との記載があることから破る鍼に分類する文献とがある．

現代の日本では主に擦過を目的とした小児鍼として使用されている．

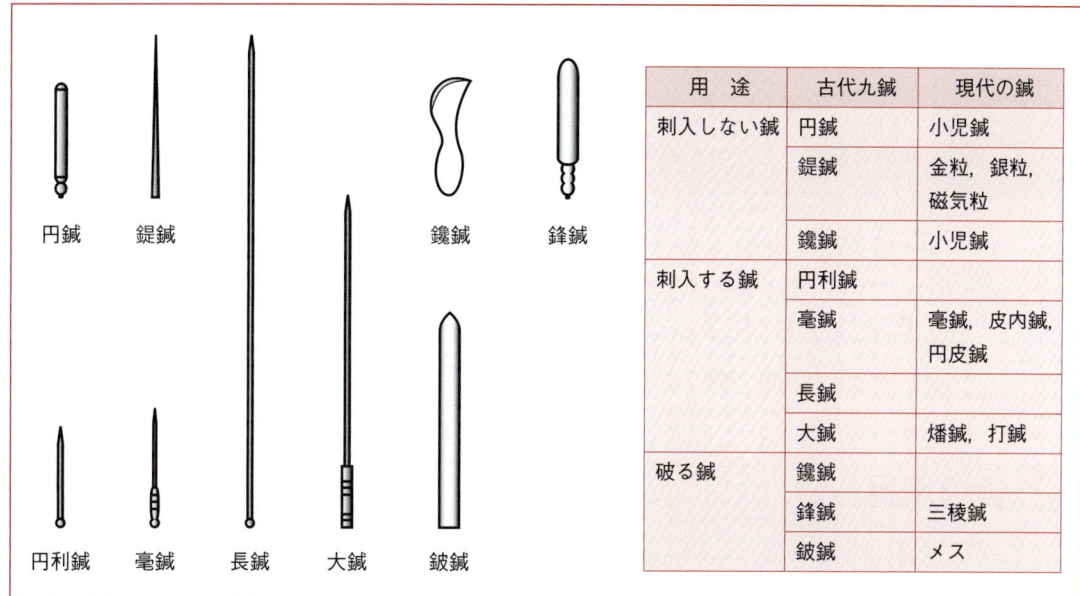

8）鋒《ほう》鍼《しん》

長さ1寸6分，鍼体は円筒形で，鍼尖は三ツ目の錐《きり》のような形をしている．その形状から，「三稜鍼《さんりょうしん》」とも呼ばれる．

頑固な痛み，しびれがあるときに瀉血を行う場合や腫瘍を切開する場合に用いる．しかし，日本のはり師免許では，瀉血や腫瘍の切開を行うことは認められていない．

9）鈹《ひ》鍼《しん》

長さ4寸，幅が約2分半で，刀剣のような形をしている．癰膿《ようのう》などを切開し，排膿するために用いる．メスとして使用する鍼である．しかし，鈹鍼を使用した切開・排膿は日本のはり師免許で行うことはできない．

2 灸の用具

『黄帝内経霊枢《こうていだいけいれいすう》』には艾《もぐさ》の記述があり，ヨモギの葉から作られるモグサが利用されている．「艾」は植物を指すときは「ヨモギ」と読み，灸に使用する集塊《しゅうかい》を指すときは「モグサ」と読む．ヨモギの方言名は数多く，愛媛県の「やいと」などが有名である．

a．艾《もぐさ》

1）製　法

① 5～8月頃にヨモギ（キク科の多年草）を刈り取る．

② 自然乾燥

2～4日間，日光で自然乾燥させた後に，茎《くき》を除き葉を集めて，湿気の少ない場所で冬季まで保存して本枯《ほんが》れ状態にする．

③ 火力乾燥

木炭《もくたん》か薪《たきぎ》を用いて75～85℃で5～6時間乾燥させる．温灸用艾は湿度5%，良質艾は湿度1%まで乾燥させる．

④ 裁断機《さいだんき》で粉砕する．

⑤ 石臼《いしうす》で挽《ひ》いて，葉柄《ようへい》・葉脈《ようみゃく》・葉肉《ようにく》を粉砕し，葉から毛茸《もうじ》を剥離する．

⑥ けんどん［円筒形の篩《ふる》い］で篩うことで，葉柄や葉脈などの比較的大きな夾雑物《きょうざつぶつ》を除く．

⑦ 風力を与え，比重差によって夾雑物を除去する唐箕《とうみ》にかける．

2）成　分

艾は主にヨモギの葉の裏面に密生する白色の毛茸と腺毛《せんもう》からできている．腺毛には燃焼時に芳香《ほうこう》を発するチネオールを主成分とした揮発性《きはつせい》の精油《せいゆ》が含まれる．

3）品　質

表1·5に示す．

表1·5　艾の品質

	良　質	粗　悪
色	淡黄白色	黒褐色
におい	芳香	青臭い
手触り	良く軟らかい	悪く硬い
不純物	少ない（毛茸が多い）	多い
繊　維	細かい	粗い
点　火	しやすい	しにくい
煙	少ない	多い
燃焼温度	温和	高い
燃焼時間	短い	長い
灰	少ない	多い

4）種　類

① 直接灸《ちょくせつきゅう》用

良質の艾を用いる．

患者の皮膚上に艾を直接のせて施灸する透熱灸《とうねつきゅう》，焦灼灸《しょうしゃくきゅう》，打膿灸《だのうきゅう》などに使用する．施灸《せきゅう》時に撚《ひね》って使用する何も加工していない艾である「散艾《ちりもぐさ》」と，あらかじめ一定の太さで円柱状にし，和紙で包んで切れ目を入れてある「切艾《きりもぐさ》」がある．大きさは小切艾で米粒大《べいりゅうだい》，中切艾で麦粒大《ばくりゅうだい》，大切艾で小豆大《あずきだい》である．

② 間接灸《かんせつきゅう》用

火力が強い比較的粗悪な艾を用いる．

温灸《おんきゅう》，隔物灸《かくぶつきゅう》，灸頭鍼《きゅうとうしん》など間接的に皮膚に熱刺激を与えるときに使用する．

b．線　香

タブの樹皮や葉を乾燥させた椨粉《たぶこ》の粉末に，着色料・香料を混ぜて練り，乾燥させて作られている．スギの葉を乾燥させた杉粉《すぎこ》も原料とされていたが，杉粉を配合したものは煙が多いことから仏事に用いられ，今日の灸治療ではほとんど使用されない．

3 吸角の用具

吸角《きゅうかく》の中を陰圧《いんあつ》にすることで体表の一定部位に吸着《きゅうちゃく》させ，治療の目的を達成する方法である．痛みや副作用が少なく，使用が安全であり，操作が簡便《かんべん》で臨床応用範囲の広い手法であることから，鍼灸治療に併用しているはり師，きゅう師も少なくない．

吸角療法は吸玉《すいだま》療法，抜罐《ばっかん》療法，吸筒《きゅうとう》療法などともいい，昔は動物の筒状《つつじょう》の角《つの》を使用していたことから“角法《かくほう》”や“吸筒療法”といわれていた．中国では先秦代《せんしんだい》（紀元前1600～紀元前221年頃）には痔《じ》疾患の治療に用いられ，東晋代《とうしんだい》（317～420年頃）には瘡《そう》

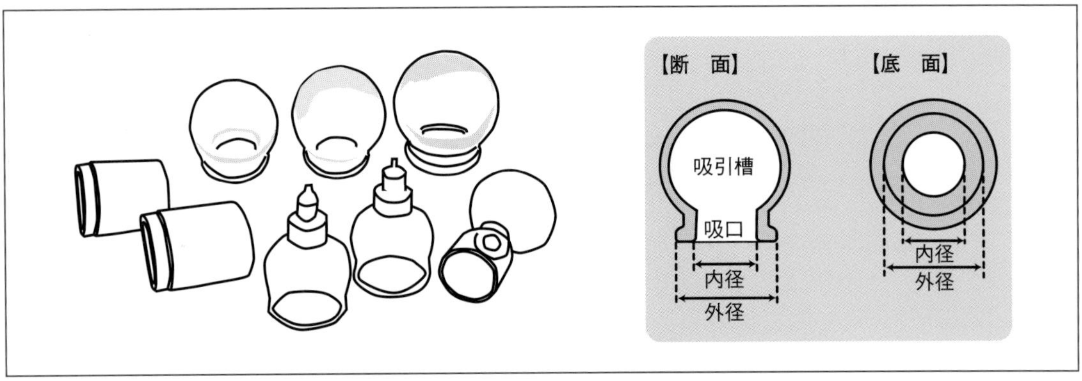

図1･5　吸角の種類と各部の名称

瘍膿腫《ようのうしゅ》の治療に動物の角が使われ，唐代《とうだい》（618～907年）には竹筒《たけづつ》を用いた治療が行われていた．624年には医・鍼・按摩《あんま》・呪禁《しゅきん》の4科からなる“太医署《たいいしょ》”というものが組織され，医は体療《たいりょう》［内科］・瘡瘍［外科］・少小［小児科］・耳目口歯［耳鼻咽喉科，口腔外科，歯科］と吸角を用いる角科が存在した．

一方，ギリシャでも紀元前5世紀頃から同様の治療が行われており，青銅製の吸角も発見されている．日本では，『日本書記』や日本国最古の医書『医心方《いしんほう》』に吸瓢《すいふくべ》という名称で紹介されている．

a．吸角の材質と種類（図1･5）

吸角法には杯罐《はいかん》［蓋のない罐］を用いる．杯罐の材質には陶器《とうき》，硝子《がらす》，竹，プラスチックなどがある．吸着法《きゅうちゃくほう》には火罐法《かかんほう》，水罐法《すいかんほう》，吸引法《きゅういんほう》がある．火罐法には陶罐《とうかん》，硝子罐，水罐法には竹罐《ちくかん》，吸引法には硝子罐，プラスチック罐が主に用いられる．

火罐法の吸角には，お猪口《ちょこ》，耐熱《たいねつ》コップ，プリンやヨーグルトなどの耐熱硝子容器，湯呑《ゆの》みなどを使用することができる．代用品を使用する場合は，耐熱性があり，皮膚を傷つけないように吸着面が滑らかなものを選択する．

b．各部の名称と大きさ（図1･5）

杯罐の内部を「吸引槽《きゅういんそう》」，皮膚に吸着させる部位を「吸口《きゅうこう》」と呼び，吸口部の名称には内径《ないけい》と外径《がいけい》がある．吸角の大きさは吸口内径で区別され，10～60 mmまでの範囲のものが1号・2号などの号数や大・中・小などの名称で販売されている．しかし，内径と号数の関係は販売各社によって異なり，決まっていない．

II．鍼灸治療における感染防止

鍼灸師は，患者への感染はもとより，自分自身への感染を未然に防ぐために，正しい知識を持って感染防止策を行使《こうし》しなければならない．

1 法　令

「あん摩マッサージ指圧師，はり師，きゆう師等に関する法律」第6条に，はり師ははりを施《ほどこ》そうとするときに「はり，手指及び施術《せじゅつ》の局部を消毒しなければならない」と規《き》定《てい》され，はり師には消毒義務がある．同法第9条の5第1項を受け，「あん摩マッサージ指圧師，はり師，きゆう師等に関する法律施行規則」第25条では，施術所の備《そな》えるべき要件として施術に用いる器具，手指などの消毒設備を有することを規定している．その他に「鍼灸におけるAIDS《エイズ》感染等の防止について」という行政通達が厚生省（現厚生労働省）から出されている（**表1･6**）．

表1･6　鍼灸におけるAIDS感染等の防止について

鍼灸については，法令により施術所の開設に当たり，器具，容器等の消毒設備を有することが義務付けられているところであるが，国民の関心の高まっているAIDS，あるいはB型肝炎の感染を防止するため，施術に当たっては以下の事に留意《りゅうい》されたい．なお，血液感染することが知られている疾患には他にも非A非B型肝炎等が考えられるので該当《がいとう》事項についての留意を十分徹底されたい．

1. 施術に用いる針，針管，置き皿についてはディスポーザブル（使い捨て）のものが最も望ましいこと．
2. 患者別の専用針，針管等を用いる場合にあっては，施術後十分洗浄の上，消毒の徹底を図ると共に治癒後は廃棄《はいき》するのが望ましいこと．なお，AIDSウイルス及びB型肝炎ウイルスに有効な消毒法については，以下のような方法が知られている．
   ① オートクレーブ121℃ 20分以上，煮沸《しゃふつ》20分以上．
   ② 2%グルタールアルデヒド10〜30分．
   ③ 0.5%次亜塩素酸ナトリウム1時間．ただし，これについては腐食性があるので，繰返し用いる金属性のものには適さないことがある．
   ④ また，70%エタノール10〜30分による方法も知られているが，これは肝炎ウイルスには適切ではないといわれている．
3. 施術者の感染を防止するためには，施術に当たって十分な手指の洗浄を行った上，消毒を行うのは勿論《もちろん》であるが使い捨て手術用手袋を使用するのが最も望ましいこと．
4. 施灸後の皮膚の微小火傷面からの浸出液についても十分注意して，拭綿《しきめん》の処理に当たることが必要であること．

［昭和62年3月20日　医事第19号　各都道府県衛生主管部（局）長あて　厚生省健康政策局医事課長通知］

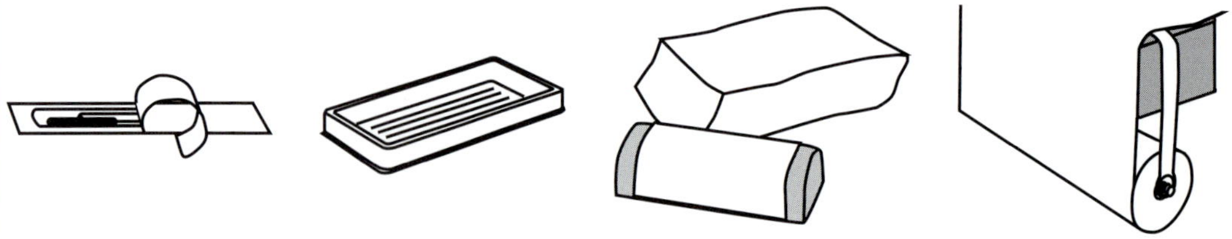

図1·6　ディスポーザブル器具

2 ディスポーザブル器具

ディスポーザブル製品には，鍼，鍼管，鍼皿，枕カバー，ベッドシーツなどがある（**図1·6**）．ディスポーザブル（disporsable）とは「使い捨て」という意味であり，特にディスポーザブル鍼は「すでに滅菌され，そのまま直《ただ》ちに使用でき，1回の使用（single use）で廃棄するもの」と認識されている．平成17（2005）年4月1日から施行された改正薬事法では，ディスポーザブル鍼の認識されているほうの意味を強調するために鍼治療に使用する鍼の医療機器名を「単回使用毫鍼《ごうしん》」，「滅菌済み鍼」としている．

3 洗浄・消毒・滅菌のための器具

鍼灸器具の洗浄・消毒・滅菌のための器具には超音波洗浄機《ちょうおんぱせんじょうき》，煮沸消毒器《しゃふつしょうどくき》，高圧《こうあつ》蒸気滅菌器《じょうきめっきんき》，エチレンオキサイドガス滅菌器，紫外線保管庫《しがいせんほかんこ》などがある（**図1·7**）．

a．超音波洗浄法

器具を水中に浸《ひた》し，超音波を使用して洗浄する機器で，振動あるいは機械的エネルギーにより，汚れを落とす．超音波の衝撃的音圧で汚れの層の一部が剥《は》げ落ちたり，分《ぶん》散《さん》・乳化《にゅうか》して離脱することや超音波の振動で発生した小気泡《しょうきほう》が汚れと表面の間に浸透し，音圧の変化に同調して膨張収縮《ぼうちょうしゅうしゅく》を繰り返すことで汚れが剥がれ落ちる．血液などの蛋白《たんぱく》が凝固したものを除去できる．

b．煮沸消毒法（煮沸消毒器，シンメルブッシュ）

沸騰水《ふっとうすい》中に器具を沈めて30分以上煮沸することで芽胞菌《がほうきん》以外の病原微生物を殺滅《さつめつ》あるいは取り除く．ただし，常圧下では100℃以上にならないため，すべての微生物を完全に死滅させることができない．

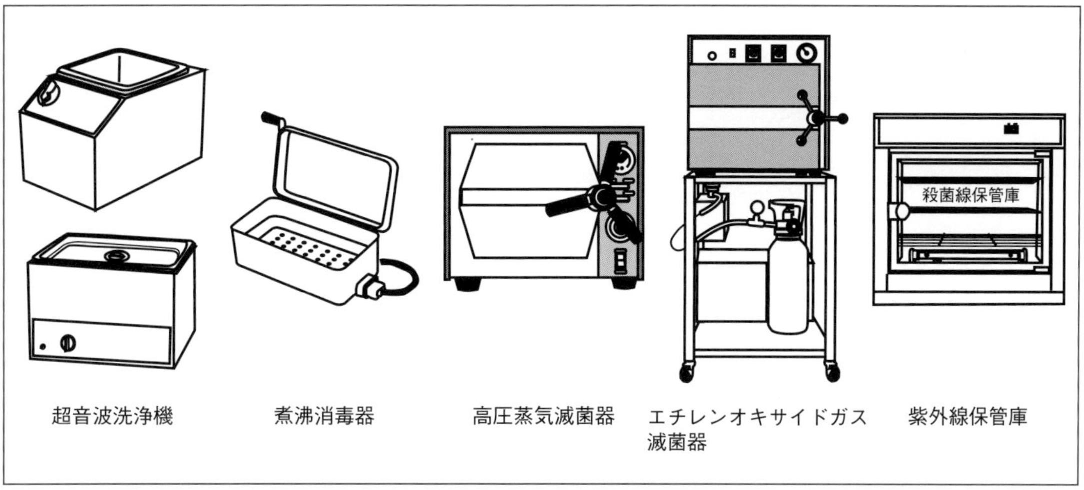

図1·7 洗浄・消毒・滅菌器具

c．高圧蒸気滅菌法（オートクレーブ）

適当な温度および圧力の飽《ほう》和《わ》水蒸《すいじょう》気《き》中《ちゅう》で加熱することで微生物を殺滅する方法で，日本薬局方（第十五改正）では115～118℃で30分間，121～124℃で15分間，126～129℃で10分間と記されている．経費が安価で有効な滅菌方法の一つである．

高圧蒸気滅菌では，湿度を常に飽和状態に保つことが重要であり，気体の領域に近づく過熱蒸気や液体の領域に近づく不飽和蒸気になることは滅菌効果を著しく低下させる．そのため，器具を水洗浄した後は水分を十分に拭《ふ》き取ってから滅菌バッグに入れなければならない．また，金鍼《きんしん》，銀鍼《ぎんしん》は光沢が落ち変色するため，高圧蒸気滅菌法は適さない．

d．エチレンオキサイドガス滅菌法

常温では気体であり沸点《ふってん》が10.7℃で，浸透力《しんとうりょく》が非常に強く50～55℃でほとんどの微生物を殺滅できるエーテルの一種であるエチレンオキサイドを用いた滅菌方法である．すべての鍼灸器具の滅菌が可能なため，プラスチックなどの熱に弱く変化しやすい器具の滅菌に用いられる．

ただし，エチレンオキサイドガスは有毒なので取り扱いには注意しなければならない．

e．紫外線照射法

紫外線によって微生物を殺滅する方法であるが，紫外線が照射された面しか殺菌できない．金鍼，銀鍼，ステンレス鍼など各種の鍼の滅菌が可能である．

また，滅菌済みの器具の保管庫に使用される．

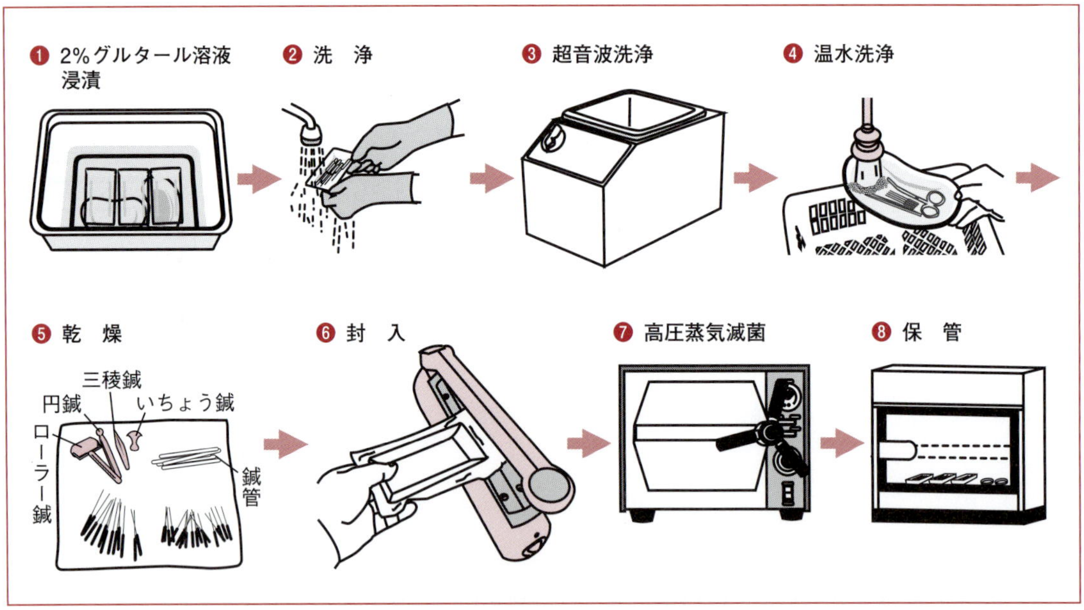

図1·8 器具の洗浄・消毒・滅菌

4 器具の洗浄・消毒・滅菌

器具の消毒・滅菌は，時間・有害廃棄物《ゆうがいはいきぶつ》の処理・ランニングコストの問題から高圧蒸気滅菌器のみで対応している施設《しせつ》が多い．ここでは厚生省（現厚生労働省）の「鍼灸における AIDS 感染等の防止について」の行政通達および厚生省（現厚生労働省）保健医療局エイズ結核感染症課の監修による「ウイルス肝炎感染対策ガイドライン」などに基づいて構築した洗浄・消毒・滅菌の手順の一例を紹介する（**図1·8**）.

❶ 2%グルタール溶液浸漬《しんせき》

2%グルタール溶液（グルタールアルデヒド）に入れ，蓋《ふた》をして1時間以上浸漬することで，各種ウイルスおよび細菌類を不活性化させる．溶液は，わずかな“にごり”がみられたら交換する．

また，グルタールの気体は目や呼吸器などの粘膜を刺激するため，浸漬中は必ず蓋を使用する．

❷ 洗 浄

グルタールは劇薬なのでゴム手袋を使用して流水で洗浄する．

❸ 超音波洗浄

超音波洗浄機内に水温27～45℃の水と洗浄液を入れて濃度調整した洗浄消毒液を作り，液面から器具が出ないように浸《ひた》して5～15分洗浄する．消毒液はその都度《つど》，交換する．

❹ 温水洗浄

器具に洗浄溶液の皮膜《ひまく》が付着するため，温流水《おんりゅうすい》ですすぎ洗いを行う．

❺ 乾　燥

清潔な布の上に器具を広げ，水分を除去して自然乾燥を行う．時間がない場合はペーパータオルで水分を除去する．水分を除去しないで高圧蒸気滅菌を行うと滅菌が十分にできないだけでなく，シミ汚れの原因となる．

❻ 封《ふう》　入《にゅう》

滅菌バッグに器具の種類・滅菌日を明記《めいき》し，種類別に封入する．封入は市販のヒートシーラーもしくはインジケータテープを使用する．ヒートシーラーを用いる場合は**2ライン以上**封《ふう》を行う．

❼ 高圧蒸気滅菌

封入した滅菌バッグをカストに入れ，121℃で15〜30分間，高圧蒸気滅菌を行う．

❽ 保　管

保管には紫外線保管庫を用いる．包装材質や滅菌条件が整っていれば有効保管期限は3ヵ月程度といわれている．しかし，1999年に世界保健機関（WHO）が示した鍼の指針である「鍼の基礎教育と安全性に関するガイドライン」では7日以内の使用を推奨している．

5 手指の洗浄と消毒

施術者の手指および施術局所の消毒法にはスクラブ法，ラビング法，スワブ法の3種がある（図1·9）．それぞれの洗浄・消毒法を行使した施術を習慣づけることが重要である．

a．スクラブ法（洗浄法）（図1·9A）

洗浄剤入り消毒剤と水を使用して手指を洗うことで消毒する方法である．指輪，時計などの装飾品《そうしょくひん》を外《はず》し，爪の間，指の間，手掌《しゅしょう》，手背《しゅはい》，手首を**30秒以上**洗浄し，温流水《おんりゅうすい》を流しながらよくすすぐ．洗浄後，手指が濡《ぬ》れていると殺菌効果が低下するので必ず清潔なタオルで水分を拭《ふ》き取り乾燥させる．

手の洗浄に使用する薬剤は殺菌作用を有《ゆう》し，洗浄効果が高く，皮膚や粘膜に対する刺激性が低いものが良い．一般的に0.1%ベンザルコニウム塩化物液（逆性石けん）や0.5%イルガサン（トリクロサンDP300）配合の薬用石けんを用いる．

b．ラビング法（擦拭法《さっしきほう》）（図1·9B）

速乾性《そっかんせい》の消毒剤を手掌に取り，乾燥するまで皮膚に擦《す》り込んで消毒する方法である．

手掌に擦拭消毒剤（速乾性エタノールローション）を約3 mlﾞ取り，両手の指先，手掌，

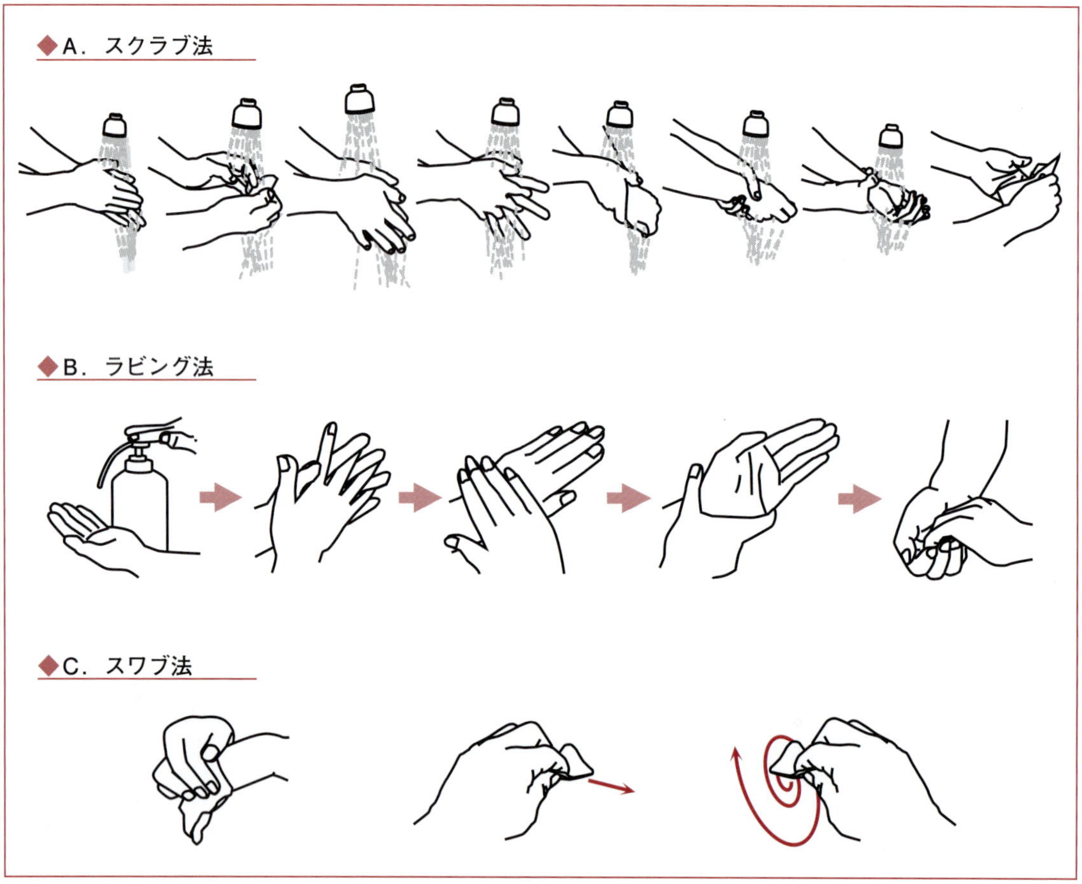

図1·9　手指の洗浄と消毒

指間，手背，手首に十分に擦り込み，乾燥させることで消毒が完了する．

c．スワブ法（清拭法《せいしきほう》）（図1·9C）

消毒剤を浸《ひた》した綿球《めんきゅう》またはガーゼで皮膚面を拭き取ることで汚染を取り去り，清浄するとともに消毒する方法である．施術者の手指および施術部位の消毒に用いる．

一般的に消毒用エタノール（76.9～81.4％），イソプロパノール（50～70％）が用いられる．

6 廃棄物の取り扱い

平成16（2004）年に環境省《かんきょうしょう》が各都道府県および保健所設置市に通知した「感染性廃棄物《かんせんせいはいきぶつ》処理マニュアルの改正について」では，感染性廃棄物の定義を「医療関係機関等から生じ，人が感染し，もしくは感染するおそれのある病原体が含まれ，もしくは付着している廃棄物またはこれらのおそれのある廃棄物をいう」とし，感染性廃棄物は他の廃

表1·7　廃棄物の分類

産業廃棄物	特別管理産業廃棄物（爆発性，毒性，感染性等を有するもの）
	その他の産業廃棄物
一般廃棄物	特別管理一般廃棄物（爆発性，毒性，感染性等を有するもの）
	その他の事業系一般廃棄物
	家庭廃棄物

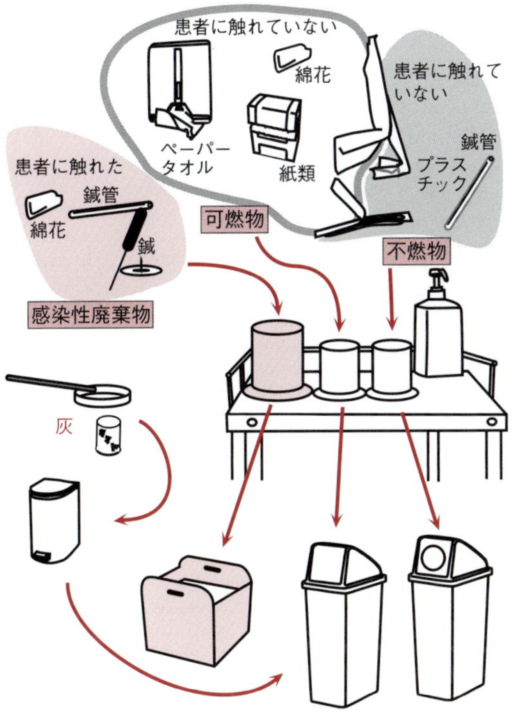

可燃物	鍼箱，ディスポーザブル製品の包み（紙），ペーパータオル，滅菌バッグ（紙）
	灸（灰），線香，温筒灸の外筒
不燃物	ディスポーザブル製品の包み（プラスチック部分），アルコール容器，ヒビスコール容器，ウェルパス容器，滅菌バッグ
感染性廃棄物	鍼，鍼管，円皮鍼・皮内鍼（ステンレス＋シールつき），円皮鍼台（プラスチック），小児鍼（プラスチック），綿花，使い捨てシャーレ

図1·10　鍼灸施術における廃棄物の取り扱い

棄物と分別して排出するように指導している．ここでいう「医療関係機関等」とは病院，診療所，衛生検査所，介護老人保健施設，助産所，動物の診療施設および試験研究機関のことであり，鍼灸施術所は含まれていない．

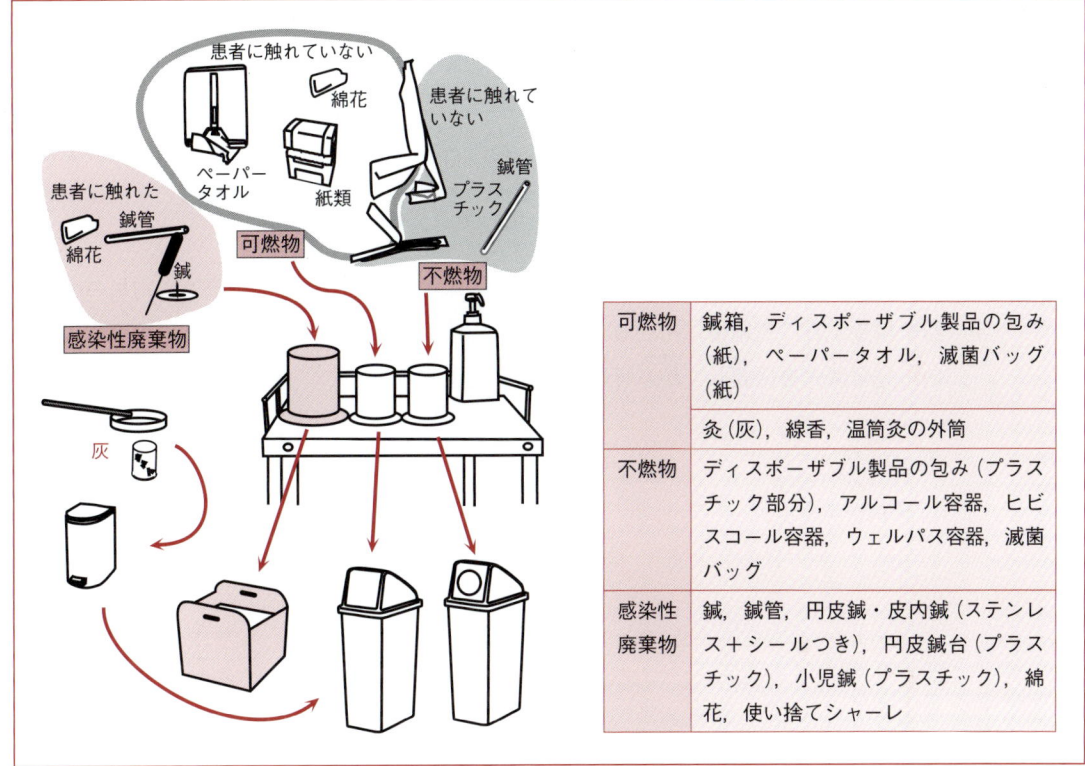

「廃棄物の処理及び清掃に関する法律」，通称「廃棄物処理法《はいきぶつしょりほう》」の基本原則は，「事業活動によって発生する廃棄物は事業者自身で責任を持って処理する」ことである．鍼灸の治療は事業活動に相当し，鍼灸院等の鍼灸施術所は事業者に相当する．廃棄物処理法では，鍼灸施術所からの感染性廃棄物は，滅菌をした後に，廃棄物を取り扱う人が傷つかないように耐貫通性《たいかんつうせい》の容器に入れて，「その他の産業廃棄物」として処理することになっている．

同じ感染性廃棄物であっても，医療関係機関等では「特別管理産業廃棄物」として処理し，鍼灸施術所等の事業者は「その他の産業廃棄物」として処理する（**表1·7**）．つまり，鍼灸治療で廃棄される血液・血漿および体液が付着した綿花や鍼などの感染性廃棄物の処理には，医療関係機関等と同様もしくはそれに準じた「特別管理産業廃棄物」として処理する方法と「その他の産業廃棄物」として廃棄する方法が存在する．鍼灸院からの廃棄物は「その他の産業廃棄物」としてではなく，できるだけ感染性のある「特別管理産業廃棄物」として取り扱うことが望ましい．

特別管理産業廃棄物として処理する場合は，各都道府県産業廃棄物協会に問い合わせて業者を選定し，産業廃棄物処理業の免許を受けた業者と処理の委託契約《いたくけいやく》を行って処理を委託する．

鍼灸施術における感染性廃棄物以外の廃棄物は，市区町村の廃棄物分類に従って可燃物，不燃物に分類し，その他の産業廃棄物，その他の事業系一般廃棄物，家庭廃棄物として処理する（**表1·7**，**図1·10**）．

これらの社会背景を踏まえて，ワゴン上には可燃物，不燃物，医療廃棄物用の廃棄容器を用意する．灸施術に用いる火気については消火用のダストボックスに一次廃棄を行い，完全消火を確認してから可燃物として処理する．

Ⅲ．実習時の服装と衛生

1 服装・身だしなみ（図1･11）

a．衣服・履き物

洗濯をした清潔な白衣を着用しボタンを留《と》め，袖は消毒患部に接触しないように手首より上に巻き上げる．

履き物は落下した鍼が刺さる布の素材は避け，鍼を踏んでも貫通しない底面のしっかりしたものを用意する．

b．指　先

長い爪は不衛生であるだけではなく，体表の触診や鍼を打つ操作，灸を撚《ひね》る操作の支障となる．そのため，常に爪を短く保つことを習慣づける．爪の長さの基準は，手掌《しゅしょう》からみて，爪がみえない程度とする．

指輪・時計などの装飾品も衛生上好ましくなく，患者の体表を傷つけるおそれがあるので外す．ネイルアートも同様の理由で行わない．

施術前には手指の傷の有無を確認し，傷があれば感染防止のために指サックを使用する．

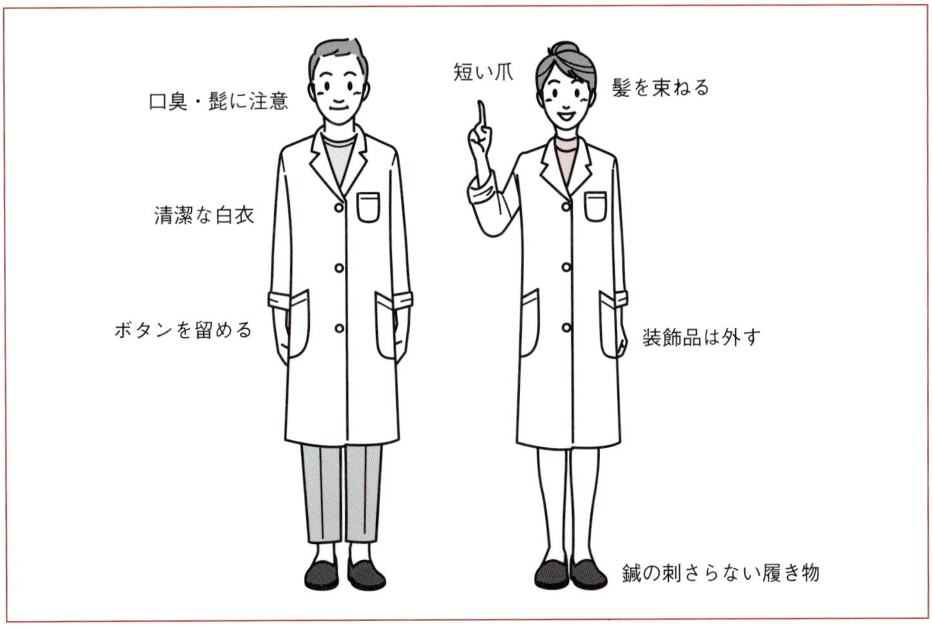

図1･11　服装・身だしなみ

c．頭髪・髭《ひげ》

髪の毛や髭は雑菌が多く不潔であり，施術中に髪や髭に触れる行為で手には雑菌が付着する．したがって，長い髪は束《たば》ね，手指で髪・髭に触れないように注意しなければならない．

d．その他

実習前日には臭いの強い飲食物を避け，口臭や体臭に気を配る．また，施術直前の喫煙も被験者や患者に不快感を与えるために避ける．

2 用具の準備（図1･12）

❶ 手指の洗浄（スクラブ法）・消毒（ラビング法）

❷ アルコール綿花の用意

前回使用した綿花は廃棄し，新しい綿花を綿花つぼに入れ，消毒用アルコールに浸す．もしくは市販されているアルコール綿花を用意する．

❸ ワゴンの用意

ワゴン上をアルコール綿花で清拭し，ワゴン上に廃棄容器，鍼灸用具，紫外線保管庫に保管された滅菌済みのシャーレを用意する．

❹ シャーレの用意

滅菌済みシャーレを滅菌バッグから取り出してワゴン上に置く．シャーレは，滅菌バッグを利用して，手指で直接触れないように取り出す．

❺ 鍼の取り出し

ディスポーザブル鍼をパッケージから取り出してシャーレの上に置く．鍼を取り出す際は，手指で鍼・鍼管に直接触れないようにする．

3 施術前後の洗浄と消毒

① 施術者手指の洗浄（スクラブ法）・消毒（ラビング法）を行う．

② 施術野の消毒（スワブ法）を行う．

アルコール綿花の余分なアルコールは廃棄容器に絞り，綿花つぼの中で絞ってはならない．落下細菌，アルコールの蒸発などを防ぐため，**綿花つぼは開放したままにしない**．

③ 施術後は流水にて手指を洗浄する．

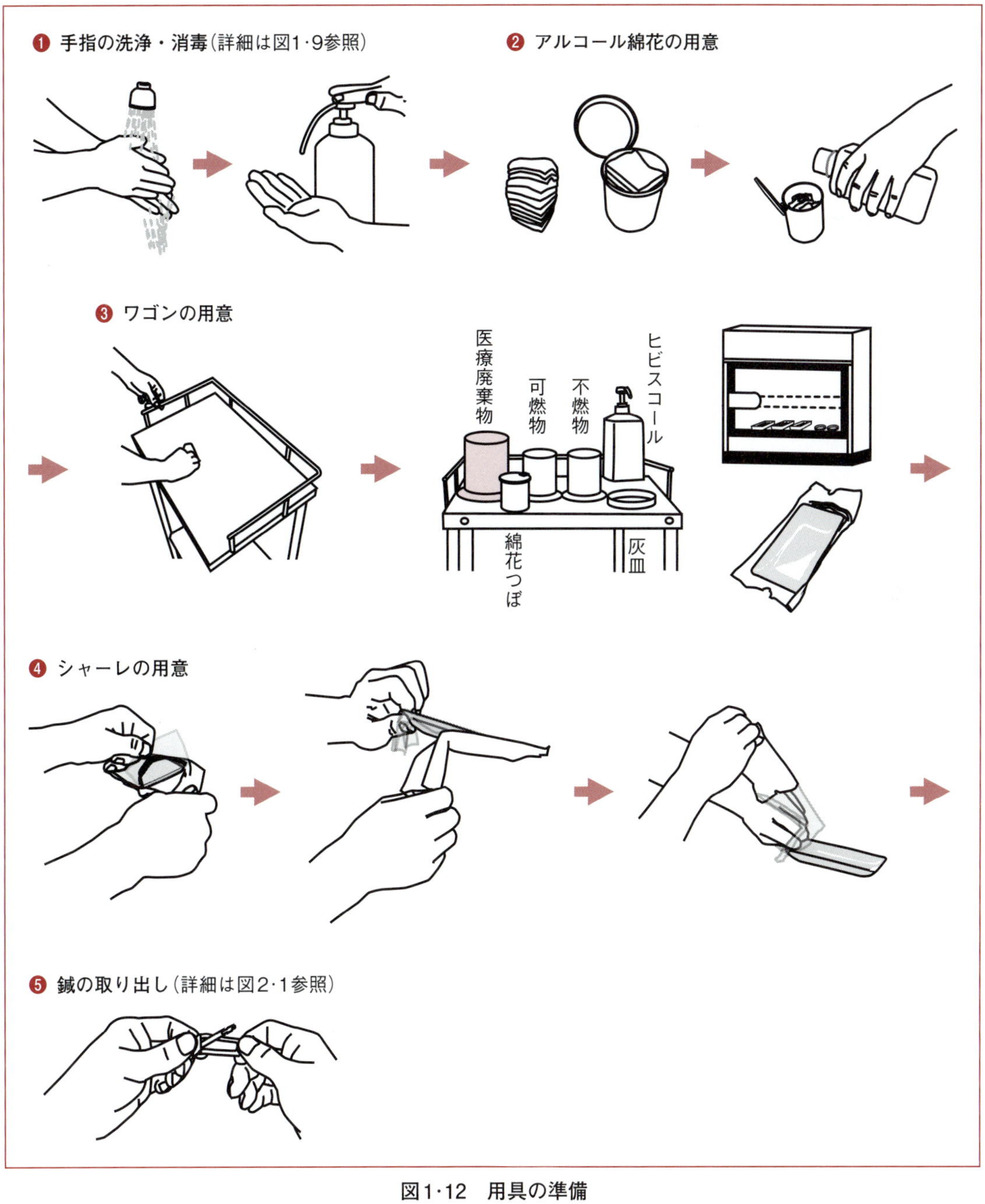

図1·12　用具の準備

4 片づけ(図1·13)

実習終了時には最低限の行為として，以下の操作を行うように習慣づける．

❶ 廃　棄

ワゴン上の廃棄容器内のゴミを指定の廃棄ボックスに分類して廃棄する．

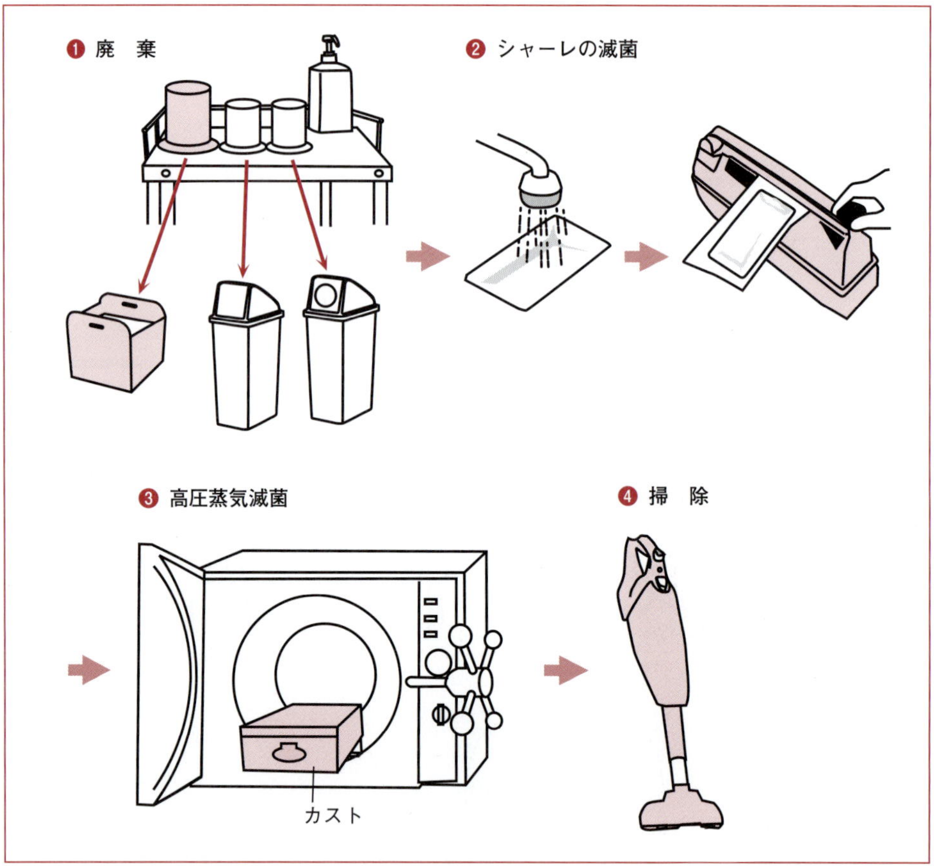

図1·13　片づけ

❷ シャーレの滅菌

シャーレのほこりを流水で洗い流し，**清潔なペーパータオルで拭き取る**．シャーレを滅菌バッグに入れ氏名と日時を書く．滅菌バッグはシーラーを用いて**2ヵ所以上留め**，封をする．

❸ 高圧蒸気滅菌

滅菌バッグはカストに入れ，高圧蒸気滅菌器の貯水槽に70％程度まで水が入っていることを確認して，121℃で15～30分間滅菌を行う．

❹ 掃　除

施設使用後は床およびベッドに掃除機をかけ，鍼や艾などが落ちていないことを確認する．

Ⅳ．鍼灸治療の過誤と副作用

鍼灸治療は生体に侵害刺激《しんがいしげき》を与えることによって起こる生体反応による治療効果を期待する医療であることから，常にリスクと治療効果を秤《はかり》にかけ，リスクを少なくして効果を上げることを考えなければならない．

鍼灸の有害事象《ゆうがいじしょう》には，脳貧血《のうひんけつ》，遺感覚《いかんかく》，抜鍼困難《ばっしんこんなん》，折鍼《せっしん》，皮膚反応《ひふはんのう》，外出血《がいしゅっけつ》・内《ない》出血《しゅっけつ》，気胸《ききょう》，発熱《はつねつ》・倦怠感《けんたいかん》，火傷《やけど》と化膿《かのう》，灸あたりなどがある．リスクを減らすためには，施術《せじゅつ》を行う前にこれらの機序・処置・防止策を熟知すべきである．

1 脳貧血

刺鍼によって反射的に脳小動脈《のうしょうどうみゃく》が収縮して脳血流量が低下し，顔面蒼白《そうはく》，冷汗，悪心，嘔吐，血圧低下，一過性の意識障害（失神）などが発症する．

精神緊張状態や不安状態にある患者に対して座位《ざい》もしくは立位《りつい》で施術《せじゅつ》を行った場合や不眠・疲労・空腹などで全身状態の良くない患者に粗暴《そぼう》な施術で過剰な刺激を与えた場合などに起こる．特に後頸部《こうけいぶ》・肩背部の刺鍼で起こりやすい．

脳貧血《のうひんけつ》を起こさないためには，患者に治療の安全性・目的・具体的内容などを十分に説明して治療に対する不安を取り除き，患者の体力・痛みへの感受性などの体質と睡眠状態・食事状況・疲労状況などの体調を十分に把握して刺激量を調節し，治療はなるべく臥位《がい》で行う．初診《しょしん》患者や全身状態の良くない患者には細い鍼を使用し，弱刺激《じゃくしげき》で治療する．

脳貧血を起こした場合には，

① 患者を臥位にし，足の下にタオルや枕を入れて頭を低くさせ，リラックスさせて安静《あんせい》にする．

② 意識が回復しない場合は，四肢末端《ししまったん》や顔面部（足三里穴《あしさんりけつ》，合谷穴《ごうこくけつ》，水溝穴《すいこうけつ》など）に刺鍼を行い，循環調節《じゅんかんちょうせつ》神経のアンバランスを是正《ぜせい》する．これを「返《かえ》し鍼《ばり》」という．

2 遺感覚

刺鍼の感覚や違和感が抜鍼後も数時間，数日間残ることを遺感覚《いかんかく》という．神経過敏《かびん》者，初診患者，体調不良者では遺感覚が起こりやすく，不良鍼尖《しんせん》の鍼や太い鍼を使用することや未熟もしくは粗暴な手技，過剰刺激などによって生じやすい．

遺感覚を起こさないためには，患者に合わせて刺激を調節し，正しい刺鍼技術を修得して粗暴な手技を避け，刺鍼前には鍼尖を確認し，揉撚《じゅうねん》を十分に行った上で施術する．刺鍼により痛みや響きを強く与えてしまった場合は，間歇術《かんけつじゅつ》を行った後に抜鍼する．

患者が遺感覚を訴えた場合には，

① 痛みや違和感の種類を確認して，鍼の得気《とっき》と痛みを区別して判断する．得気を痛みと感じているようであれば十分に説明を行う．

② 遺感覚であれば，遺感覚の生じた部位に十分な圧迫と揉撚を行う．

③ 遺感覚の生じた部位に硬く撚《ひね》った米粒大もしくは半米粒大の透熱灸《とうねつきゅう》を行うことで遺感覚を和《やわ》らげることができる．

3 抜鍼困難・渋鍼

刺鍼後に，抜鍼《ばっしん》が困難《こんなん》になった状態を抜鍼困難または渋鍼《しぶりばり》という．原因は，回旋術《かいせんじゅつ》によって鍼体に組織がからみつくこと，くしゃみ・咳・強い響《ひび》き感などによって起こった患者の体動《たいどう》で鍼体が曲がること，疼痛による反射的筋収縮などによって鍼体が固定されることが考えられる．

抜鍼困難を予防するためには，初診《しょしん》や精神的に緊張している患者には筋肉内に鍼を刺入せず，浅く軽い刺激として，「回旋術」，「鍼尖転位術《しんせんてんいじゅつ》」，「刺鍼転向術《ししんてんこうじゅつ》」を避ける．また，患者には鍼が刺入されているときには動かないように指示する．

抜鍼困難時には，

① 患者には楽な姿勢をとらせてリラックスさせ，数分間「置鍼《ちしん》」して筋の弛緩を待つ．

② 一方向の回旋で抜鍼困難となった場合は，逆方向に回旋させる．

③ 抜鍼困難となった鍼の近傍《きんぼう》で別の刺激を行い筋の弛緩《しかん》を誘発《ゆうはつ》する．別の刺激の方法には，刺入した鍼に鍼管《しんかん》を被《かぶ》せ鍼管の上端《じょうたん》を叩《たた》く「示指打法《じしだほう》」，鍼の周囲の皮膚を鍼管や指により叩打《こうだ》して筋の弛緩を誘発する「副刺激術《ふくしげきじゅつ》」，鍼の周囲に数本の鍼を刺入して筋の弛緩を図《はか》る「迎《むか》え鍼《ばり》」などがある．

4 折　鍼

刺鍼中に体内で鍼が折れることを折鍼《せっしん》という．原因には粗暴《そぼう》な手技，鍼の摩耗《まもう》・損傷・欠陥《けっかん》・腐蝕《ふしょく》などと患者の体動《たいどう》，電撃性の疼痛《とうつう》や筋収縮《きんしゅうしゅく》，長時間の鍼通電などが考えられる．以前は，故意に鍼を折って体内に残す行為が「埋没鍼《まいぼつしん》」という名称で行われていたが，現在の医療では危険な行為として認識され，施術者は鍼を患者の体内に留置させてはならない．

折鍼を防ぐためには鍼の反復使用《はんぷくしよう》を避け，ディスポーザブル鍼を使用する．銀鍼《ぎんしん》での事故報告が多いことからステンレス鍼を用い，筋肉部へ刺鍼するときは18号（2番）鍼以上の太さの鍼を使用し，鍼が曲がった場合には直《ただ》ちに抜鍼《ばっしん》して鍼を交換する．鍼通電には20号（3番）鍼以上の太さの鍼を使用する．通電は交流で行い，時間は30分以内に留める．乱暴な手技は避け，患者に刺鍼中は動かないように指示する．鍼柄《しんぺい》と鍼体の接合部は損傷しやすいので，刺鍼の際には鍼体の1/4〜1/3を残し，置鍼中に折鍼した例が多いことから長時間の置鍼は避ける．

折鍼した場合には，

① 患者を落ち着かせ，体を動かさないように指示し，刺鍼部位を確認して周辺の組織をゆっくりと丁寧《ていねい》に押圧《おうあつ》し，鍼体を体外に突出させ，体外に突出した鍼体を毛抜きもしくはピンセットでつまんでゆっくりと抜鍼する．

② 鍼が埋没して抜けない場合は，患者に状況を十分に説明して，医療機関に同行し，医師の診察を受けさせる．

5 皮膚反応

抜鍼後に生じる皮膚の発赤《ほっせき》，膨疹《ぼうしん》，紅斑《こうはん》や局所膨隆《きょくしょぼうりゅう》のことである．

刺鍼による組織損傷に伴う局所炎症反応，粗暴な手技により皮下の毛細血管や小動脈を刺傷《ししょう》して起こった内出血，アレルギー反応によって生じる．

皮膚反応を抑えるためには，粗暴な手技を避け，後揉法《こうじゅうほう》を十分に行う．また，細い鍼を使用することは予防に役立つ．

炎症反応により皮膚反応が生じた場合は，患者に時間経過とともに消失することを説明する．内出血により生じた場合は，軽く圧迫する．

6 外出血・内出血

鍼が毛細血管壁《へき》を刺傷することによる出血で，血液成分が体外に流出する外出血《がいしゅっけつ》と体内に留《とど》まる内出血《ないしゅっけつ》とに分けられる．

太い鍼や粗暴な手技により発生しやすいため，毛細血管や皮下静脈《ひかじょうみゃく》が発達している部位，顔面部への刺入は細い鍼を使用して丁寧に行う．血友病や壊血病《かいけつびょう》などの出血性素因のある患者やアスピリン製剤，血液抗凝固薬，微小循環促進薬などの血流を良くする薬を服用している患者は出血が止まりにくいため，注意しなければならない．そして，刺鍼前後は十分に揉撚《じゅうねん》と圧迫を行うことも重要である．

内出血では，抜鍼後に刺鍼部位で血腫《けっしゅ》による皮膚隆起《りゅうき》が生じ，周囲に紫斑《しはん》［青紫《あおむらさき》のあざ］ができる．症状を増悪させることも少なくない．また，顔面部の内出血は美容上の問題となることが多いので注意する．

外出血した場合は，しばらくの間，局所をアルコール綿花で圧迫する．なお，使用した綿花は医療廃棄物として適切に廃棄する．抜鍼時の押手《おしで》に血液が付着する場合があるので，抜鍼時は常にアルコール綿花で鍼体をつかむ習慣をつけたい．誤って血液が施術者の手指に触れた場合には，感染を防ぐために速《すみ》やかに流水《りゅうすい》で洗い流して手指を消毒する．

内出血を起こした場合は，

① 十分に圧迫することで止血《しけつ》をした後に，後揉法《こうじゅうほう》を行う．

② 患者には内出血を起こしたことおよびその経過についての説明を行う．皮下の内出血は，数日から1週間で次第に薄くなり消失する．

③ 顔面部の内出血や出血斑《しゅっけつはん》を気にする患者には，出血斑の周りが黄色くなり始めた時期に蒸《む》しタオルや温湿布《おんしっぷ》などで温める温罨法《おんあんほう》によって消失を早めることができることを説明する．

④ 内出血斑の周囲に糸状灸《しじょうきゅう》や散鍼《さんしん》をすることも消失を早めるのに有効である．

7 気　胸

空気が胸腔《きょうくう》内に侵入《しんにゅう》し，胸膜腔《きょうまくくう》内圧を上昇させ，肺胞《はいほう》が圧縮されることで一側性《いっそくせい》の胸部痛，刺激性の咳，労作性《ろうさせい》の呼吸困難などが生じる状態を気胸《ききょう》という．気胸は自然気胸，外傷性《がいしょうせい》気胸，医原性《いげんせい》気胸に大別《たいべつ》され，はり業務による気胸は外傷性気胸として扱われる．

前胸部・側胸部・肩背部《けんぱいぶ》・前頸部《ぜんけいぶ》の深刺《しんし》により起こる．女性に多く発生し，刺鍼部位は背部，前胸部，肩背部，鎖骨上窩《さこつじょうか》の順に多い．気胸を起こさないためには正しい解剖学的知識を得て，患者個人の体格を意識し，危険な部位では深刺を避け斜刺《しゃし》や横刺《おうし》を応用し，かつ刺入感覚に注意して刺入する．

第2・3肋骨は薄く，膀胱経《ぼうこうけい》2行線《こうせん》上および肋骨角部《ろっこつかくぶ》では胸壁《きょうへき》が薄い．特に第5～9胸椎レベルの脊柱《せきちゅう》起立筋《きりつきん》上の胸壁は薄いので注意する．譩譆穴《いきけつ》（第6・7胸椎棘突起《きょくとっき》間の外方3寸）は僧帽筋《そうぼうきん》の外側縁《がいそくえん》，広背筋上縁《じょうえん》，肩甲骨内側縁《ないそくえん》に囲まれる聴診《ちょうしん》三角と呼ばれる間隙《かんげき》で，下層には脂肪組織しかなく非常に薄い部位である．そのため，この部位への刺鍼は成人でも最大15 mmまでに留《とど》める．刺鍼中に電気が走るような痛みがあったときにはそれ以上深く刺入しない．

気胸が疑われる場合には，

① 患者に十分な説明をし，臥位《がい》で安静を指示し，様子をみる．

② 1～3時間経過しても症状の増悪《ぞうあく》を示さない場合は帰宅させ，その後も安静を指示する．

③ 数時間安静にしても症状が軽快《けいかい》せず増悪する場合は速《すみ》やかに医療機関に同行し，医師の診察を受けさせる．

8 発熱・倦怠感

刺鍼後に発熱や倦怠感《けんたいかん》を伴うことがある．一過性であり，通常1～2日で回復する．

神経過敏者，初診患者，体調不良者に対する刺激部位・本数の過多，太い鍼の使用，粗暴な手技や刺激の強い手技を行い刺激過剰となることで起こりやすい．予防するためには患者の体力・痛みへの感受性などの体質と睡眠状態・食事状況・疲労状況などの体調を十分に把握し，刺激量を調節する．

処置後に疲労感や倦怠感がある場合には激しい運動や労働，入浴を控《ひか》え，軽く睡眠を取るように指示する．鍼治療直後に発熱した場合や強い倦怠感を訴える場合には，数十分～1時間程度の安静臥床を指示し，眠らせた後，十分な安静によって通常1～2日で回復することを説明して帰す．

初療患者や有害事象の発現が予想される患者には，治療前に有害事象が起こる可能性を十分に説明し，承諾を得た上で治療を行う．

9 火傷と化膿

治療で意図的《いとてき》に火傷《やけど》を起こす有痕灸《ゆうこんきゅう》以外に，灸頭鍼《きゅうとうしん》の艾球《がいきゅう》が落下することや温筒《おんとう》灸《きゅう》が倒れることなどによって火傷を起こす．灸を行う前に，患者に火傷のリスクがあることについて十分な説明を行うことを忘れてはならない．透熱灸《とうねつきゅう》による火傷は通常第1度で，ひどい場合でも第2度であり，瘢痕《はんこん》を残すリスクが低いことおよび小火傷が症状に対して効果的であっても害にはならないことを患者に説明することが重要である．

灸頭鍼を行う場合は艾球が落下しないように灸頭キャップなどの専用の器具を使用したり，鍼柄《しんぺい》に粘着性《ねんちゃくせい》のあるものを塗布《とふ》して艾球を設置するなどの工夫を行い，燃焼《ねんしょう》中《ちゅう》はその場から目を離さないようにする．温筒灸を行う場合には転倒《てんとう》しないように糊《のり》を使用して体表に固定し，点火前には固定されていることを確認する．設置を正しく行っていても患者の体動によって落下・転倒することがあるため，患者には動かないように指示する．

灸の転倒や艾球の落下によって火傷が起こった場合には，冷却後，医療機関を受診させる．市販の消毒薬や抗生物質軟膏を塗布する行為は投薬行為であり，「あん摩マッサージ指圧師，はり師，きゅう師等に関する法律」第4条により禁止され，同時に医師法第17条違反となる．

灸痕化膿《きゅうこんかのう》は灸痕部の水疱《すいほう》・痂皮《かひ》を掻破《そうは》すること，施灸後の消毒が不完全であること，夏期に発汗した場合や入浴後など施灸部位を不潔な状態にしておくことが原因となる．灸痕化膿を防ぐためには消毒を反復し，壮数《そうすう》を少なくして壮数を重ねる際は正しく同一点に施灸《せきゅう》するようにし，艾炷《がいしゅ》は特別な場合を除き大きくしない．糖尿病患者の四肢末《ししまっ》端《たん》，特に足の井穴《せいけつ》は化膿しやすいので艾炷を小さくする．また，施灸痕を掻破しないように患者に注意を与えることも大事である．

灸痕が化膿した場合には，化膿した灸痕への施灸は中止し，医療機関を受診させる．

鍼では耳の皮内鍼《ひないしん》など，汚れやすい部位に長時間鍼を留置《りゅうち》することによって発生しやすい．化膿を防止するためには消毒を徹底するだけではなく，留置は一定期間内に留め，痛みや痒みを生じた場合には直ちに取り外すように患者に説明しなければならない．

10 灸あたり

施灸直後または翌日から全身倦怠感，疲労感，脱力感，のぼせを数時間〜数十時間自覚し，その後，急速に愁訴《しゅうそ》の軽減《けいげん》消失をみる症状をいう．症状が強いときは頭重感《ずじゅうかん》，めまい，食欲不振，悪寒，発熱，嘔気《おうき》などを伴い，日常生活に影響することがある．発生機序は不明であるが，灸刺激に対する生体の過剰反応と考えられている．

初診患者，神経質な患者，不安・恐怖感のある患者などには総刺激量を少なくし，しばらく施灸を休んだ後に再開する場合や初診患者などには少ない施灸壮数から始めて段階的に増やすなどの配慮を行う．

初診の患者に対しては，灸あたりの可能性があることを施灸前に説明し，施灸中や施灸直後に灸あたりを生じた場合は，しばらく安静にさせる．処置後に疲労感・倦怠感・脱力感・のぼせがある場合には激しい運動や労働，入浴を控え，十分な安静・休息を取るように指示する．

第2章 基本手技

I．鍼の基本手技

1 管鍼法

管鍼法《かんしんほう》は江戸時代に杉山和一によって「管鍼《くだばり》」として創案《そうあん》された方法で，毫鍼《ごうしん》を鍼管《しんかん》に入れて切皮《せっぴ》する方法である．無痛《むつう》に近い切皮が行えることから，現在の日本で最も広く活用されている．

以下は右利き者に対する説明である．左利き者は左右を入れ替えて行う．

a．施術者の手指の洗浄・消毒

スクラブ法およびラビング法によって手指を洗浄・消毒する．

b．鍼の準備（図2·1（1）A）

ディスポーザブル鍼の包装のフィルムが下にくるように持ち，紙つかみ代《しろ》を引き開いて鍼を取り出す．鍼柄《しんぺい》と鍼管が留め具で固定されている場合は留め具を外し，融着《ゆうちゃく》されている場合は鍼柄と鍼管を分離させる．鍼管から鍼が抜け落ちないように，鍼柄と鍼管を母指《ぼし》と示指《じし》でつかみ，鍼管先と示指先の方向がほぼ一致するように調整する．このように持つことで刺鍼《ししん》部位に鍼管を正確に接触させることができる．

紙は可燃物廃棄容器，フィルムと留め具は不燃物廃棄容器に廃棄する．

c．患部の消毒（スワブ法）（図2·1（1）B）

施術点を中心として，皮膚の毛の流れに逆らい，渦《うず》巻き状にやや強めに拭《ぬぐ》う．使用した綿花は感染性廃棄物として廃棄し，消毒毎《ごと》に新しいものを使用する．

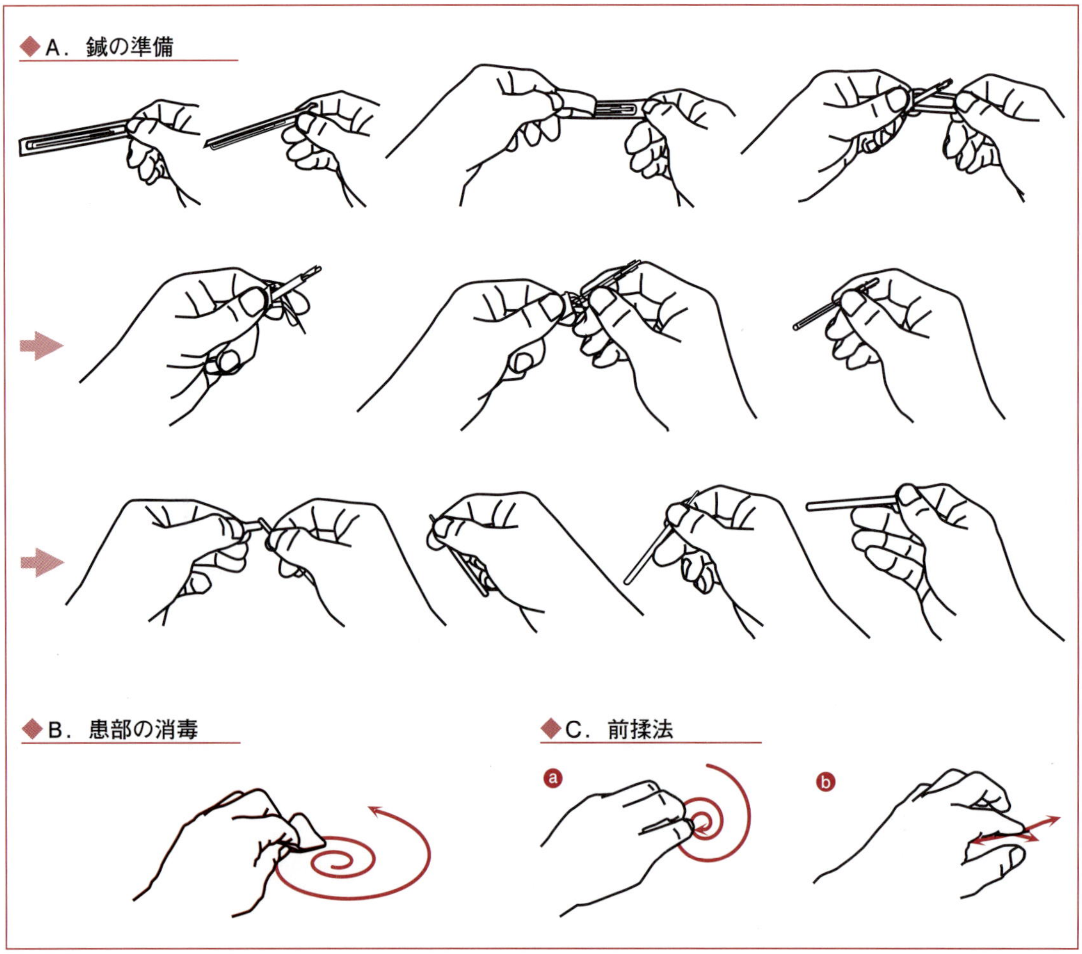

図2·1　管鍼法の手順 (1)

d．前揉法《ぜんじゅうほう》(図2·1(1)C)

刺鍼の前後に刺鍼部位を指先で揉《も》む手法を「揉撚法《じゅうねんほう》」といい，刺鍼前に行う揉撚法を「前揉法」という．前揉法には，患者に対する刺鍼の予告と皮膚や筋の緊張を緩和させ刺激に慣《な》れさせる目的がある．

刺鍼する部位の皮膚に押手の示指もしくは母指の指腹を圧着させ，皮膚・皮下組織・筋に圧《あつ》が浸透するようにゆっくり中心に向かって回転させる(ⓐ)．反応物の状況によっては上下左右に動かす場合もある(ⓑ)．

e．押手《おしで》(図2·1(2)D)

刺鍼時に鍼を支える手のことを押手という．示指で前揉法を行った場合は母指を添え，母指で前揉法を行った場合は示指を添え，前揉法に使用した指を皮膚から離さずに押手を作る．

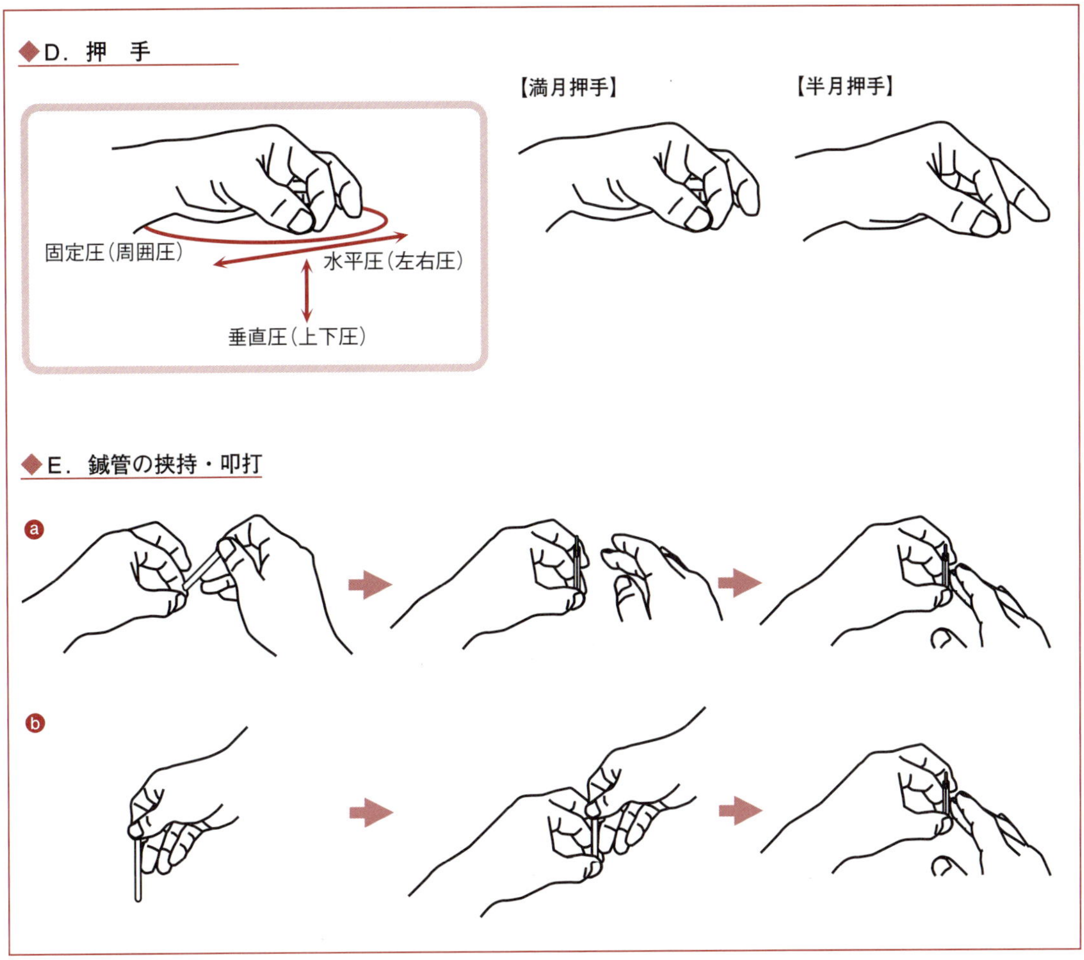

図2·1　管鍼法の手順（2）

押手の圧には鍼体《しんたい》をつかむ水平圧《すいへいあつ》，反応物を逃さないように刺鍼部位の皮膚表面にかける垂直圧《すいちょくあつ》，鍼体をつかんでいる母指・示指を固定する固定圧《こていあつ》がある．水平圧は左右圧《さゆうあつ》，垂直圧は上下圧《じょうげあつ》，固定圧は周囲圧《しゅういあつ》ともいう．水平圧は鍼体が曲がらないように固定すると同時に鍼体にかかる圧の方向を感知する役割があり，垂直圧は反応物を押さえる役割があり，固定圧は刺鍼部位全体の固定や皮膚の緊張度を調節する役割がある．

押手の基本形は母指と示指の指腹を軽く合わせて正円の形を作る「満月押手《まんげつおしで》」と半円形の形を作る「半月押手《はんげつおしで》」である．

f．鍼管の挟持《きょうじ》（図2·1（2）E）

押手の垂直圧を変化させずに水平圧を緩《ゆる》め，鍼管を皮膚に対して垂直に接触させた後に，母指と示指で鍼管を挟《はさ》んで持つ（ⓐ）．皮膚と鍼管が垂直に接しないことや不均等《ふきんとう》な固定圧によって皮膚が一方向に引っ張られている場合は痛みを発生しやすい．

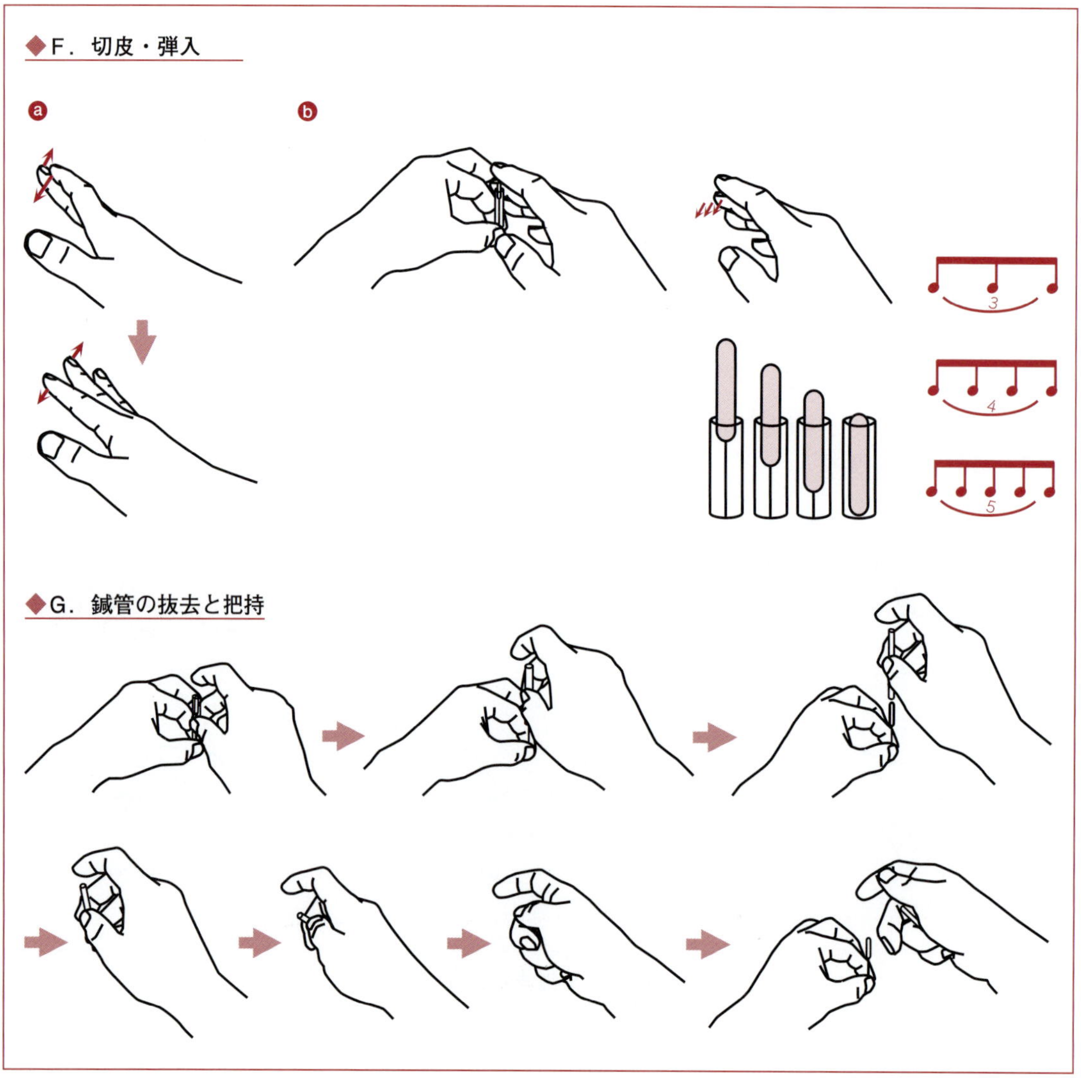

図2･1　管鍼法の手順 (3)

技術が未熟な場合や一定の固定圧・垂直圧を保ったまま水平圧を緩めることができない場合は鍼管を先に刺鍼部位へ接触させてから押手を作る (ⓑ)．**初心者はⓑの手順で行い**，皮膚に対して鍼管を垂直に接触させている感覚と皮膚に均等な圧をかけている押手の感覚を手に覚えさせる．

g．鍼管下部の叩打《こうだ》 (図2･1 (2) E)

鍼管下部を，刺手の示指もしくは中指で数回軽く叩打する．痛みの少ない鍼を打つためには鍼が皮膚に垂直に接触していることが重要である．鍼管を叩打することによって鍼が皮膚に対して垂直に接触した状態を作り出す．鍼管を押手で挟持する動作と鍼管叩打は一連の動作として行う．

h．切皮・弾入《だんにゅう》（図2·1（3）F）

鍼尖で皮膚を破ることを「切皮」といい，鍼管より上部に3～4 mm出た鍼柄を示指で叩く操作を「弾入」という．切皮の手法＝弾入の操作は，示指を中指の背面にのせ中指を背屈させる弾《はず》みによって示指で鍼柄頭を叩打する方法（ⓐ）と，指関節を柔軟にして示指単独で鍼柄頭を叩く方法（ⓑ）とがある．ⓐの方法は，内径と外径の距離が広く管に厚みがある鍼管での切皮に適するが，内径と外径の距離が狭い薄い鍼管では管による刺痛が生じるので適さない．薄い鍼管を使用する場合は，鍼管を叩くⓐ法ではなく，鍼柄頭のみを叩いて切皮を行うことができるⓑの方法を用いる．

したがって，薄い鍼管の多いディスポーザブル鍼を用いる場合の切皮手法＝弾入操作は，ⓑ法で鍼柄頭を3～5回（三連符～五連符）に分けリズミカルに，かつ垂直に叩くことを基本とする．

i．鍼管の抜去《ばっきょ》と把持《はじ》（図2·1（3）G）

鍼管を母指と中指でつかみ，まっすぐに抜去する．乱暴な抜去操作では鍼体と鍼柄の接合部に鍼管が引っかかり，切皮した鍼が抜けることがある．

抜去した鍼管は刺手《さしで》の中指・薬指・小指で手の中に握り込み，抜鍼《ばっしん》後すぐに挿管《そうかん》操作を行える状態にしておく．

j．刺手の持ち方と刺入法《しにゅうほう》（図2·1（4）H）

鍼の刺抜《しばつ》を行う手を「刺手」という．鍼は，刺手の母指と示指で上方から鍼尖に指先を向けてつかむ．このようにつかんだ場合は肩・肘を使った腕全体で鍼を刺入するため，刺入深度を感覚しやすく，感覚を磨くことで深刺による過誤を防止することができる．また，刺入力を鍼柄・鍼体・鍼尖にまっすぐに伝えやすく，雀啄《じゃくたく》・旋撚《せんねん》・回旋《かいせん》・刺鍼《ししん》転向《てんこう》などの手技を用いやすい．

鍼を横方向からつかんだ場合は，手首・肘が支点となった回転動作となりやすく，刺入深度を感覚しにくい．そのため，思わぬ深刺の原因となる．また，力を鍼柄・鍼体・鍼尖にまっすぐに伝えにくく，肉を縫《ぬ》うような刺入となることから痛みや違和感を生じやすい．さらに，他の手技を用いにくい．

1）基本刺入法

刺手の腕全体の重みを鍼径《しんけい》の中心に置き，鍼柄，鍼体，鍼尖にまっすぐに伝えることで刺入する．

2）送《おく》り込《こ》み刺入法

刺手の母指と示指で鍼柄もしくは鍼体をまっすぐに持ち，回転させず，指で送り込むように刺入する．

3）旋撚刺入法

刺手の母指と示指で鍼柄を左右に回転しながら刺入する．基本刺入法を十分に修得し

◆H．刺手の持ち方と刺入法

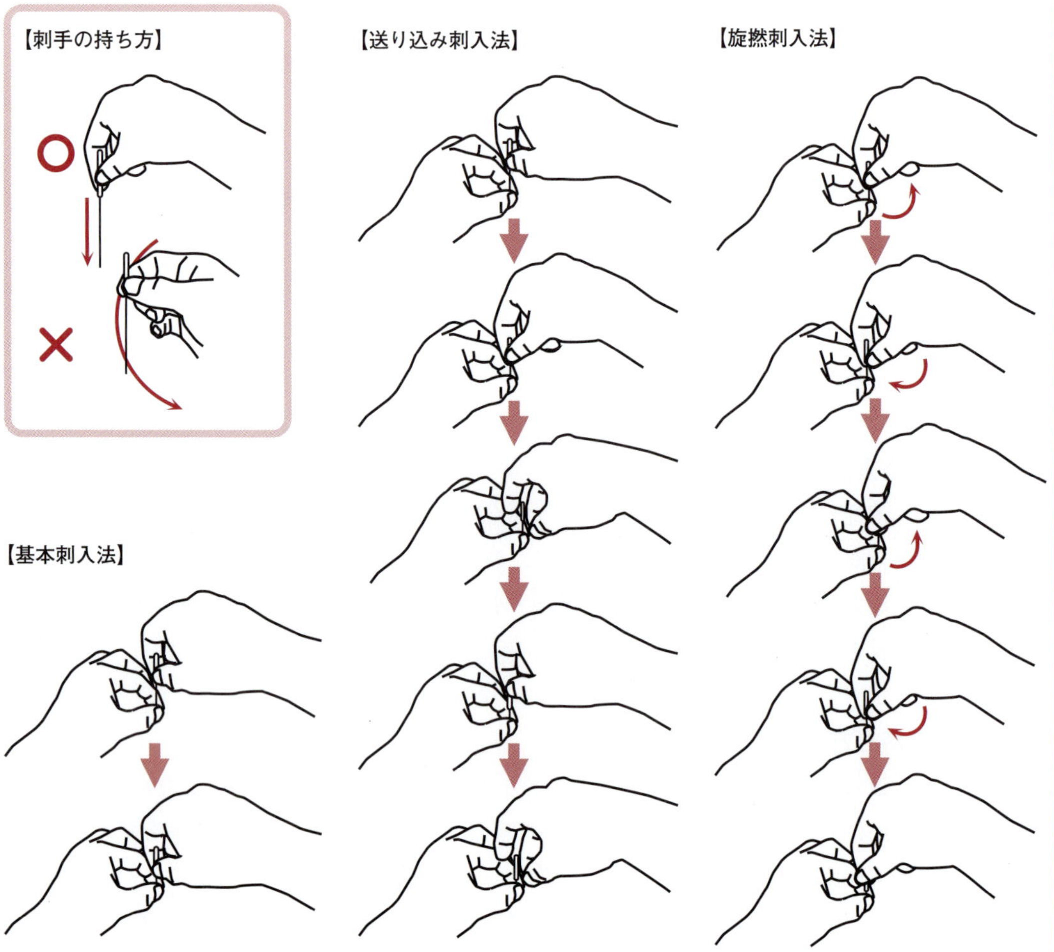

図2·1　管鍼法の手順 (4)

て常に刺入圧を鍼径の中心に置き，鍼柄，鍼体，鍼尖へまっすぐに伝えられていることが旋撚刺入法を使用する前提条件である．電動ドリルや錐《きり》による穴開けをイメージし，回旋を行っても鍼は曲げず，刺入圧のベクトルを変化させずに刺入する．

k．抜鍼と後揉法《こうじゅうほう》(図2·1(5)I)

刺手の母指と示指で鍼柄を持ち，押手で皮膚を押さえて，刺入方向と反対の方向にまっすぐに引き抜く．施術者への感染防止の観点から，**抜鍼操作は綿花で鍼をつかんで行う**ほうが良い．

抜鍼後に押手の指頭で刺鍼部位を揉む手法を「後揉法」という．後揉法には抜鍼後の違和感・出血・突発性の皮膚膨隆《ひふぼうりゅう》などを減少または消失させ，施術後の圧痛・硬結な

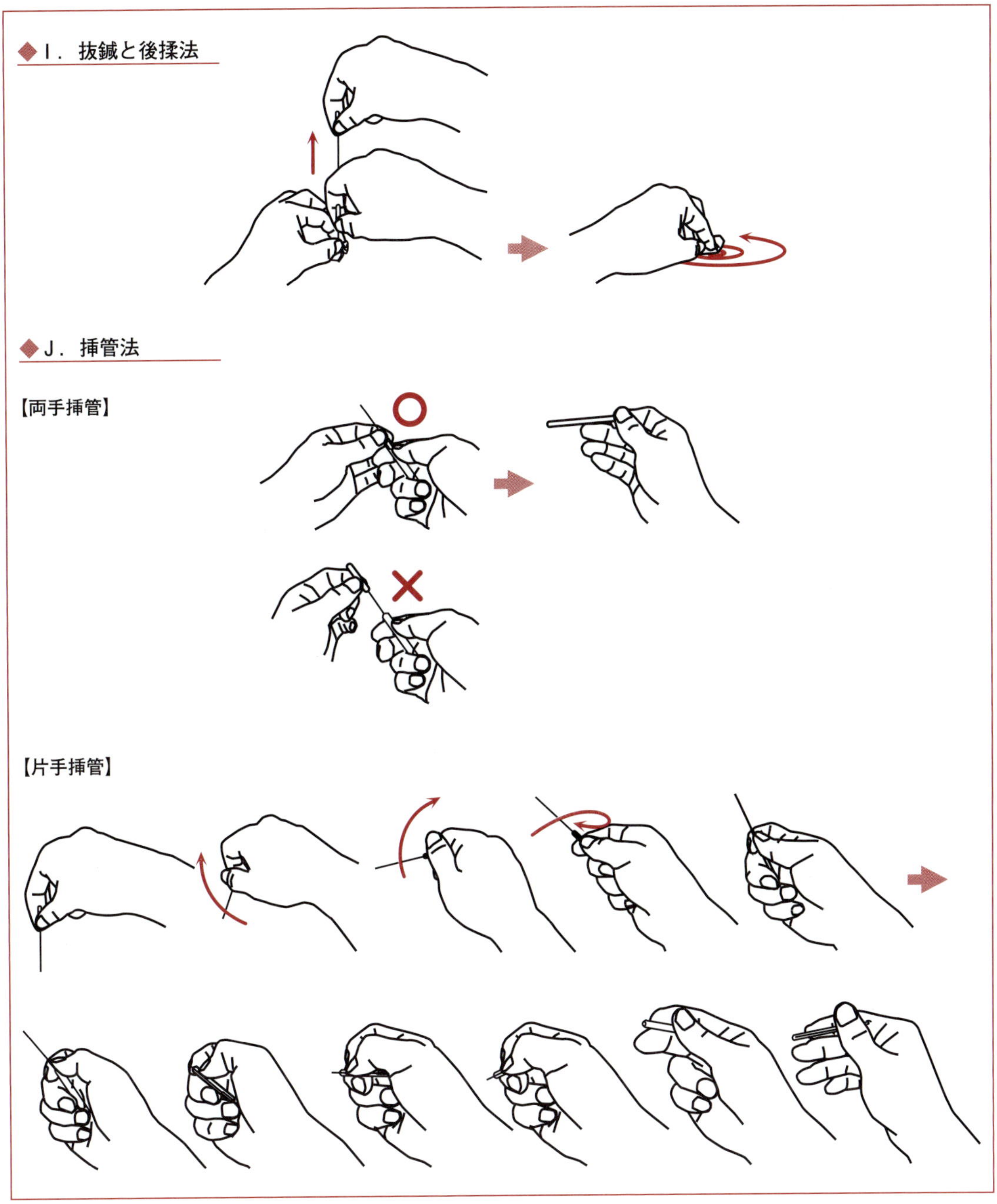

図2·1 管鍼法の手順(5)

どの反応の変化を確認する目的がある．綿花によって鍼をつまんで抜鍼した場合は，そのまま綿花を介在させて，後揉法をして，消毒を行う．

I．挿管法《そうかんほう》（図2･1（5）J）

1）　両手挿管

刺手の中指・薬指・小指で鍼管を握った状態で，母指と示指が鍼体と平行になるように上方から鍼柄をつかんで抜鍼を行い，抜鍼した鍼を左手に持ち替え，鍼管内に鍼を挿管する．鍼の挿管は鍼柄から行い，決して**鍼尖から挿管してはならない**．鍼管に鍼柄から挿入し，手掌《しゅしょう》側の反対の口から出た鍼柄を右手の母指と示指で挟むようにして持つ．

2）　片手挿管

刺手の中指・薬指・小指で鍼管を握った状態で，母指と示指が鍼体と平行になるように上方から鍼柄をつかんで抜鍼を行う．抜鍼後は，示指の指腹上で母指が「つ」の字を描くように動かし，鍼の方向を転換する．転換後の鍼の方向は，常に母指の指す方向と一致する位置にくるようにする．

その後，鍼を鍼管内に落とし，母指・示指・中指で挟まれた点を支点として，鍼柄が出ている鍼管口を手掌面で回すように滑らせて，示指の根本へ移動する．移動後は鍼が鍼管から抜け落ちないように，鍼柄側の鍼管を母指で押さえ，鍼管口と鍼柄が示指の根本で押さえつけられている状態を作って固定する．この動作は途中で止めずにシングルアクションで行う．

2　撚鍼法

撚鍼法《ねんしんほう》は中国より伝来した手技で鍼管を用いずに切皮・刺入する方法である．管鍼法で用いる鍼よりも太い鍼を用い，刺手を撚《ひね》って刺入する．刺手の力が入りやすいように管鍼法の鍼に比べ鍼柄が長いものが多く，鍼柄を横からつかんで刺入する．

刺入法は押手《おしで》によって分類され，代表的なものには切指《せっし》押手，扶植《ふしょく》押手，駢指《べんし》押手，舒張《じょちょう》押手，挾持《きょうじ》押手がある（図2･2）．

a．切指押手（図2･2A）

最もよく用いられている方法で，爪切進鍼法《つめきりしんしんほう》といわれる刺入法の押手である．押手の母指の爪で刺鍼部位を強く押さえ，刺手に持った鍼を押さえている爪のすぐ側《そば》に刺す．短鍼《たんしん》を刺入するときに用いられることが多い．

b．扶植押手（図2･2B）

押手の母指と示指で鍼体の下端をつかみ，鍼尖を刺鍼部位に接触させ，刺手で鍼柄を持って刺入する．管鍼法での刺入とは異なり，刺入は左右の手を同時に使う．長い鍼でも刺入することができる手法である．

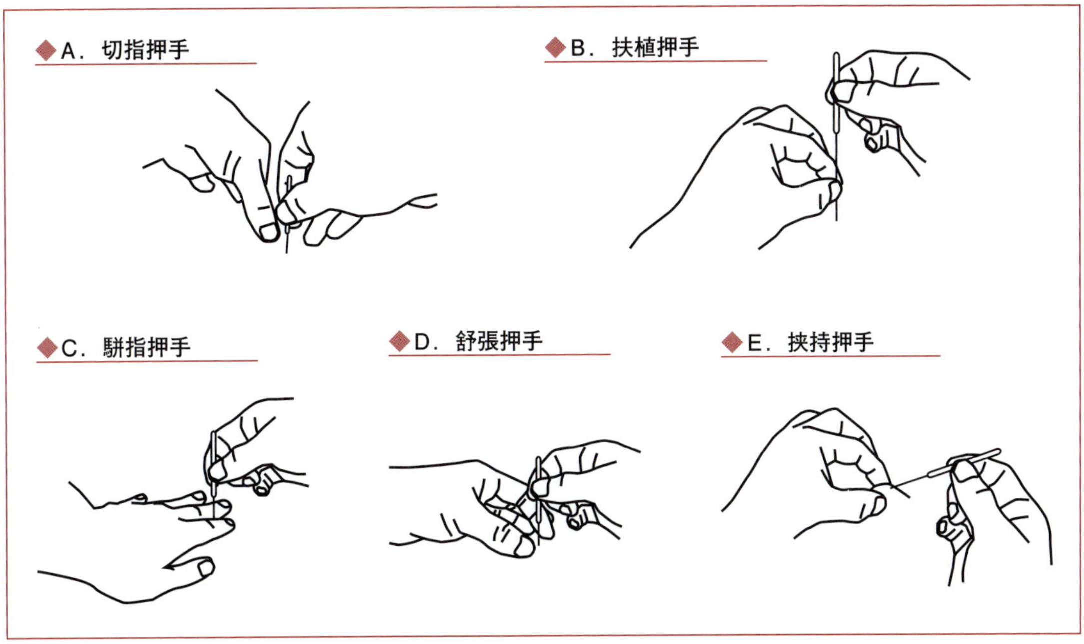

図2·2 撚鍼法の種類

c．**駢指押手**（図2·2C）

示指と中指を並べて手掌を刺鍼部位に置き，示指と中指の間から鍼を刺す．

d．**舒張押手**（図2·2D）

皮膚のたるんでいる部位に用い，押手の母指と示指，もしくは示指と中指で刺鍼部位の皮膚を両側に張り，皮膚を緊張させて刺入する．

e．**挟持押手**（図2·2E）

顔面や頭部など，横向きに鍼を刺すときに用いる．押手の母指と示指で皮膚をつまみ上げ，つまみ上げた部位に鍼を刺す．

3 鍼術の種類

a．**単刺術**《たんしじゅつ》（図2·3（1）A）

鍼を目的の深さまで刺入し，鍼体を動揺させることなく直《ただ》ちに抜鍼する．刺激の強度は鍼の太さ，長さで調節する．

b．**雀啄術**《じゃくたくじゅつ》（図2·3（1）B）

刺手によって鍼を上下に抜き刺しする．刺激強度は抜き刺しの振幅，速度，パター

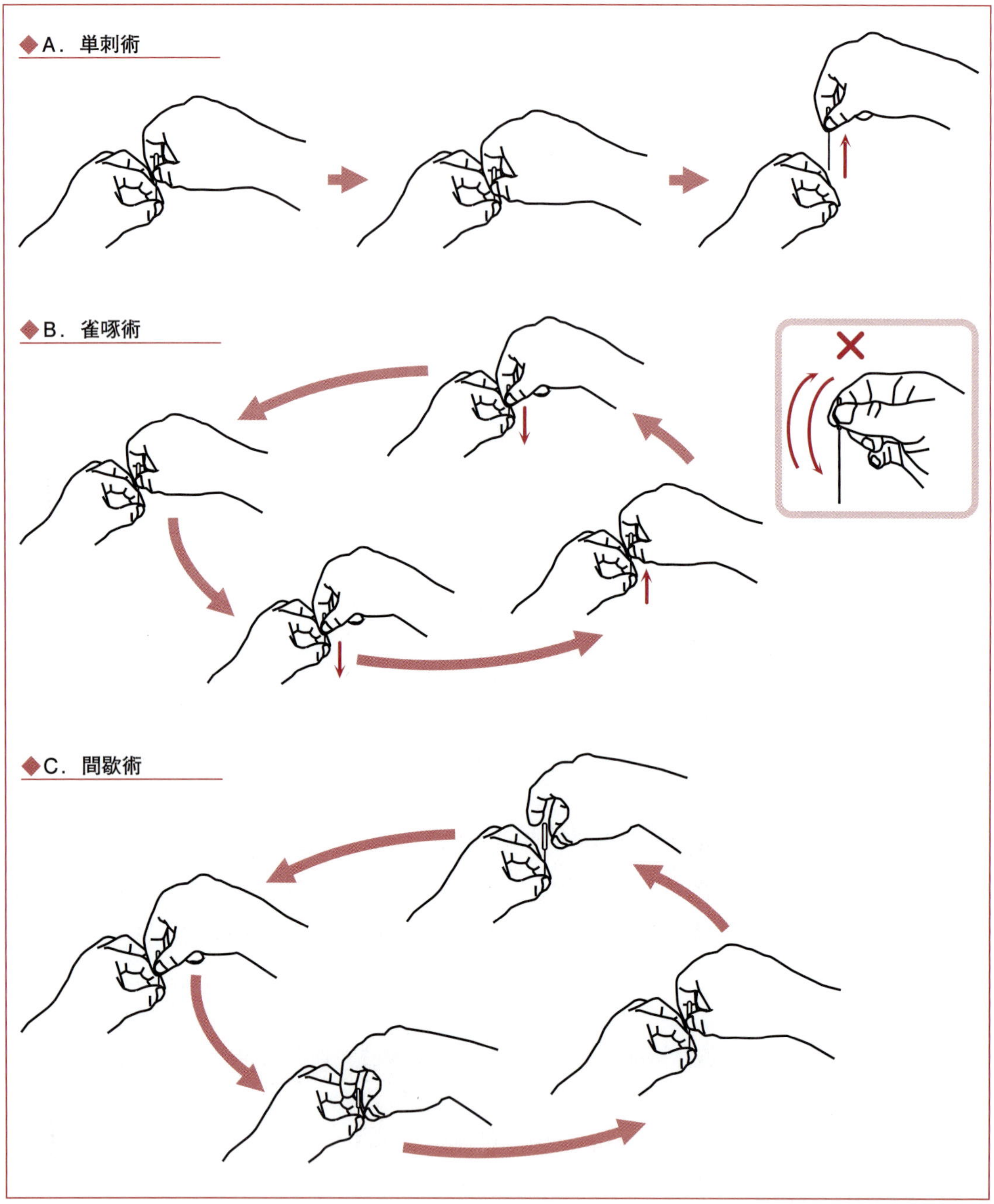

図2·3　鍼術の種類（1）

ン，抜き刺し数で調節する．振幅が大きければ強刺激，小さければ弱刺激となる．鍼体は必ず上から持ち，横から持って操作してはならない．

横から持って雀啄を行うと手首や肘を支点とした円の動きになるため，組織を「縫う」ような操作となり痛みを起こしやすく，刺入深度を感覚しにくいため予想外の深刺により体内臓器などを損傷させる原因となる．

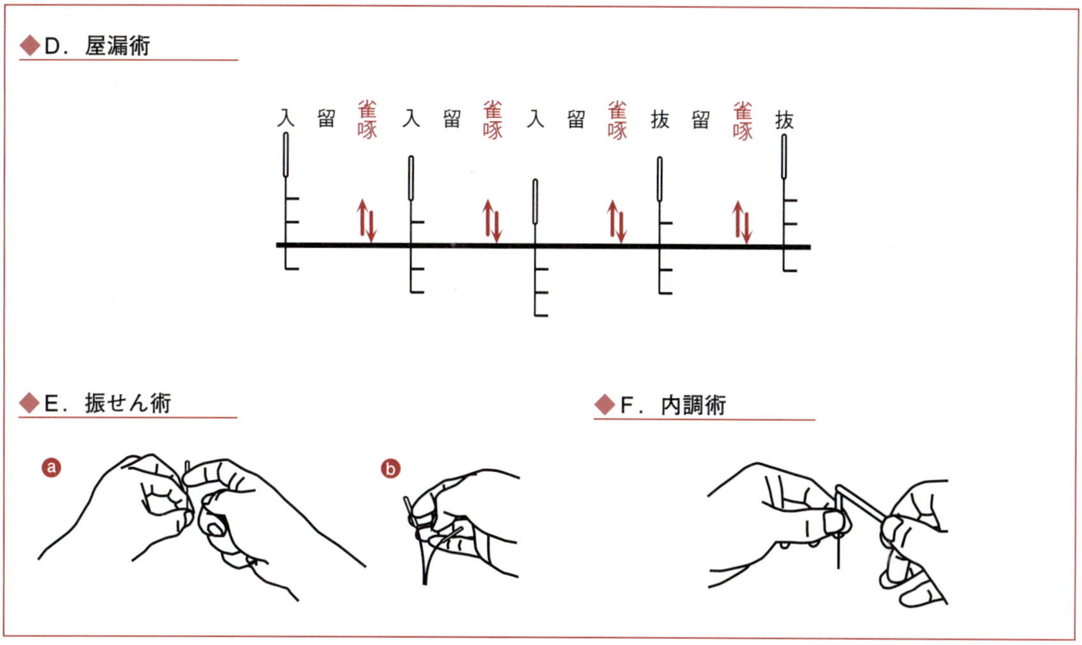

図2·3 鍼術の種類 (2)

c. 間歇術《かんけつじゅつ》(図2·3(1)C)

鍼を目的の深さまで刺入し，しばらく留《とど》め，その後，一定の部位まで引き上げ，しばらく留め，再び元の深さまで刺入し，しばらく留めることを繰り返す．

刺鍼中に痛みや響きを強く与えてしまった場合に活用することができる．痛みや響きを強く与えたと判断した場合は，すぐに抜鍼せずに，少しだけ鍼を抜き，しばらく留置してから抜鍼する．この手法を用いると痛みや遺感覚が残りにくい．

d. 屋漏術《おくろうじゅつ》(図2·3(2)D)

刺入する目的の深さの1/3まで鍼を刺入し，しばらく留め，雀啄し，さらに1/3を刺入し，留め，雀啄し，最後の1/3を刺入ししばらく留める．抜鍼時は雀啄して1/3抜き，留め，雀啄し，さらに1/3抜き，留め，雀啄し抜鍼する．

e. 振《しん》せん術《じゅつ》(図2·3(2)E)

刺入した鍼を振動させることで波動的《はどうてき》刺激を与える．鍼柄もしくは鍼体をつかんで振動させる方法（ⓐ）と鍼柄をはじく方法（ⓑ）の二つがある．刺激強度は振動の強度，パターンで調節する．

強く揺り動かすと皮膚表面に強い痛みを誘発することがあるため，注意する．

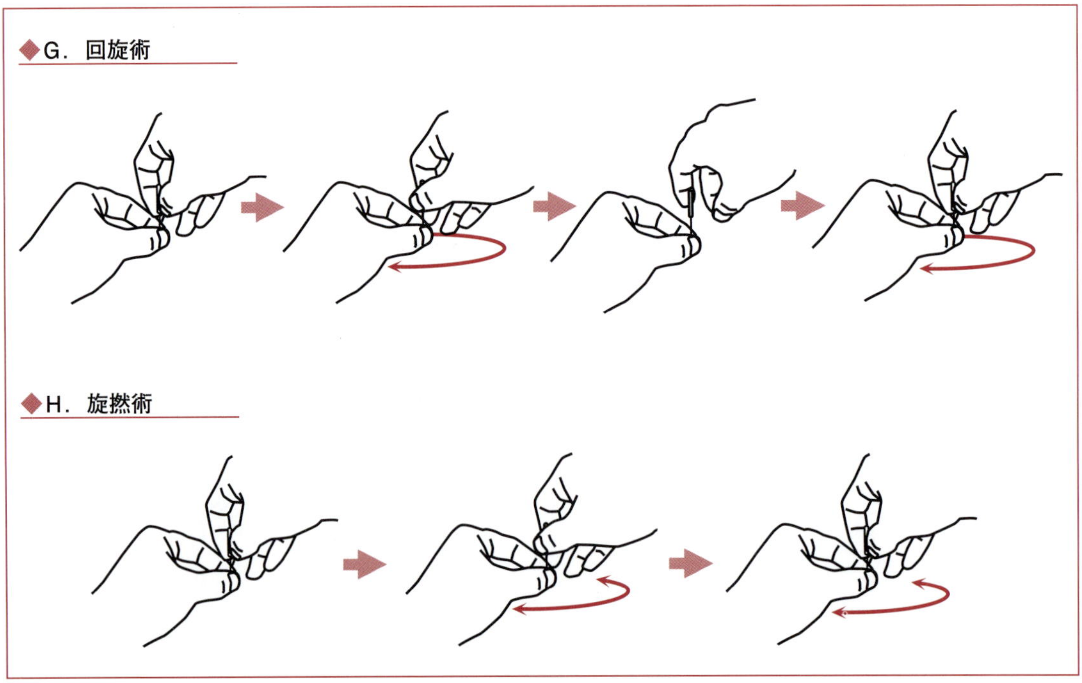

図2･3　鍼術の種類(3)

f．内調術《ないちょうじゅつ》(図2･3(2)F)

鍼柄を押手でつかみ，刺手に持った鍼管で鍼柄を叩打《こうだ》することで鍼体に振動を与える．もしくは，鍼を刺入するときと同様に押手を作り，押手付近の鍼体を鍼管で叩打することで，鍼体に振動を与える．

g．回旋術《かいせんじゅつ》(図2･3(3)G)

刺手の母指と示指で鍼柄を持ち，母指を左右どちらか一方向に動かして，鍼を回転させる．刺激の強度は，回転の速度，パターン，回数で調節する．組織が鍼体にからみついて，抜鍼困難を起こしやすい手技である．回旋術によって抜鍼困難となった場合は，逆方向に回旋してから抜鍼を試みる．

h．旋撚術《せんねんじゅつ》(図2･3(3)H)

刺手の母指と示指で鍼柄を持ち，母指を動かし，鍼を左右に半回転ずつ交互に回転させる．刺激の強度は回転速度，パターン，回数で調節する．

i．置鍼術《ちしんじゅつ》(図2･3(4)I)

しばらくの間，鍼を何もせずに留置しておく．刺激の強度は使用する鍼の太さ，長さに加えて，時間で調節する．留置する時間が長すぎると患者は同一体勢を維持しなくてはならず余計なストレスを与え，患者の体動によって鍼が曲がるおそれがある．そのた

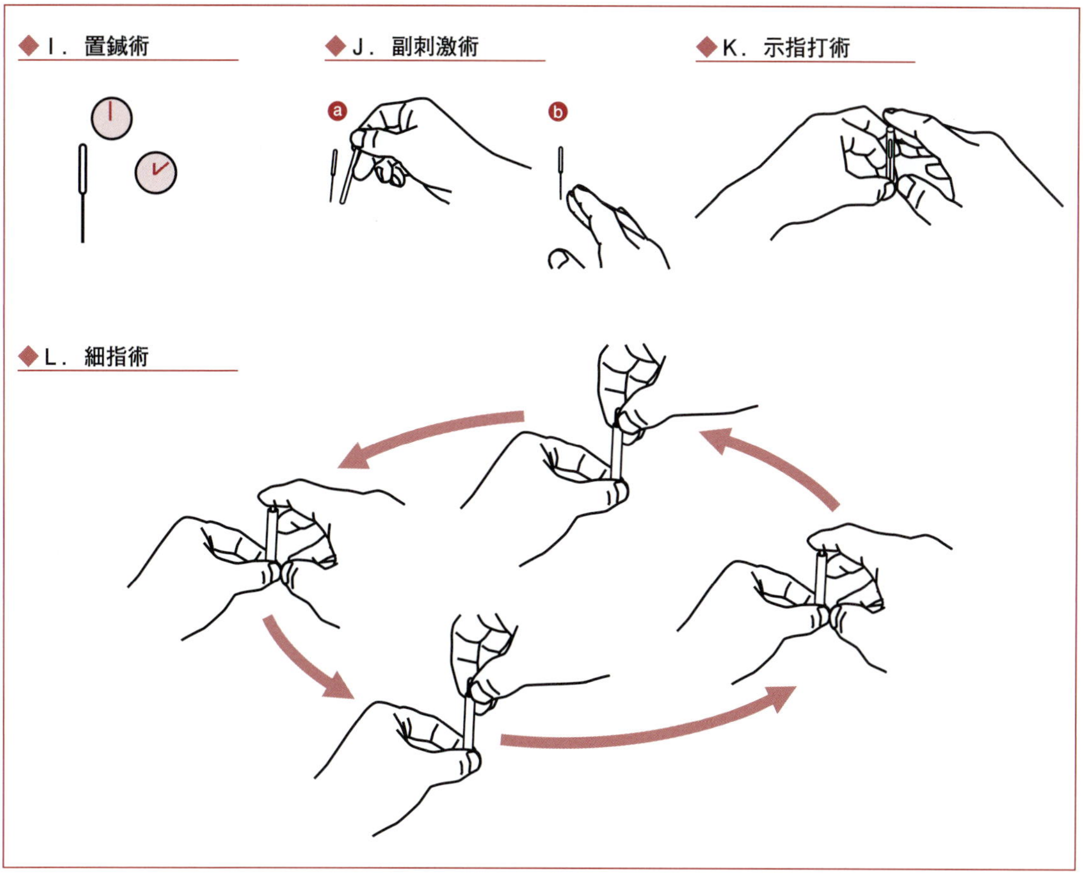

図2·3　鍼術の種類 (4)

め，1本1〜2分から10〜20分程度の留置が一般的である．

j．副刺激術《ふくしげきじゅつ》 (図2·3 (4) J)

刺入した鍼の周囲を鍼管 (a) または指頭 (b) で叩くあるいはこする．

k．示指打術《じしだじゅつ》 (法) (図2·3 (4) K)

刺入した鍼に鍼管を被《かぶ》せ，鍼管の上端を示指で叩打する．抜鍼困難時にも活用される．

l．細指術《さいしじゅつ》 (図2·3 (4) L)

切皮だけを何回も繰り返す．鍼柄が鍼管に入りきらない程度に切皮を行い，鍼柄を母指と示指でつまんで引き抜き，再び切皮を行うことを繰り返す．

穴開き鍼管を使う場合は，切皮をして，穴の開いている部位から母指もしくは示指・中指で鍼を持ち上げ，再度切皮を行うことを繰り返す．

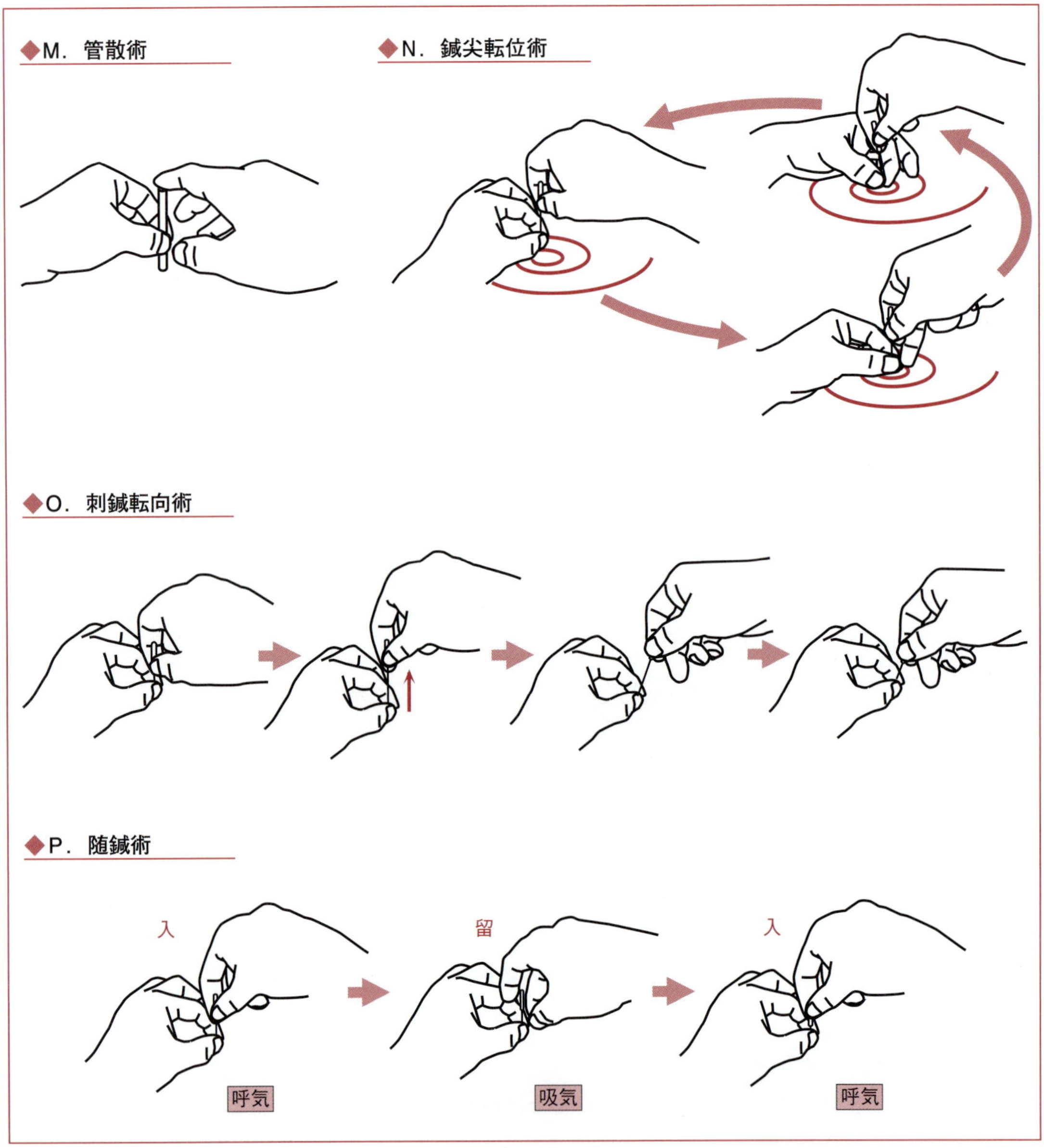

図2·3　鍼術の種類(5)

m．散《さん》鍼《しん》術《じゅつ》

患部やその近隣部に，数回～十数回程度刺鍼する．一般に刺入深度は浅い．細指術を応用して，複数箇所の施術をすることも多い．

n．管散術《かんさんじゅつ》(図2·3(5)M)

鍼を使用せず，鍼管のみを刺激部位に立てて叩打する．

o．鍼《しん》尖《せん》転《てん》位《い》術《じゅつ》（法）（図2·3（5）N）

鍼尖を皮下組織に留め，押手と刺手を同時に輪状《りんじょう》に動かす．刺激量が強い手技である．

p．刺《し》鍼《しん》転《てん》向《こう》術《じゅつ》（法）（図2·3（5）O）

刺入した鍼を皮下まで引き上げ，刺入方向を変えて再び刺入する．押手の荷重方向を変化させると転向がしやすい．

q．随《ずい》鍼《しん》術《じゅつ》（図2·3（5）P）

患者の呼気《こき》時に鍼を進め，吸気《きゅうき》時に留めることを繰り返して目的の深さまで刺入し，呼気時に鍼を抜き，吸気時に留めることを繰り返して抜鍼する．

r．乱《らん》鍼《しん》術《じゅつ》

数種類の手技を併用《へいよう》することを乱鍼術という．

Ⅱ．灸の基本手技

1 艾炷灸

艾炷灸《がいしゅきゅう》は有痕灸《ゆうこんきゅう》である透熱灸《とうねつきゅう》・焦灼灸《しょうしゃくきゅう》や，無痕灸《むこんきゅう》である知熱灸《ちねつきゅう》を行うための基本の操作法である．艾炷の形態は円錐形《えんすいけい》と糸形が主で，円錐形の大きさは米粒大《べいりゅうだい》・半《はん》米粒大《べいりゅうだい》が一般的である．

以下の説明は右手を利き手としている前提で行う．

a．消　毒

施術者《せじゅつしゃ》の手指をスクラブ法で洗浄し，ラビング法で消毒を行う．患部の消毒はスワブ法により，施術点を中心として皮膚の毛の流れに逆らい，渦《うず》巻き状にやや強く拭《ぬぐ》う．綿花は消毒毎《ごと》に新しいものに交換する．

消毒後に必要に応じて灸点器《きゅうてんき》やペンを使って灸点に印をつける．水で消えるインクのペンを使用すると，後消毒《あとしょうどく》時に消しやすい．

b．線香の準備（図2･4（1）A）

火力を調節したライターで線香に火をつける．火をつけた線香は右手の第2・3指の近位指節間関節《きんいしせつかんかんせつ》と遠位指節間関節《えんいしせつかんかんせつ》との間に挟んで持ち，**手背《しゅはい》から出る線香の長さは第2指近位指節間関節から指尖《しせん》までの長さ以内とする**．これは，艾炷を立てるときに手背から出た線香の燃焼部位が患者の皮膚に触れて火傷させることを防止するためである．

c．艾炷作り（図2･4（1）B）

左手示指《じし》上に小指《しょうし》の先程度の艾《もぐさ》を持ち，母指《ぼし》を左右に素早く動かして軽く棒状にし，棒状にした艾から艾炷を作る．艾炷の大きさは，米粒大では底辺の直径が2.5 mm，高さ5 mm程度，半米粒大ではその半分程度である．

艾炷を撚《ひね》るときは，示指を動かさずに母指を動かし，母指を示指の近位部へ動かしたときに艾炷が母指と示指の間から撚り出るように操作する．撚り出した艾炷を，右手の母指と示指でつまみ取る．硬く固めた艾炷や底面を平らに整えた艾炷は施灸部位に立たせにくい．さまざまな部位に立つ艾炷を作るためには，棒状にする操作と艾炷を撚る操作で力を入れず，軟らかい艾炷を作り，母指と示指でつまみ取った艾炷の底辺を固めない．艾炷の底面から出る艾の繊維が多いほど，さまざまな面に立つ艾炷となり，垂直面へ立たせることも難しくない．

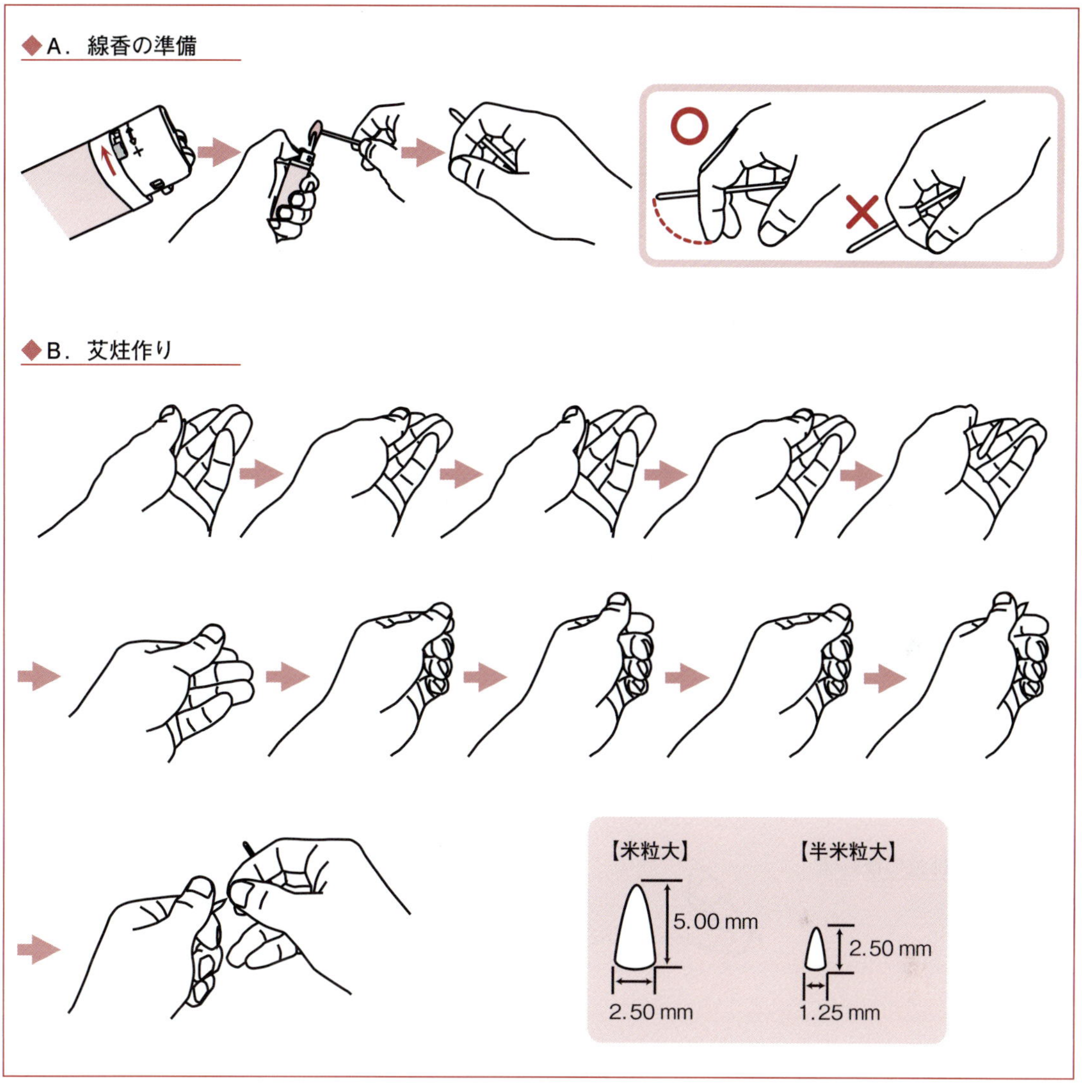

図2･4 艾炷灸の手順（1）

d．艾炷の設置と着火（図2･4（2）C）

右手の母指と示指で円錐形につまみ取った艾炷を指定部位に立てる．初心者はマス目を描いた紙面上で練習する．その際には，紙の下には板を置き，線の交差している部位に艾炷を立てる．紙面上での練習で，紙の下に板を使用していない場合や紙と板が接触していない状態では，燃焼の熱が逃げるところがないため紙に穴が開きやすい．紙に穴を開けて，ベッドや机を焼かないために，必ず板を使用して練習する．

着火は線香を用いて，艾炷の頂点部分に行う．線香に艾炷がついて持ち上がらないようにするために，燃焼部を艾炷につけたときに示指を下方向，中指《ちゅうし》を上方向に動かす（ⓐ），もしくは手首を回内させて線香を下方向に回転させる（ⓑ）．また，着火は線香の灰の部位ではなく，灰の根本の燃焼部位を接触させる．

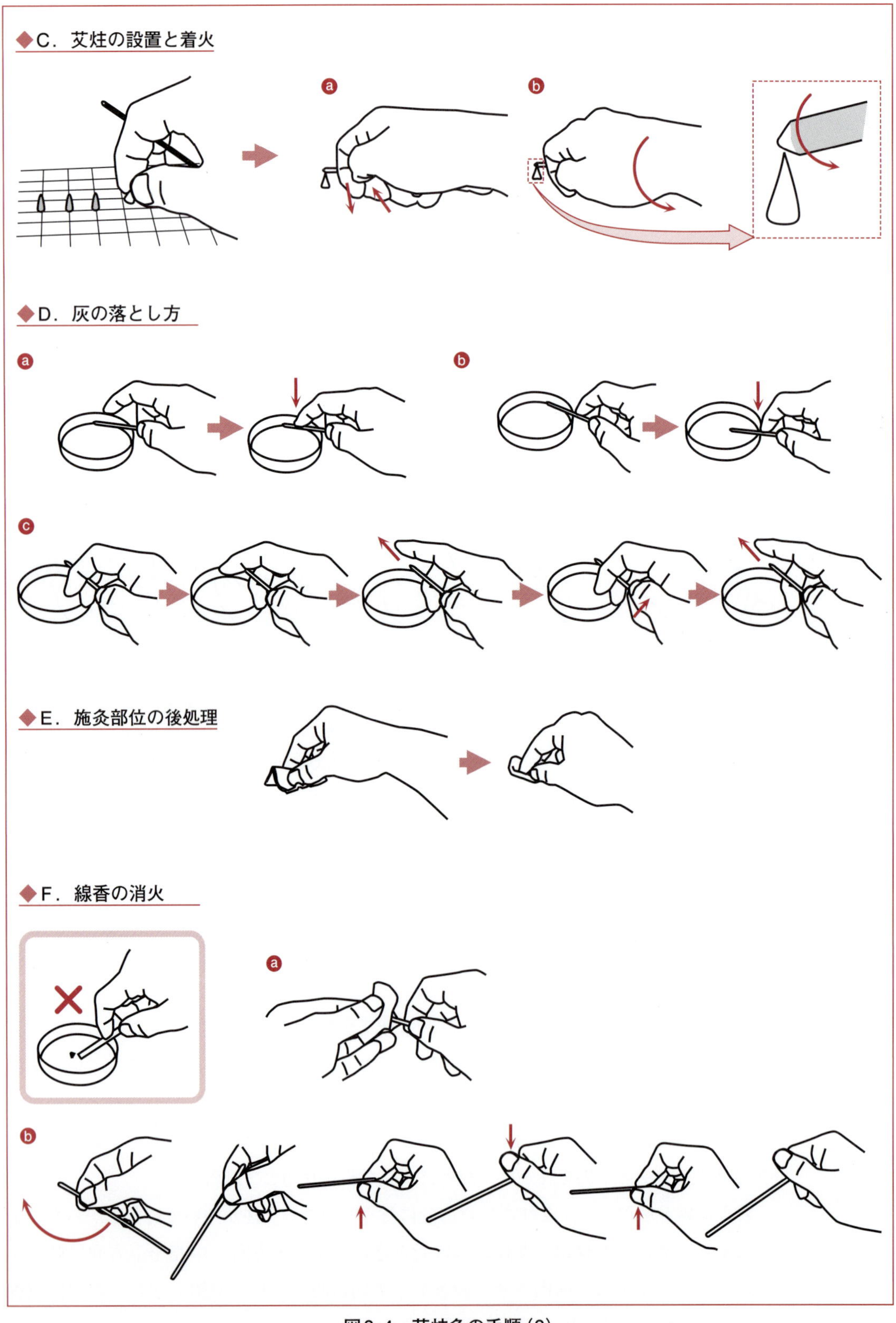

図2·4　艾炷灸の手順 (2)

e．灰の落とし方（図2·4（2）D）

線香の灰の落とし方には3つの方法がある．示指で線香を叩打《こうだ》することで灰を落とす方法（ⓐ），灰皿で線香を叩いて灰を落とす方法（ⓑ），線香を回転させながら示指を伸展させ示指尺側で灰を払い落とす方法（ⓒ）である．

f．施灸部位の後処理（図2·4（2）E）

灰を綿花で除去し，施灸部を消毒する．

g．線香の消火（図2·4（2）F）

線香の消火は，次に使用するときに火がつけやすいように，先を折らず，**消毒用綿花でつまんで消火する**（ⓐ）．その他に，線香の先を母指と示指で交互に素早く数回こすり合わせることで消火する方法（ⓑ）がある．

2 灸術の種類

灸術は有痕灸《ゆうこんきゅう》と無痕灸《むこんきゅう》に分類される．灸術の多くは火を使う手技であるため，常に火傷《やけど》の問題がつきまとう．有痕灸は火傷を起こすことによって治療効果を得る手法であるが，必要以上の傷害や苦痛を与えずに治療効果を高めるために技術と知識が必要である．特に，有痕灸を行う場合には火傷のリスクと期待する治療効果を患者に説明し，**同意を得た後に**行うことが重要である．

無痕灸の手法を用いても，操作を誤れば火傷は起こる．そのため，施灸の基本操作，介在物の作り方，器具の取り扱いなどの知識と技術を正しく身につけなくてはならない．

a．有 痕 灸

有痕灸は侵害《しんがい》刺激である温熱刺激と機械的刺激を皮膚組織へ同時に与える治療手法で，人為的《じんいてき》に火傷を引き起こす．

火傷は一般的に第1度から第3度に分類される（**表2·1**）．第1度は表皮のみの傷害で，症状は発赤《ほっせき》，熱感，疼痛であり，症状の特徴から紅斑性火傷《こうはんせいかしょう》とも呼ばれる．第2度は傷害が真皮層《しんぴそう》に達し，症状は第1度の症状に加えて水疱《すいほう》が形成されるのが特徴である．そのため，水疱性火傷《すいほうせいかしょう》とも呼ばれ，表在性《ひょうざいせい》であれば瘢痕《はんこん》を残さずに治癒《ちゆ》し，深在性《しんざいせい》であれば瘢痕が残る．第3度は傷害が皮下脂肪組織に達する傷害で，瘢痕を残して治癒するところから焼痂性火傷《しょうかせいかしょう》と呼ばれる．また，第3度で組織が炭化《たんか》したものを炭化性の第4度とし，第3度と区別することがある．

有痕灸には，透熱灸《とうねつきゅう》，焦灼灸《しょうしゃくきゅう》，打膿灸《だのうきゅう》があるが，今日では焦灼灸，打膿灸はあまり行われない．

表2·1　火傷の分類

分　類	傷害組織	症　状	予　後
第1度（紅斑性）	表皮のみ	発赤，熱感，疼痛	瘢痕を残さず治癒
第2度 （水疱性・滲出性炎）	真皮層に達する	発赤，熱感，疼痛強， 水疱形成	表在性：瘢痕を残さず治癒 深在性：瘢痕を残して治癒
第3度（焼痂性）	皮下脂肪組織に達する	創面は蒼白・乾燥 水疱形成や疼痛はない	瘢痕を残して治癒

表2·2　透熱灸の艾炷灸法における刺激強度の調節

	弱	強
送《そう》風《ふう》	自然に燃やす	風を送って燃やす
壮　数	少なくする	多くする
大きさ	小さくする	大きくする
硬《こう》軟《なん》	艾炷を軟らかく作る	艾炷を硬く作る
艾の質	良質の艾を用いる	粗質の艾を用いる
灸　灰	灰を除かず灸を重ねる	灰を除いて灸をする
傍《ぼう》圧《あつ》	施灸部の傍らを指で圧迫する	施灸部の傍らを圧迫しない
速　度	徐々に施灸する	急速に施灸する
部位数	少なくする	多くする

1）　透熱灸

臨床上，広く用いられている灸法で，適量の艾を施術点で燃焼させる．形は円錐形，大きさは米粒大・半米粒大が一般的である．

刺激量は病状，体質，体格，性別，年齢，灸治療の経験の有無などを考慮して調節する．刺激強度の調節は**表2·2**に基づいて行う．

2）　焦灼灸（図2·5A）

焦灼灸は病的組織の焦灼破壊を目的として行われる灸法であり，鶏眼《けいがん》［ウオノメ］，尋常性疣贅《じんじょうせいゆうぜい》［イボ］に対して用いられる．古くは毒虫《どくむし》・蛇《へび》・鼠《ねずみ》などに噛まれた傷口の止血，消毒としても用いられた．

尋常性疣贅に対する施灸は，イボの大きさに合わせた艾炷を作製し，上面で多壮《たそう》灸をする．大きい尋常性疣贅の場合は数日・数週の間，反復して施灸を行う．施灸によりイボを焦灼破壊し，その部位は炭化壊死した後，瘢痕を形成して治癒する．

また，ホクロを取るためにホクロの上で透熱灸を行う方法も焦灼灸の一つである．後を残さずに除去できるのは表在性のホクロであり，ホクロ上で第1度～第2度火傷を起こす程度の透熱灸を行う．数日反復して施術を行うと，表層部位のホクロが痂皮《かひ》となって剥がれ落ちる．

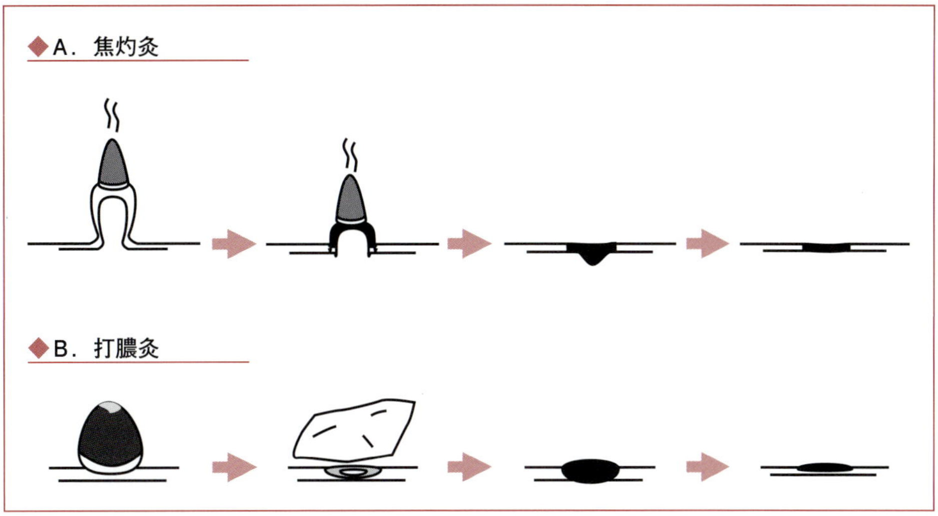

図2·5　焦灼灸と打膿灸

3)　打膿灸（図2·5B）

「弘法《こうぼう》の灸」,「大仏灸《だいぶつきゅう》」などの名称で呼ばれる．母指頭大《ぼしとうだい》の艾炷を数壮施灸した後に，その部位に膏薬《こうやく》や発疱薬《はっぽうやく》を貼付し，頻繁に貼り替え，漿液性滲出液《しょうえきせいしんしゅつえき》の排出を促進させる．腰背部に行うことが多く，刺激量が大きく灸あたりを発生しやすいため虚弱者には適さない．

治療終了後には損傷組織が再生し，痂皮が形成され，脱落し，大きな瘢痕を残す．膏薬や発疱薬の貼付は投薬行為であり，「あん摩マッサージ指圧師，はり師，きゅう師に関する法律」および「医師法」により禁止されている．法律で禁止され，かつ瘢痕を残す行為であるため，現在は，一般の施術ではほとんど行われない．

b. 無 痕 灸

皮膚に瘢痕を残さない施灸法《せきゅうほう》で，温熱刺激を与えることを目的に行う．代表的なものには知熱灸《ちねつきゅう》や生姜《しょうが》・大蒜《にんにく》・塩《しお》などの介在物《かいざいぶつ》の上で艾を燃焼させる隔物灸《かくぶつきゅう》がある．その他，棒灸《ぼうきゅう》，押灸《おしきゅう》，温筒灸《おんとうきゅう》，器械を使用した器械灸，火を使わない薬物灸《やくぶつきゅう》なども無痕灸に含まれる．

1)　知熱灸（図2·6A）

艾を皮膚の上で燃焼させ，熱感を感じたら速《すみ》やかに取り除いて温感を与える手法である．

艾炷灸《がいしゅきゅう》の手法で施灸を行い，七分《しちぶ》あるいは八分《はちぶ》の燃焼時に，艾炷を指頭で押しつぶす，もしくは母指と示指でつまんで素早く取り除く．これを「七分灸《しちぶきゅう》」,「八分灸《はちぶきゅう》」といい，指頭で瞬間的に押しつぶす手法を特に「瞬間灸《しゅんかんきゅう》」と呼び分ける．その他，さまざまな大きさで艾を燃焼させ，熱感を感じたら速やかに取り除く知熱灸を「温灸《おんきゅう》」という．

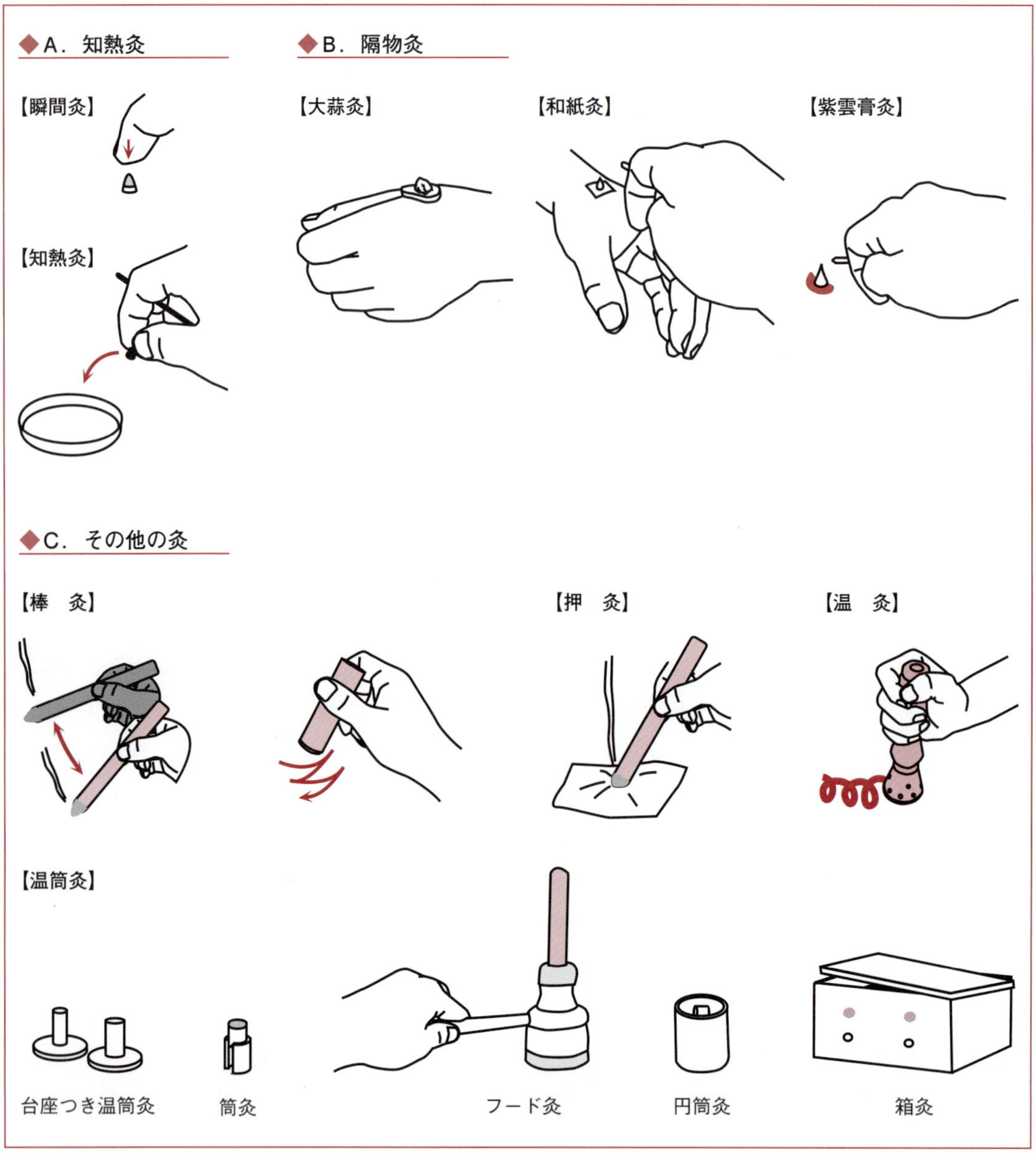

図2·6 無痕灸

七分灸・八分灸の場合は高級艾を用い，それよりも大きな知熱灸の場合は低級艾を用いる．

2) 隔物灸（図2·6B）

皮膚と艾の間に介在物を置いて，艾を燃焼させるときの温熱刺激に加えて，介在物の薬理作用を期待する方法である．通常は，低級艾を用いる．

生姜灸《しょうがきゅう》，大蒜灸《にんにくきゅう》，塩灸，味噌灸，和紙灸，紫雲膏灸《しうんこうきゅう》などがあり，一定の大きさ・厚さに切った切片《せっぺん》やすり下ろした塊を台座として，その上で艾を燃やす．

3) その他の灸（図2·6C）

① 棒　灸

棒灸とは艾を和紙で硬く巻き，棒状にした灸用具の名称であり，艾条灸《がいじょうきゅう》とも呼ばれる．また，棒灸は皮膚に接触させずに，輻射熱《ふくしゃねつ》によって温熱刺激を与える施灸法の名称でもある．他の手法と異なり，熱源を局所に固定しないので広い領域を自由に刺激できるのが特徴である．

② 押灸，温灸

和紙やビワの葉の上から棒灸を押しつけ，温熱刺激と同時に圧刺激を与える灸法を押灸という．押灸の中でビワの葉を使用する灸法は「ビワの葉灸」と呼ばれる．

練《ね》り艾を金属筒の中で燃焼させて温熱刺激を与えると同時に圧刺激を与える灸法は，温灸と呼ばれ，その用具は温灸《おんきゅう》器《き》と呼ばれる．灸療法を恐れる患者が安心して治療を受けることができる手法である．

③ 温筒灸

皮膚と艾の間に空気の層を設けて間接的に温熱刺激を与える灸法を温筒灸という．この灸用具には台座つき温筒灸，筒灸《つつきゅう》，フード灸，円筒灸《えんとうきゅう》，箱灸《はこきゅう》などがあり，家庭でも行える手軽さから，広く普及している．

④ 器械灸

灸の温熱刺激を再現する器械を用いて行う灸法で，製造会社によって工夫された器具が考案されている．

⑤ 薬物灸

薬物を皮膚に塗《と》布《ふ》または貼りつけ，その後，発泡して灸瘡《きゅうそう》のようになることから灸法の一つとして考えられている．このような灸法は天灸《てんきゅう》とも呼ばれ，漆灸《うるしきゅう》や水灸《みずきゅう》があるが，日本のきゅう師免許では行うことはできない．

その他，漢方薬の中に墨を垂らして，経穴に筆で置いていく墨灸《すみきゅう》や紅花から作った生薬を経穴などの部位に塗る紅灸《べにきゅう》などが薬物灸に含まれる．

Ⅲ．吸角の基本手技

1 基本手順

a．吸着法（図2·7A）

吸角《きゅうかく》を吸着させる手法には火罐法《かかんほう》，水罐法《すいかんほう》，吸引法《きゅういんほう》があり，施術部位や用いる手技によって使い分ける．吸口《きゅうこう》に傷や破損がある吸角は使用せず，使用前には吸口をアルコールで消毒する．

1） 火罐法

吸着力は，火力と吸角内での燃焼時間によって調節する．火力が強く，燃焼時間が長いほうが吸着力が強くなる．

① 投火法《とうかほう》

罐《かん》内に火を入れて吸着させる方法で，「罐内着火法《かんないちゃっかほう》」と「綿球投火法《めんきゅうとうかほう》」とがある．

罐内着火法とは紙でこよりを作り，吸着部位に設置し，点火した後に吸角を被《かぶ》せる方法である．水平な面への施術に適し，比較的簡単かつ安全であることから家庭で行うことができる手技である．極端な斜面や垂直面での施術には適さず，走罐法《そうかんほう》・鍼罐法《しんかんほう》・刺《し》絡抜罐法《らくばっかんほう》などの応用技術を用いにくい．

綿球投火法は，着火したアルコール綿球を吸角の中に投げ込み，速《すみ》やかに所定の部位に吸着させる方法である．側面部に吸着させる場合に用い，燃えた綿球が落下して皮膚を火傷させる危険性のある部位には用いない．

② 閃火法《せんかほう》

ピンセットでつまんだアルコール綿球（ⓐ），アルコールランプ（ⓑ），点火棒（ⓒ）などの炎を吸角内で燃焼させた後に，素早く所定の部位に吸着させる．吸口がつく面であればどのような施術面にも使用でき，多罐法《たかんほう》・走罐法・鍼罐法・刺絡抜罐法などさまざまな手技を応用しやすい．

2） 水罐法

竹罐《ちくかん》を用いる．1～2分間熱湯の中で煮て，取り出したら素早く皮膚接触面の水分を拭き取り，患部にのせる．数量が多い多罐法に適し，煮沸水中に薬物を入れて薬効を期待させる方法もある．

3） 吸引法

機械やカフによって吸引する方法である．火罐法や水罐法とは異なり，温熱刺激効果はないが，火傷のリスクがない．

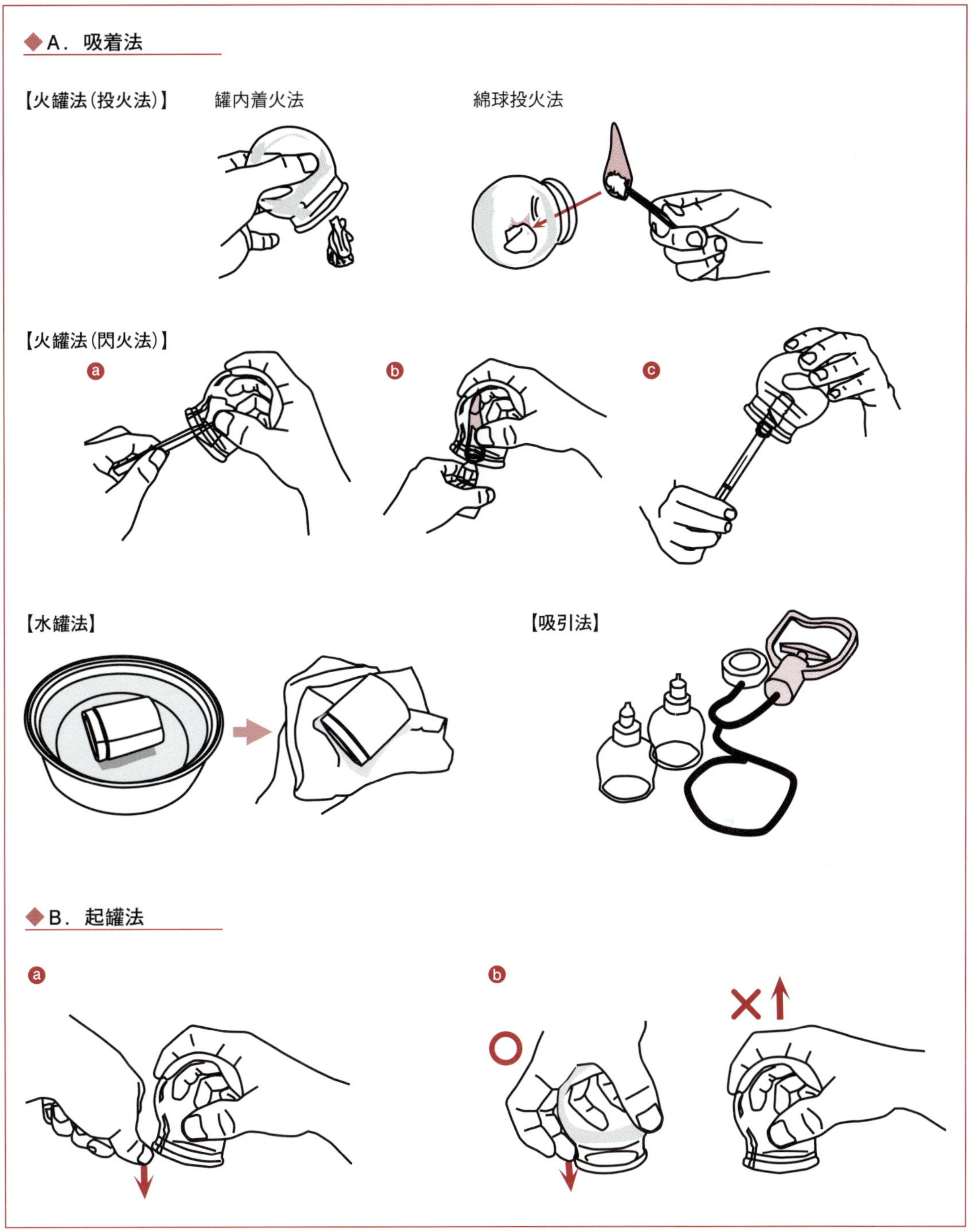

図2·7 吸角の吸着と起罐

b. 起罐法《きかんほう》(図2·7B)

吸角を皮膚から外す行為を「起罐《きかん》」という. 一方の手で吸角を持ち, もう一方の手で吸角に近い皮膚を押さえることで吸角内に空気を入れて外す(ⓐ). 片手で外す場合は

表2·3　吸角の補瀉時間

補　法			瀉　法		
最低度	低　度	標　準	中等度	高　度	最高度
5秒	20秒	40秒	1分	2分	3分

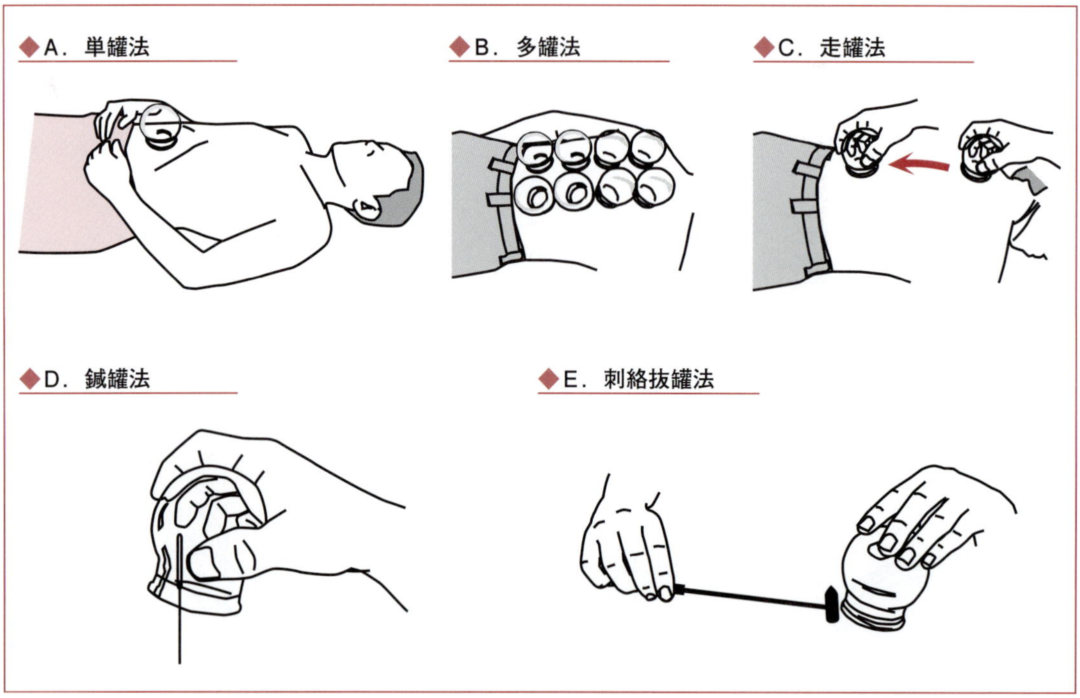

図2·8　吸角の種類

示指もしくは中指で皮膚を押し，吸角内に空気を入れる（ⓑ）．起罐を強引に行うと皮膚が裂ける危険があるため，無理に上に引っ張ったり，回転させて外してはならない．

2 吸角の種類

吸角の補瀉《ほしゃ》の目安は，吸着力400 mmHgの場合，5秒から3分までの時間で調整する（表2·3）．吸引力が半分になれば時間を倍にして行うと良い．

a．単罐法《たんかんほう》・多罐法《たかんほう》・留罐法《りゅうかんほう》（図2·8A, B）

吸角を一つだけ使用する方法を単罐法という．圧痛点や痛みの範囲が狭い部位，つまり痛い部位に用いる方法である．たとえば胃痛のある場合には，中脘穴《ちゅうかんけつ》に吸角を行う．単罐法に対して，吸角を複数同時に使用する方法を多罐法という．

また，単罐法や多罐法で吸角を一定時間留置する方法を留罐法という．留置時間が長くなることによって瘀血斑《おけつはん》ができることを患者に説明し，了承を得て行う．

b．走罐法《そうかんほう》（図2･8C）

施術部位もしくは吸角の口にワセリンなどの潤滑油を塗布して吸着させた後に，吸角をしっかりとつかみ上下左右に押し動かす．手技は皮膚を充血させる程度で終了する．

c．鍼罐法《しんかんほう》（図2･8D）

刺鍼部位に吸角を行う方法を鍼罐法という．

d．刺絡抜罐法《しらくばっかんほう》（図2･8E）

刺絡療法と抜罐療法が組み合わさった治療法を刺絡抜罐法という．たとえば，患部がやや出血する程度の梅花鍼《ばいかしん》もしくは細指術を行った後に吸角を行う．

第3章　基本手技の練習法

Ⅰ．鍼技術の練習法

1　基本刺入法

鍼の刺入《しにゅう》は，鍼が曲《ま》がらないように施術者《せじゅつしゃ》の手の重《おも》みを鍼径《しんけい》の中心にかけることで行う．手の重みを鍼柄《しんぺい》と鍼体《しんたい》に伝え，鍼尖《しんせん》の一点に正しくかけることができれば，無理に力を入れなくても鍼は刺入されていく．槍《やり》で一点《いってん》を貫《つらぬ》くことをイメージすると理解しやすい．この基本刺入法を修得《しゅうとく》していれば，鍼は組織を縫うことがなく，まっすぐに刺入され，痛みや違和感の少ない刺鍼《ししん》となる．

送り込み刺入法や旋撚《せんねん》刺入法は鍼の刺入方向＝力のベクトルが変わりやすい操作である．そのため，基本刺入法を修得してから用いるべきである．基本を修得することなく送り込み刺入法や旋撚刺入法を用いると，痛みや違和感を伴いやすい刺鍼となる．

本項で修得する手技はすべての鍼技術の基本であり，痛みのない鍼を打つための最も重要な技術である．鍼を打つことに慣れると力任《ちからまか》せで雑《ざつ》な刺入になる施術者が多い．定期的に基本に立ち戻って確認していただきたい．

a．刺鍼練習台《ししんれんしゅうだい》での基本刺入法（図3･1）

本項の目的は刺入感覚をつかむことである．刺鍼練習台を用いて，鍼が曲がらないように手の重みをかけ続け，手の重みを鍼尖まで伝えることができれば鍼は自然に刺入される．はじめにシリコンで練習を行い，鍼先《はりさき》のシリコンが溶けていくような感覚をつかみ，その後にウレタンで練習する．

鍼は30/0.14 mm（1寸0番），40/0.18 mm（1寸3分2番），60/0.20 mm（2寸3番）のステンレス鍼を使用し，習熟度に合わせさまざまな長さ・太さの鍼に挑戦する．

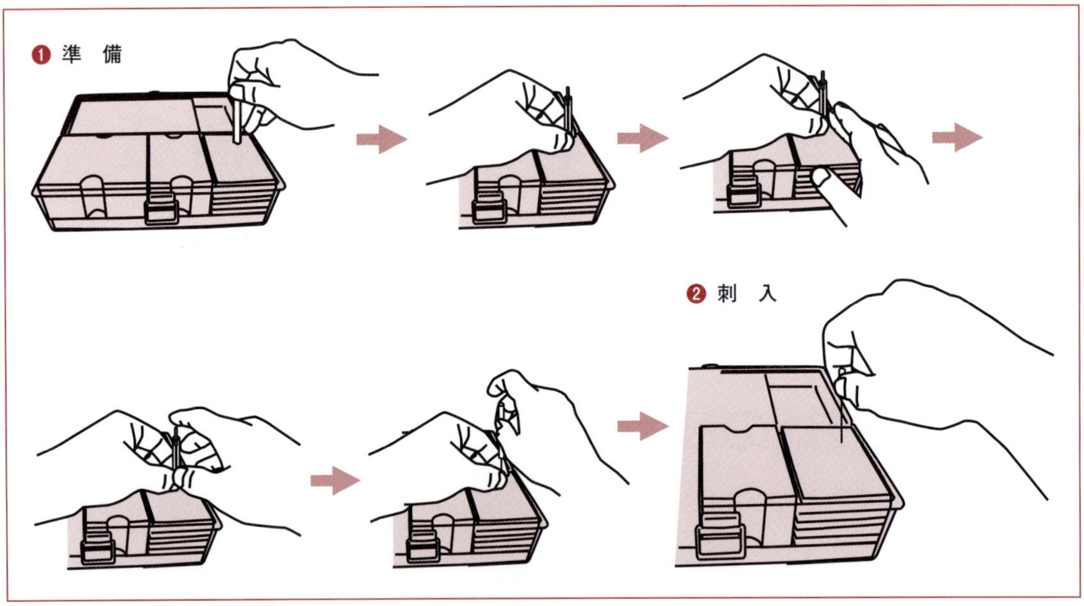

図3·1　刺鍼練習台での基本刺入法

1)　鍼の操作手順

❶ 準　備

刺鍼練習台に鍼を垂直《すいちょく》に接触させるため，**鍼管を立ててから押手《おしで》を添える**．ここでの押手は鍼管の固定のみを目的とし，水平圧，垂直圧は弱くする．鍼管の下部を叩打《こうだ》することで鍼が練習台に対して垂直に接触する状態を作り，鍼柄頭部《しんぺいとうぶ》を鍼尖に向かってまっすぐに叩いて弾入を行い，鍼管を抜去《ばっきょ》する．

鍼管抜去後に練習台に鍼管の痕《あと》がついている場合は押手の垂直圧もしくは弾入の叩打力を弱くする．鍼が垂直に立っていない場合は鍼管が練習台へ垂直に接触していること，押手に力が入っていないこと，弾入時に鍼柄頭部を鍼尖に向かってまっすぐ叩いていることを確認する．

❷ 刺　入

鍼柄を刺手の母指《ぼし》と示指《じし》で上方からつかみ，鍼体が曲がらないように手の重みをかけ続ける．意識は刺入することよりも，**鍼体を曲げない状態を保《たも》つ**ことに集中させる．

b．人体での基本刺入法

自分の片腕《かたうで》を刺入部位として，押手を使わずに鍼径の中心に手の重みをかけることを意識して刺入する．技術の修得レベルに合わせて鍼は長く，細いものに変える．手の重みが鍼柄，鍼体，鍼尖に正しく伝われば，組織が鍼先で溶けるように感じられる．

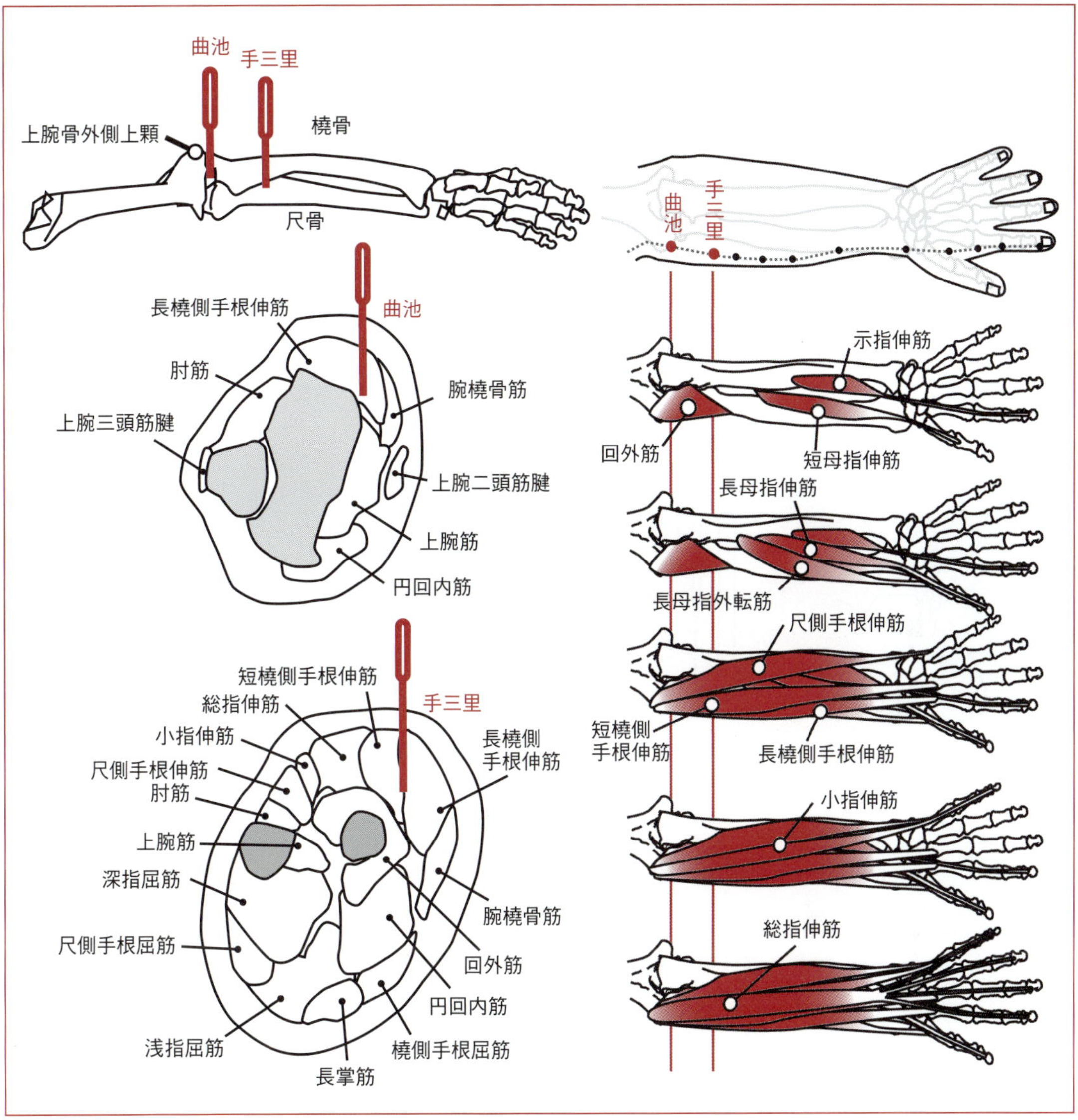

図3·2　人体での基本刺入法（1）刺鍼部位

1)　**刺鍼部位（図3·2（1））**

① 曲池穴《きょくちけつ》（手陽明大腸経《てようめいだいちょうけい》）

肘を屈曲してできる肘窩横紋《ちゅうかおうもん》の外方《がいほう》で，上腕骨外側上顆《じょうわんこつがいそくじょうか》の前に取る．刺入した鍼は長橈側手根伸筋《ちょうとうそくしゅこんしんきん》に入る．

② 手三里穴《てさんりけつ》（手陽明大腸経）

前腕後橈側《ぜんわんこうとうそく》にあり，曲池穴の下方2寸，長・短橈側手根伸筋《たんとうそくしゅこんしんきん》の間に取る．刺入した鍼は長・短橈側手根伸筋を通過《つうか》した後，回外筋《かいがいきん》に入る．

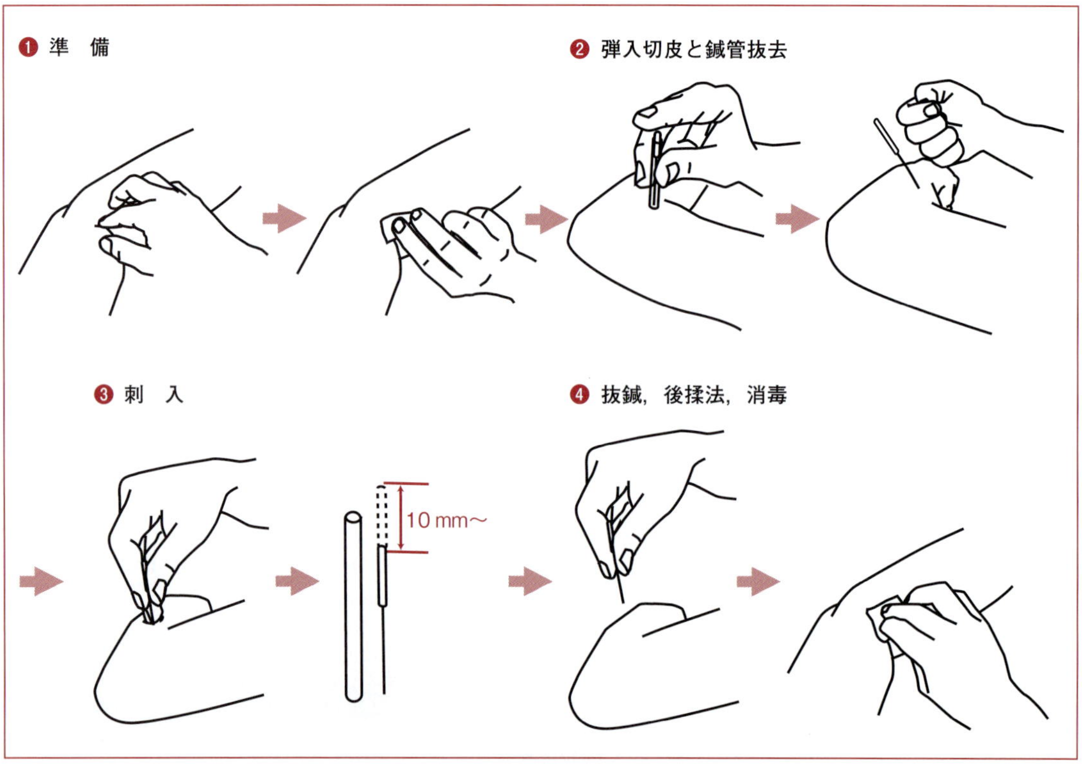

図3･2　人体での基本刺入法（2）操作

2）鍼の操作手順（図3･2（2））

❶ 準　備

手指をスクラブ法で洗浄し，ラビング法で消毒した後に滅菌したシャーレにディスポーザブル鍼を取り出す．

刺鍼部位には前揉法《ぜんじゅうほう》を行い，消毒用綿花で毛の生えている方向に逆らうようにやや強めに清拭《せいしき》消毒する．消毒後は衛生を考慮し，局所を手指で触れない．

❷ 弾入切皮《だんにゅうせっぴ》と鍼管抜去

鍼管は右手の母指と中指《ちゅうし》でつかみ，皮膚面に対して垂直に立て，示指で弾入切皮した後に抜去する．鍼管を抜去して鍼が倒れた場合は，鍼柄を母指と示指でつかみ鍼体を起こし，鍼尖を皮下《ひか》までわずかに引き上げてから皮膚に対して垂直に鍼を立て，その状態を維持する．

❸ 刺　入

鍼柄をつかみ，刺入中に鍼体が曲がらないようにまっすぐに10 mm以上刺入する．刺入深度10 mmには切皮によって組織に入った距離が含まれる．したがって，刺入後に鍼の横に鍼管を立て，鍼管よりも7 mm以上短い場合に10 mm以上刺入していると判断する．

刺鍼部位周辺を刺手で触れずに鍼を刺入することを目指すが，はじめのうちは刺手の中指を立てて皮膚に接触させると手の揺れが少なく，刺入しやすい．弾入切皮直後に鍼が刺入できないのは筋膜《きんまく》を貫けないことによる場合が多い．筋膜を貫くときは雀啄術《じゃくたくじゅつ》を用い，鍼を小刻《こきざ》みに上下に動かす．

❹ 抜鍼《ばっしん》，後揉法《こうじゅうほう》，消毒

抜鍼は，刺入した方向と真逆の方向で行う．刺入の真逆方向と異なる方向に抜鍼することは，鍼が曲がる原因や痛み・違和感を引き起こす原因となる．

抜鍼後は鍼による遺感覚《いかんかく》や出血を予防・軽減させるために，消毒用綿花で消毒とともに後揉法を十分に行う．

課 題　鍼は40/0.18 mm（1寸3分2番），50/0.18 mm（1寸6分2番）のステンレス鍼を用いる．

消毒を行い，刺鍼部位に鍼管を当てて弾入切皮をする前の状態から，10秒で鍼をたわませずに10 mm以上刺入することができるように練習する．

はじめに非利《ひき》き手に利き手で刺入を行い，できるようになったら利き手に非利き手で刺入を行う．操作する腕を変えて刺入することによって，鍼径の中心に重心を置く感覚を養《やしな》うことができる．

2 クリーンニードルテクニック

日本の鍼灸治療では，素手《すで》で鍼体《しんたい》を直接把持《はじ》する「押手《おしで》」を用いた刺鍼手技が一般的である．押手には，局所の状態や気が至《いた》る微妙《びみょう》な感覚を判断する役割があると認識されている．しかし，世界的な安全基準や現在の医療の安全性についての考え方とは隔《へだ》たりがあり，今後は安全面や衛生面から批判を浴びる可能性のある手技でもある．

世界保健機関（World Health Organization：WHO）の発表した「Guidelines on basic training and safety in acupuncture」（1999）の「セクションⅡ：鍼の安全性　1 感染防止　1.5 無菌的《むきんてき》な手法」の項では，「鍼体は刺入前の無菌状態に維持《いじ》しなければならない．鍼は，施術者の手指が鍼体に触れないように扱《あつか》う必要がある」と記載《きさい》され，「鍼体は綿球《めんきゅう》もしくはアルコール綿花の上から保持《ほじ》する」，「手術用のグローブや指サックを用いれば鍼の汚染《おせん》はより回避《かいひ》しやすい」と述《の》べられている．アメリカ合衆国のNCCAOM（National Commission of Certified Acupuncture and Oriental Medicine）が行う試験の受験資格として必要であるCCAOM（Council of Colleges of Acupuncture and Oriental Medicine）の終了証《しゅうりょうしょう》を得るための鍼実技試験では，このガイドラインに則《のっと》り，クリーンニードルテクニック（clean needle technique：以下CNT）といわれる安全性を重視した刺鍼手技が採用されている．このような世界的な背景から，CNTは日本においても鍼灸師が修得《しゅうとく》する必須《ひっす》技術の一つであるといえる．

CNTを用いた刺鍼手技では，局所消毒の前に前揉法を行い，弾入切皮《だんにゅうせっぴ》，刺入《しにゅう》，抜管《ばっかん》，抜鍼《ばっしん》のいずれのときも局所と鍼体には触れずに操作を行う．したがって押手は使わ

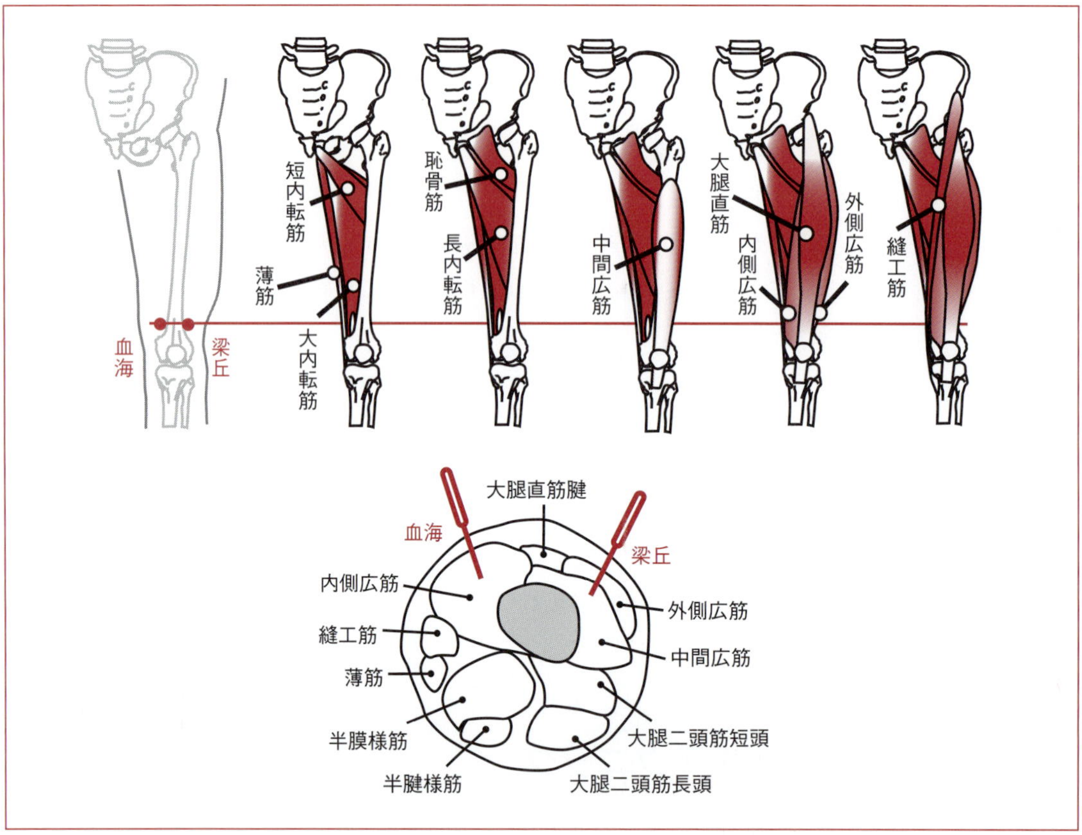

図3·3　クリーンニードルテクニック（1）刺鍼部位

ない，もしくは鍼体に触れないように撚鍼法《ねんしんほう》の舒張《じょちょう》押手《おしで》を使う．

本項は衛生的な操作であるCNTの技術を学ぶと同時に基本刺入法の修得を目的とする．

a．刺鍼部位（図3·3（1））

1）血海穴《けっかいけつ》（足太陰脾経《あしたいいんひけい》）

大腿内側《だいたいないそく》，膝蓋骨内上角《しつがいこつないじょうかく》の上方2寸に取る．刺入した鍼は大腿四頭筋《だいたいしとうきん》の内側広筋《ないそくこうきん》に入る．

2）梁丘穴《りょうきゅうけつ》（足陽明胃経《あしようめいいけい》）

膝蓋骨外上角《がいじょうかく》の上方2寸に取る．刺入した鍼は大腿四頭筋の外側広筋《がいそくこうきん》に入る．

b．鍼の操作手順（図3·3（2））

❶ 準　備

手指をスクラブ法で洗浄し，ラビング法で消毒する．鍼を滅菌済みシャーレに取り出し，再度，手指をラビング法で消毒する．

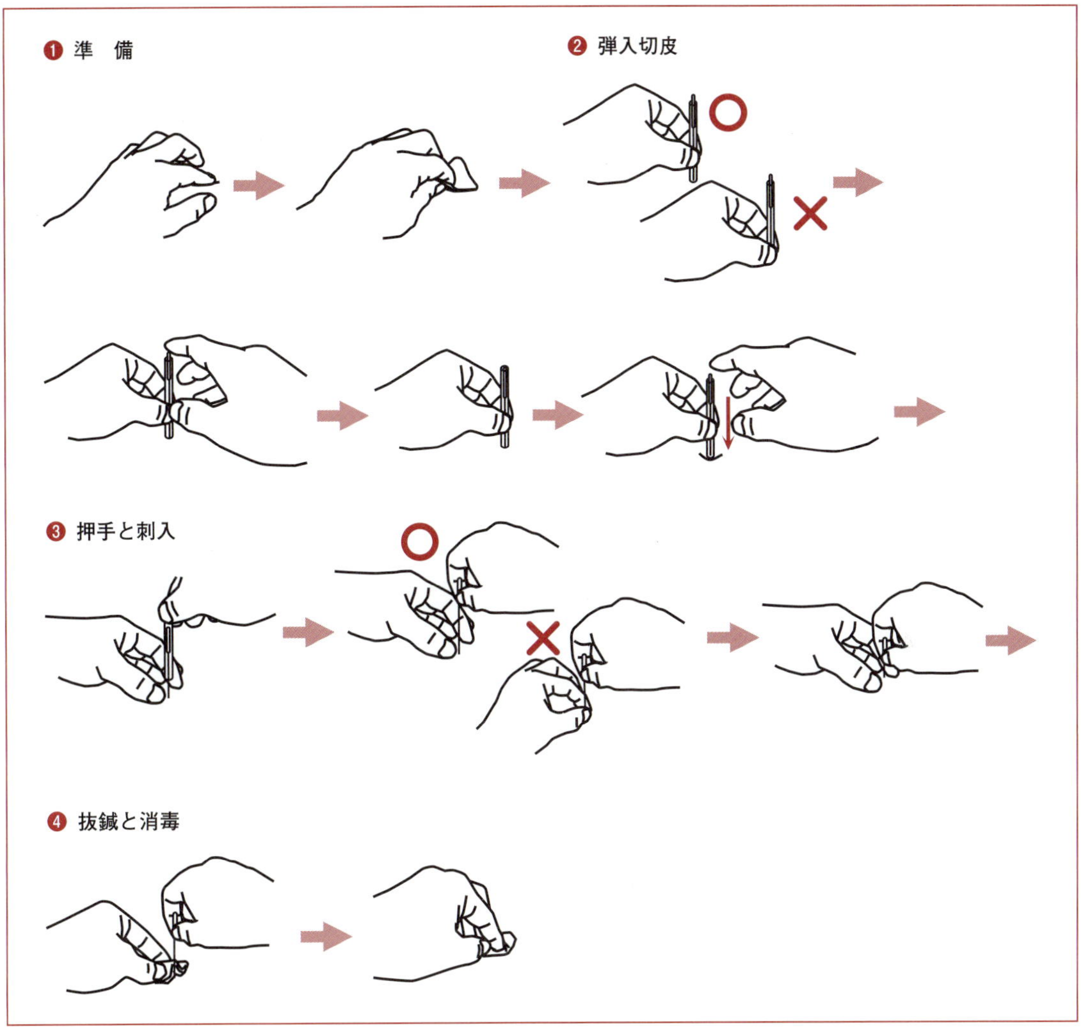

図3·3 クリーンニードルテクニック (2) 操作

前揉法《ぜんじゅうほう》を行った後に，刺鍼局所をスワブ法で消毒する．CNTでは局所を消毒する前に前揉法を行い，**消毒後は局所に一切《いっさい》触れてはならない**．

❷ 弾入切皮

母指と示指で鍼管中央を持ち，弾入切皮時に局所に触れないようにする．弾入切皮を行った後は，鍼管を局所に押しつけ，押しつけたことによって鍼管口《しんかんこう》から出た鍼柄頭《しんぺいとう》をさらに弾入する．この弾入操作で鍼を生体組織に4〜5 mm刺入し，鍼管抜去《ばっきょ》後に鍼体が倒れない状態にする．この弾入切皮法はCNTや片手刺入などの特殊な場合にのみ用いる手技である．

鍼管を押しつける圧の偏《かたよ》りは鍼が傾く原因となるため，鍼管は局所に垂直《すいちょく》に押しつけ，弾入切皮操作では鍼柄頭の真上から鍼尖に向かってまっすぐに叩く．

❸ 押手と刺入

押手を用いずに刺入する，もしくは周囲の皮膚を保持固定するために撚鍼法の舒張押手を用いる．舒張押手を用いる場合は，母指と示指を鍼体から離《はな》し，終始《しゅうし》鍼体に触れずに操作する．

❹ 抜鍼と消毒

患者に刺入した鍼は医療廃棄物《いりょうはいきぶつ》である．施術者への汚染を避けるため，**抜鍼時は消毒用綿花を使用して鍼体を把持し**，指で直接鍼体に触れてはならない．抜去後は，鍼を医療廃棄容器に廃棄し，綿花を介して後揉法を行う．消毒および後揉法に使用した綿花は医療廃棄物として扱う．

課題　鍼は40/0.18 mm（1寸3分2番），50/0.18 mm（1寸6分2番）のステンレス鍼を使用する．

① 自分の大腿部の血海穴もしくは梁丘穴に刺鍼する．

CNTで鍼を10 mm以上刺入し，抜去する．前揉法の後に消毒を行い，鍼体および局所に直接触れることなく，30秒ですべての操作を完了できるように練習する．

② 人の曲池穴もしくは手三里穴に刺鍼する．

局所を清潔に保ち，終始鍼体に触れずに操作を行う．刺入深度は10 mm以上とし，すべての操作を30秒で完了できるように練習する．

3 管鍼法による基本手技の確認

刺入《しにゅう》による痛みの原因の一つに，切皮《せっぴ》によって皮膚に入れた鍼の方向とその後に刺入しようとする方向が一致していないことが考えられる．鍼を直刺《ちょくし》する場合に痛みのない刺入を行う条件には，皮膚に対して垂直《すいちょく》に切皮していることが挙げられる．皮膚に対して垂直に切皮を行うためには，鍼管を皮膚に垂直に当て，鍼管下部を叩打《こうだ》して鍼管内の鍼の方向を整《ととの》え，鍼尖を皮膚に垂直に接触させる．そして，押手《おしで》の垂直圧・水平圧・固定圧を均等《きんとう》にし，弾入切皮《だんにゅうせっぴ》時には鍼柄頭《しんぺいとう》を鍼尖の方向に向けてまっすぐに叩《たた》いていなければならない．これらのことを考慮して作られている無痛鍼管《むつうしんかん》は，鍼管の中ほどが細く絞《しぼ》られ，鍼尖の方向が鍼管の方向と一致しやすく，弾入切皮をどの方向から行っても叩打の力の方向は鍼尖に向く仕組みである．

本項では，痛みのない刺入技術を身につけるために，①鍼管と鍼を皮膚に対して垂直に当て，②鍼管下部の叩打を行うことで鍼尖を皮膚に接触させ，③押手の圧を均等にし，④鍼柄頭を鍼尖に向かってまっすぐに叩打して切皮を行っていることを確認する．

a．刺鍼練習台での確認（図3·4）

シリコンの刺鍼練習台を使用し，鍼は50/0.18 mm（1寸6分2番）のステンレス鍼を用いる．

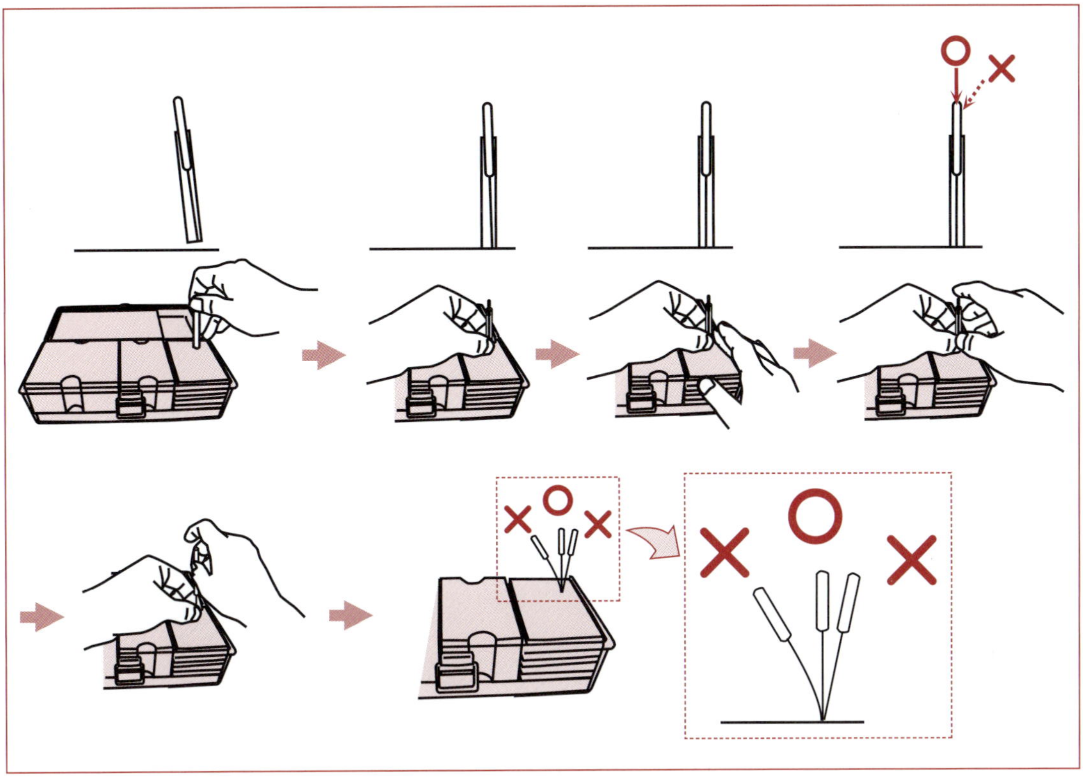

図3·4　管鍼法による基本手技の確認（練習台）

はじめは鍼管を練習台に接触させてから押手を添えて操作を行う．弾入切皮操作の叩打を3～5回に分けて行い，鍼管を抜去《ばっきょ》し，鍼が練習台に対して垂直に刺入されていることを確認する．

次いで，押手を先に作って操作を行う．押手の水平圧を弱めたところに鍼管を入れ，鍼管を立てた後に弾入切皮操作を行い，鍼管を抜去して，刺入角度を確認する．

b．人体での確認（図3·5）

練習台で手順を確認した後に，自分の大腿部《だいたいぶ》前面で確認を行う．刺鍼部位は血海穴《けっかいけつ》（足太陰脾経），梁丘穴《りょうきゅうけつ》（足陽明胃経）の周辺とする．鍼は50/0.18 mm（1寸6分2番）ステンレス鍼を用いる．

1）鍼の操作手順

❶ 消毒，前揉法《ぜんじゅうほう》

CNTでは前揉法を行った後に消毒したが，ここでは日本における一般的な手順通りに消毒した後に前揉法を行う．前揉法後は**前揉法を行った指を局所から離さず，押手を作る**．

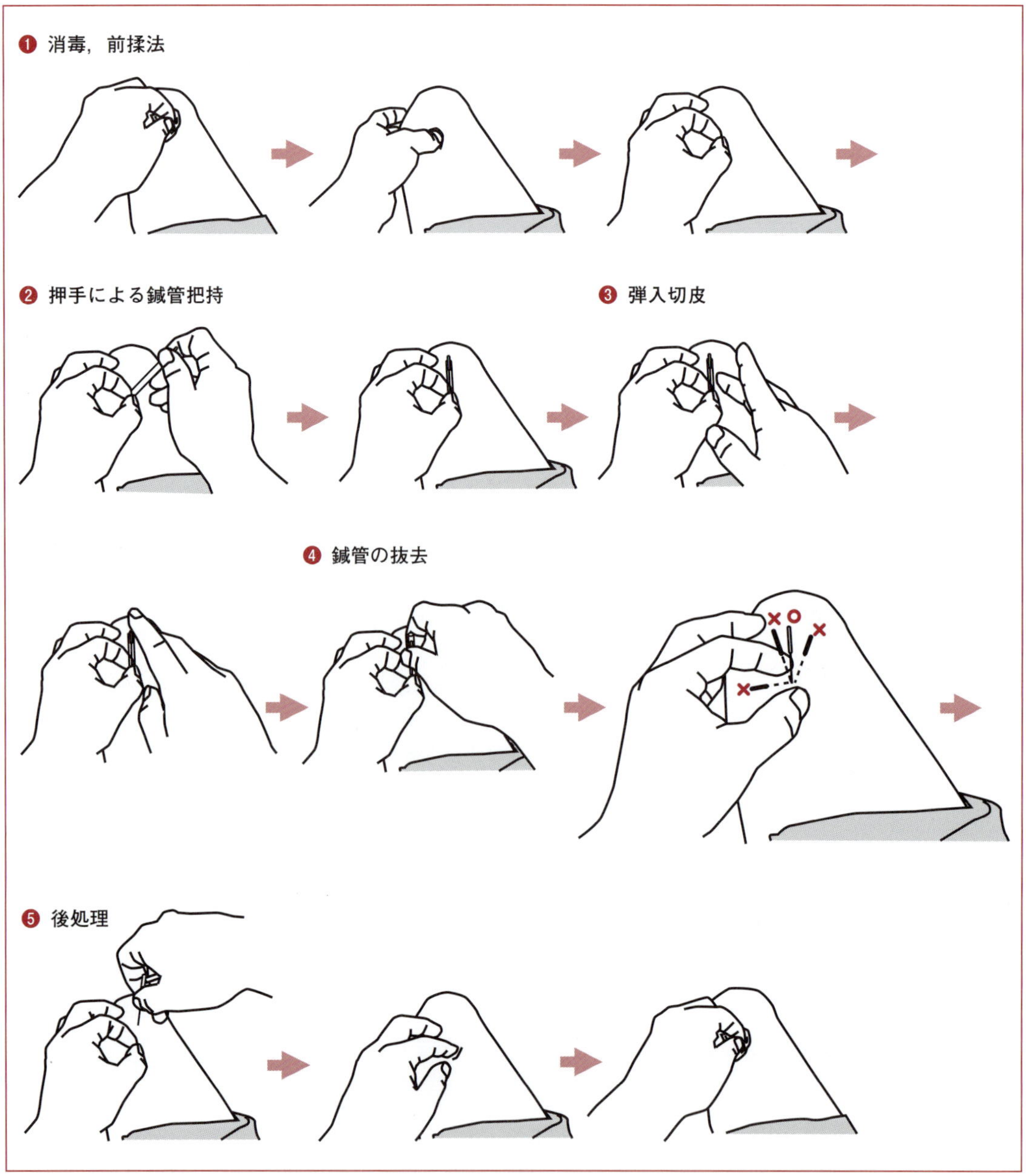

図3·5　管鍼法による基本手技の確認（人体）

❷ 押手による鍼管把持《はじ》

押手の垂直圧と固定圧の強さは変えずに，水平圧のみを緩《ゆる》め，母指と示指の間に鍼管を入れ，皮膚面に対して垂直に鍼管を立てる．母指と示指の間は無理に開くのではなく，緩めるのみと認識し，皮膚を張る舒張《じょちょう》押手《おしで》になってはならない．垂直圧・固定圧の偏りによって皮膚が一方向に引かれることは鍼をまっすぐに立てられない原因となる．

❸ 弾入切皮

鍼管下部を叩打して鍼尖を皮膚に接触させた後に，**3〜5回に分けて弾入切皮する**．CNTの弾入切皮操作のときのように鍼管を皮膚に押し込む必要はないが，鍼管を抜去したときに鍼が立つ程度に押手の垂直圧を調節する．

❹ 鍼管の抜去

鍼管を抜去し，押手を外し，鍼が皮膚面に垂直に刺入されていることを確認する．

組織への刺入深度が浅くて鍼が傾く場合は，押手の垂直圧を調節する．しかし，鍼管の痕が皮膚にはっきりと残るほど，強い押手になってはならない．通常，鍼は鍼管よりも3〜4 mm長いため，押手の垂直圧で皮膚が1 mm程度押さえられていれば，鍼は切皮操作のみで立たせることができる．

鍼管を抜去した後に鍼が皮膚に対して垂直に立っていない場合は，鍼管を皮膚に対して垂直に当てていること，鍼管下部の叩打操作を行っていること，鍼柄頭から鍼尖に向かってまっすぐに弾入していること，押手の圧が均等であることを確認する．

❺ 後処理

鍼体下部を押手で支《ささ》えて鍼をまっすぐに引き抜き，鍼をシャーレに置く．鍼体を支えるときは，**綿花を使って鍼体を把持したほうが良い**．抜鍼後は，消毒と後揉法を行う．

4 銀鍼の刺入（軟らかい鍼の刺入法）

銀鍼《ぎんしん》は柔軟性《じゅうなんせい》と弾力性《だんりょくせい》に富むことから人体組織になじみやすいといわれている．しかし，ステンレス鍼に比較すると非常に軟《やわ》らかいので，刺入には一定の技術を必要とする．銀鍼のように軟らかい鍼や古代九鍼《こだいきゅうしん》の長鍼《ちょうしん》のように長い鍼を刺入する場合，また軟部組織が硬い患者への刺入は本項で修得する刺入技術が役に立つ．

刺入の基本と極意《ごくい》が力を鍼柄《しんぺい》・鍼体《しんたい》・鍼尖《しんせん》へまっすぐに伝えることにあるのは，どのような鍼や手技を用いても同じである．したがって，ここで修得する刺入技術も基本刺入法を応用したものである．

現在では銀鍼も滅菌《めっきん》済みのディスポーザブルタイプを使用することが多くなっているが，銀鍼は酸化し腐食しやすい鍼灸用具であるため，滅菌は高圧蒸気滅菌器ではなく，エチレンオキサイドガス滅菌器を使用することも知っておきたい．

a．刺鍼部位（図3·6(1)）

1）陰陵泉穴《いんりょうせんけつ》（足太陰脾経《あしたいいんひけい》）

脛骨内側顆《けいこつないそくか》の下，脛骨内側の骨際《こつさい》，陥凹《かんおう》部に取る．刺入した鍼は腓腹筋《ひふくきん》，膝窩筋《しっかきん》に入る．

2）地機穴《ちきけつ》（足太陰脾経）

内果の上方8寸，脛骨内側縁《ないそくえん》の骨際に取る．刺入した鍼はヒラメ筋，長趾屈筋《ちょうしくっきん》，後《こう》

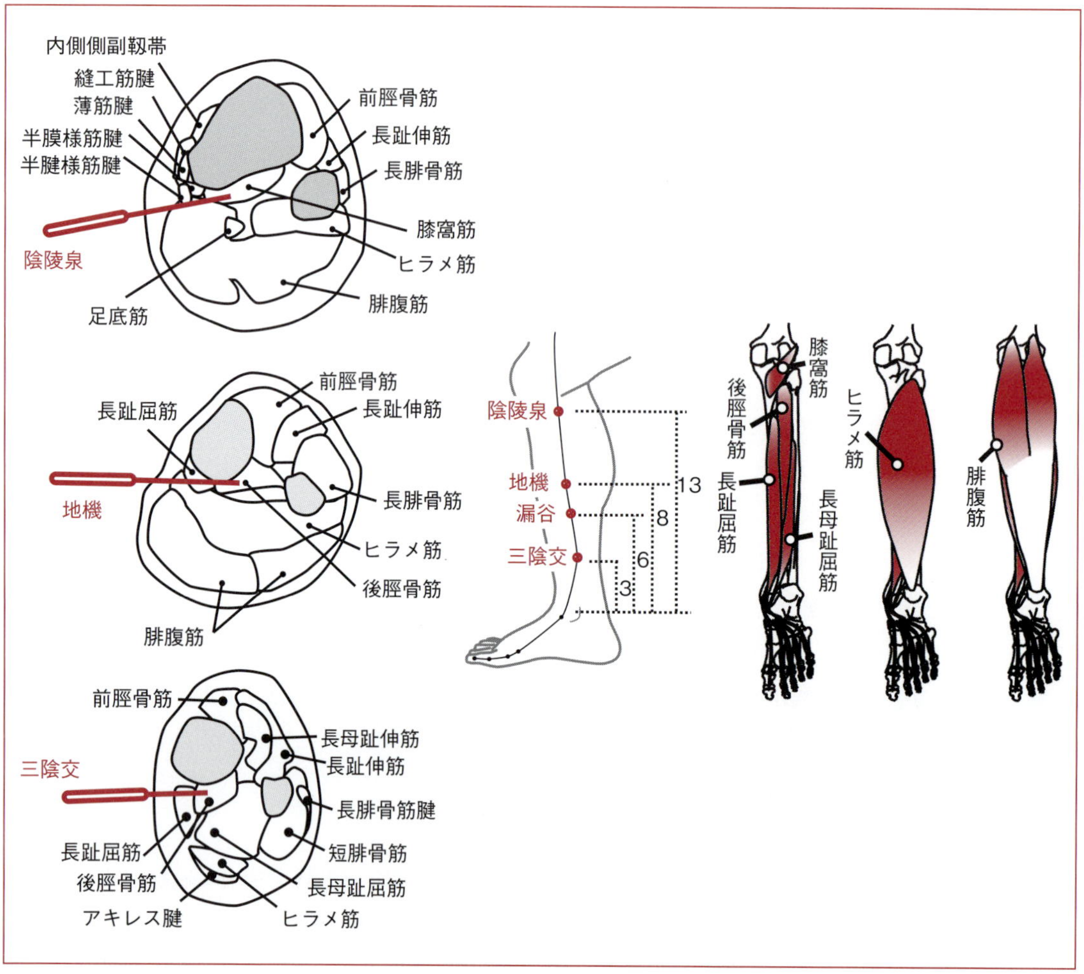

図3·6　銀鍼の刺入（1）刺鍼部位

脛骨筋《けいこつきん》に入る．

3）　**漏谷穴《ろうこくけつ》（足太陰脾経）**

内果の上方6寸，脛骨内側縁の骨際に取る．刺入した鍼は長趾屈筋，後脛骨筋に入る．

4）　**三陰交穴《さんいんこうけつ》（足太陰脾経）**

内果上際《じょうさい》の上方3寸，脛骨内側縁の骨際に取る．刺入した鍼は長趾屈筋，後脛骨筋に入る．

b．鍼の操作手順（図3·6（2））

銀鍼を使って練習するときは，はじめにこれまでの刺鍼と同じ要領で10 mmの刺入を行い，刺入が難しいことを体感した後に，以下の操作手順を読み，刺入技術を試す．

❶ 消毒，弾入切皮

片側の膝に反対側の下腿をのせ，消毒と前揉法を行い，押手を作り，鍼管下部を叩打

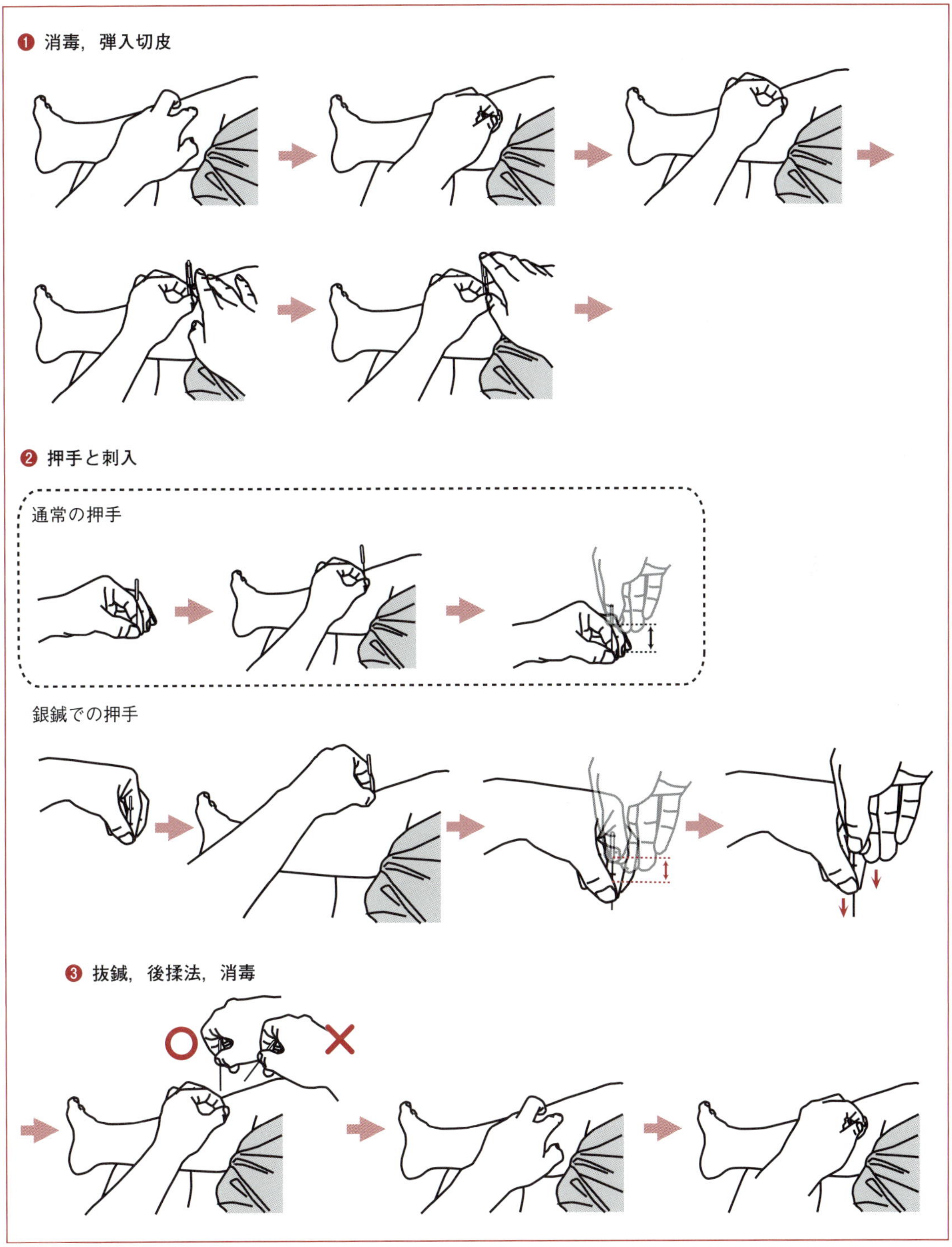

図3·6 銀鍼の刺入（2）操作

した後に弾入切皮を行う．

❷ 押手と刺入

ⓐ 押手の工夫

一般的な鍼刺入操作で用いる押手は満月押手《まんげつおしで》もしくは半月押手《はんげつおしで》である．しかし，銀鍼のような軟らかい鍼を刺入する場合，通常の押手では鍼体中央付近で鍼がたわむことが多い．そこで，まず**押手を立て**，押手の指が支《ささ》える鍼体の距離を長く，かつ刺手《さしで》と押手の間の距離を短くする．

ⓑ 刺入操作の工夫

鍼が長く，押手を工夫しても鍼体がたわみ，刺入が困難な場合は押手を皮膚から離し，**刺手と押手を同時に刺入方向に動かす**．1回の刺入動作で目的とする刺入深度《しにゅうしんど》へ達するように，押手の指先から刺入する長さ分の鍼を出して，押手を作る．

この手法は，撚鍼法《ねんしんほう》で用いる扶植押手《ふしょくおしで》の刺入方法に類似《るいじ》する．扶植押手は，長鍼や軟らかい鍼に有効な押手だが，組織内に刺入する鍼体部位を把持することがあるため，衛生面に欠点を持つ刺法である．本法では，押手を皮膚から離し，組織に刺入する鍼体には触れないことで扶植押手の欠点をなくしている．

❸ 抜鍼，後揉法，消毒

銀鍼のような軟らかい鍼を使用しているときは，刺入の真逆《まぎゃく》方向と異なる方向に抜鍼すると，鍼が容易に曲がる．そのため，抜鍼時は刺入と真逆の方向にまっすぐに抜くように，特に注意する．

課題　鍼は40/0.20 mm（1寸3分3番），50/0.20 mm（1寸6分3番）の銀鍼を用いる．
消毒と前揉法を済ませ鍼管を施術部位に接触させた状態で，切皮から10 mm以上の刺入をするまでが15秒以内で完了するように練習を行う．

5 片手挿管

第2章の「Ⅰ．鍼の基本手技」の項では，鍼を90° 回転させる片手挿管《かたてそうかん》の方法を紹介している．実際の臨床では90° 回転片手挿管を使用することが多いが，刺鍼部位によっては抜鍼時に鍼柄を側面からつかむこともあり，180° 回転が必要になることも少なくない．180° 回転の片手挿管が行えれば90° 回転の片手挿管は難しい技術ではない．そのため，本項では鍼を180° 回転させる片手挿管の練習を行う．

a．刺鍼練習台での練習（図3·7）

1）鍼の操作手順

シャーレに鍼を8本出して，鍼尖《しんせん》が施術者《せじゅつしゃ》に向くように置く．180° 回転の片手挿管を行うため，**鍼尖が示指《じし》の指尖に対して90° 尺側《しゃくそく》に向いた状態**で鍼をつまみ上げる．

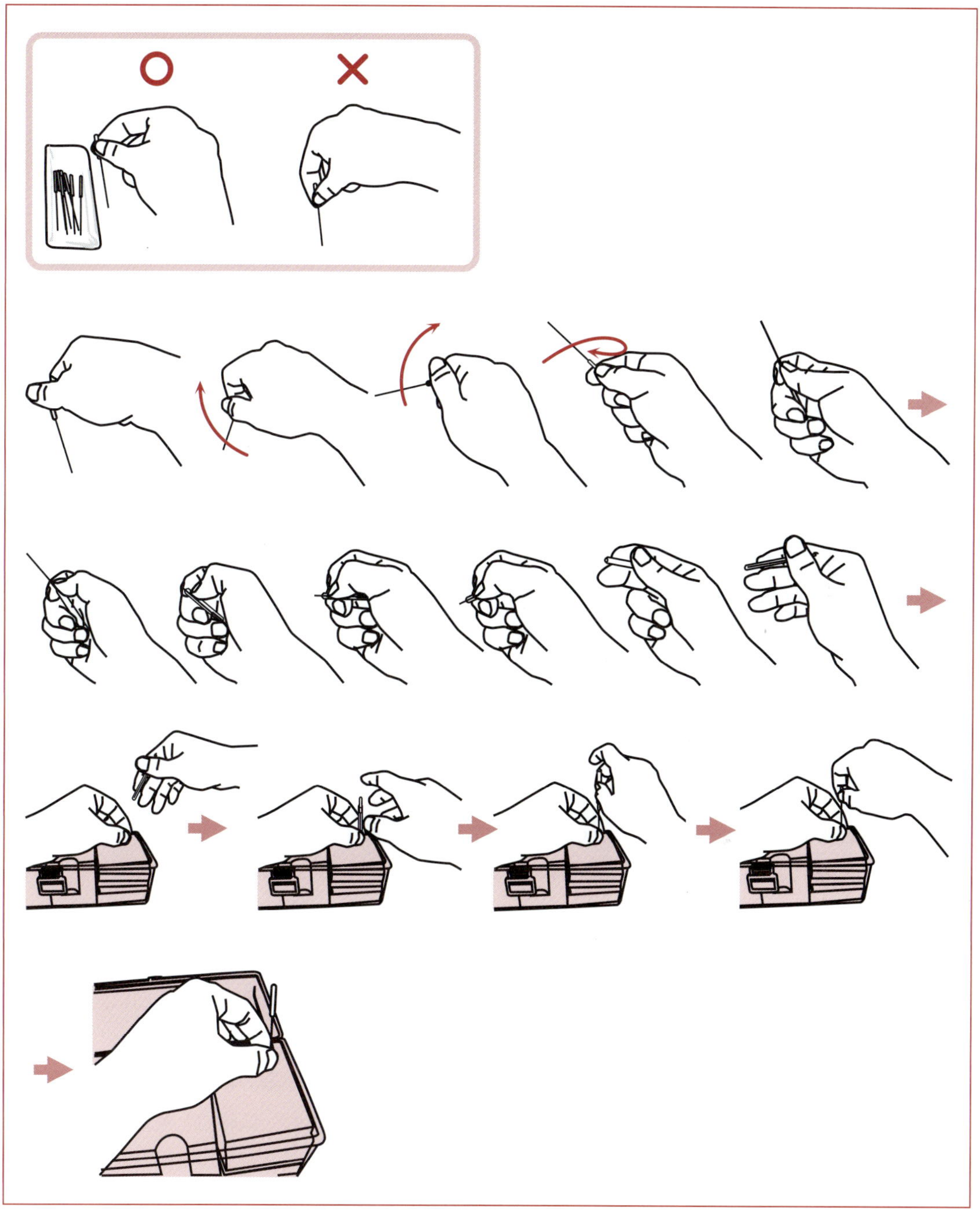

図3·7 片手挿管（練習台）（1）1本目

示指と同じ方向でつまみ上げた場合は90° 回転の片手挿管である.

鍼をつまみ上げた後は，示指を屈《くっ》し，母指で鍼を示指橈《とうそく》側面上の遠位指節間関節《えんいしせつかんかんせつ》から近位指節間関節《きんいしせつかんかんせつ》付近まで移動させる．このとき母指が鍼柄《しんぺい》と接する位置は，指腹の遠位部から指節間関節付近の指腹へと移動している．示指の近位指節間関節付近まで鍼柄を

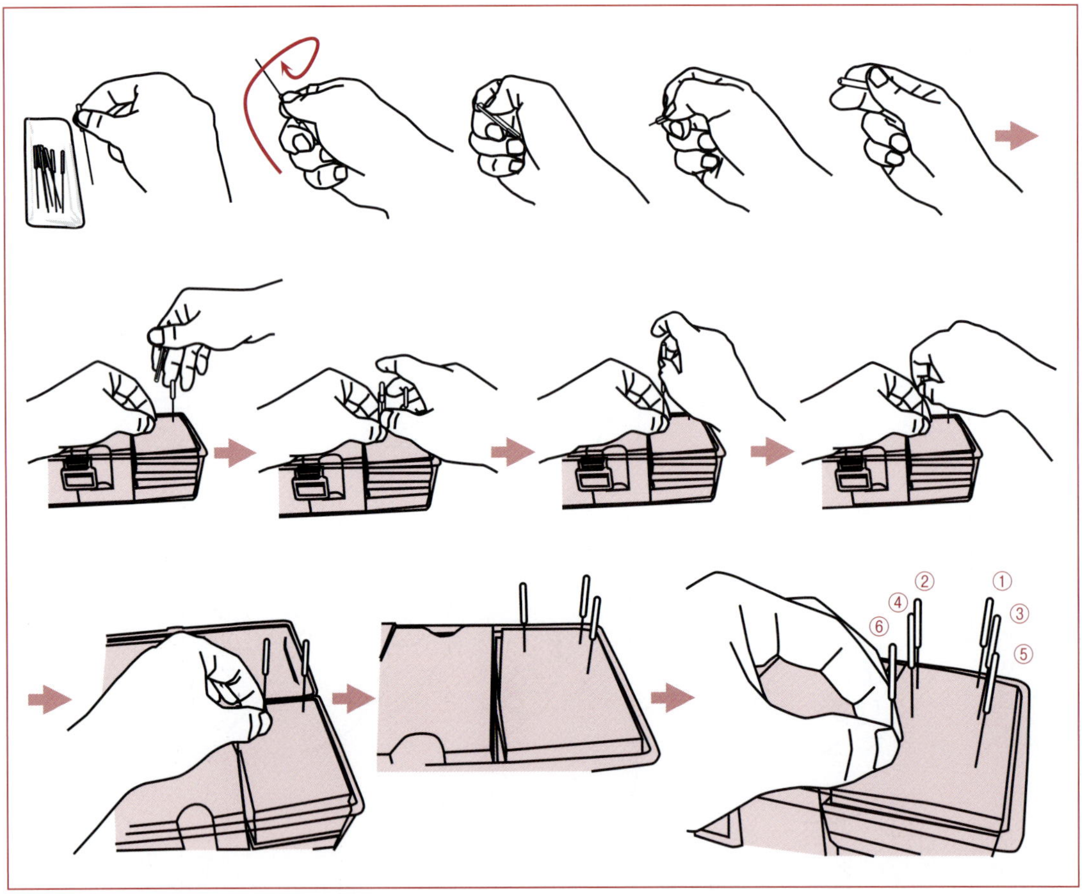

図3·7　片手挿管（練習台）(2) 2本目以降

移動させた後は，母指を手前に引きながら，鍼柄頭の位置を母指の近位指節間関節付近の指腹から母指尖まで移動する．このとき支点になるのは，示指の遠位指節間関節部であり，移動後は鍼柄は示指遠位指節間関節の部位で，**鍼尖は母指尖の方向に向く**．

この状態で，鍼管へ鍼を挿入し，母指・示指・中指で囲まれた点を支点として，鍼柄が出ている鍼管口を手掌面で滑らせ，示指の根本に移動する．移動後は，鍼が鍼管から抜け落ちないように，鍼柄側の鍼管を母指で示指側へ押し，鍼管口と鍼柄を示指の根本で押さえつける形で固定する．

鍼を180°回転させる片手挿管を行った後に，刺鍼練習台に鍼を2 mm程度，刺入深度が5 mmになるように刺入することを繰り返す．右利きの場合は押手を左手で行うため，刺鍼練習台への刺入は右，左の順に行い，上方《じょうほう》から下方《かほう》へ刺入していく．

課題 鍼は50/0.18mm（1寸6分2番）を用いる．練習台に対して垂直に刺入できていない鍼を除き，180°回転片手挿管の後に1分間で6本以上刺鍼することを目標に練習する．

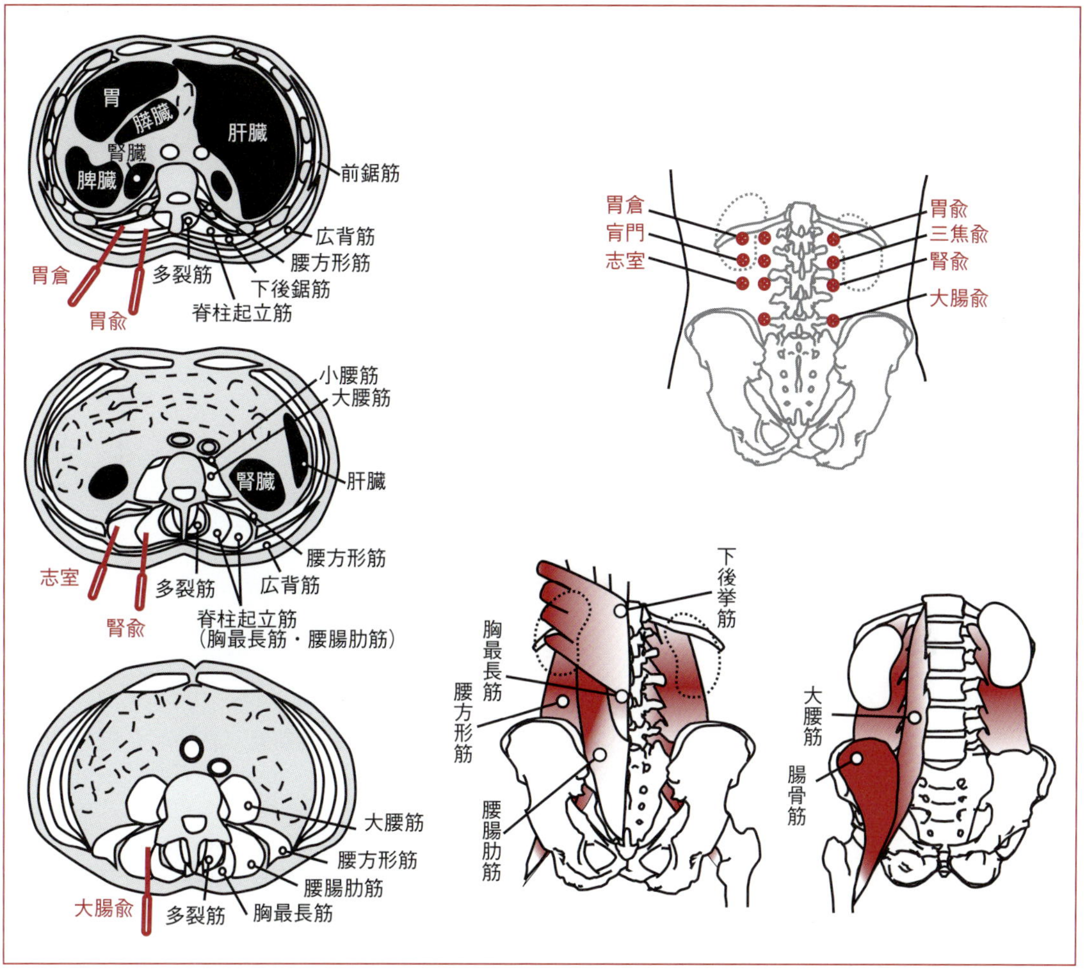

図3·8　片手挿管(人体)(1)刺鍼部位

b．人体での練習(腰部への刺鍼)

1)　刺鍼部位(図3·8(1))

①胃兪穴《いゆけつ》(足太陽膀胱経《あしたいようぼうこうけい》)

第12胸椎棘突起《きょうついきょくとっき》と第1腰椎棘突起《ようついきょくとっき》間の外方1寸5分に取る．鍼は広背筋《こうはいきん》，下後鋸《かこうきょ》筋《きん》，脊柱起立筋《せきちゅうきりつきん》，腰方形筋《ようほうけいきん》に入る．

②三焦兪穴《さんしょうゆけつ》(足太陽膀胱経)

第1・第2腰椎棘突起間の外方1寸5分に取る．鍼は広背筋，胸腰筋膜《きょうようきんまく》，脊柱起立筋，腰方形筋，大腰筋《だいようきん》に入る．

③腎兪穴《じんゆけつ》(足太陽膀胱経)

第2・第3腰椎棘突起間の外方1寸5分に取る．鍼は胸腰筋膜，脊柱起立筋，腰方形筋，大腰筋に入る．

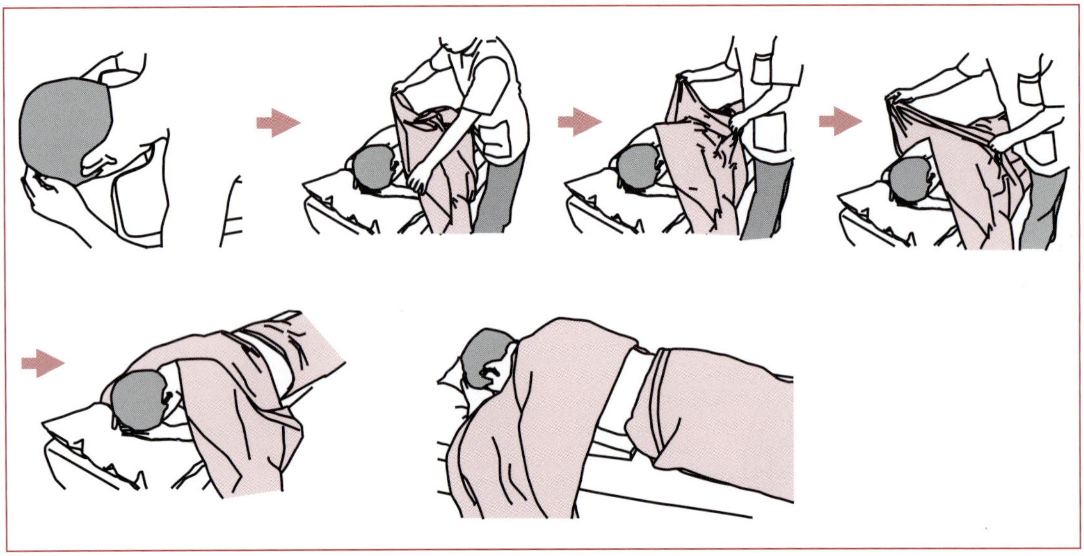

図3·8　片手挿管（人体）(2) 準備

④ 大腸兪穴《だいちょうゆけつ》（足太陽膀胱経）

第4・第5腰椎棘突起間の外方1寸5分に取る．鍼は胸腰筋膜，脊柱起立筋，腰方形筋，大腰筋に入る．

⑤ 胃倉穴《いそうけつ》（足太陽膀胱経）

第12胸椎，第1腰椎棘突起間の外方3寸に取る．鍼は広背筋，下後鋸筋，脊柱起立筋に入る．

⑥ 肓門穴《こうもんけつ》（足太陽膀胱経）

第1・第2腰椎棘突起間の外方3寸に取る．鍼は広背筋，脊柱起立筋に入る．

⑦ 志室穴《ししつけつ》（足太陽膀胱経）

第2・第3腰椎棘突起間の外方3寸に取る．鍼は広背筋，腰腸肋筋《ようちょうろくきん》，腰方形筋に入る．

2)　準備（胸当《むねあ》てとタオルの使い方）（図3·8 (2)）

胸当ては，厚《あつ》みのある側を頭部へ向け，被験者に凹《へこ》みに顎《あご》を入れるように指示する．枕は被験者の体型に合わせて使用する．枕が高いと頸部が後屈して，後頸部の治療がしにくくなるため，**頸部が軽度前屈する**ように調整する．

タオルは上半身と下半身に使用する．上半身は肩と上腕を覆《おお》うように左肩から右腰へ斜めにタオルをかけ，右半分のタオルを折り返して左肩へかける．下半身は腰から足先まで覆うようにかける．タオルには，施術者にとっては治療に必要な露出部位を確保する役割があり，患者には治療領域の認識と，必要以外の部位を隠すことで安心感を与え，保温する意味がある．

3)　鍼の操作手順（図3·8 (3)）

滅菌されたシャーレに鍼を4本以上用意し，鍼尖を施術者へ向けて置く．**図3·8 (3)**

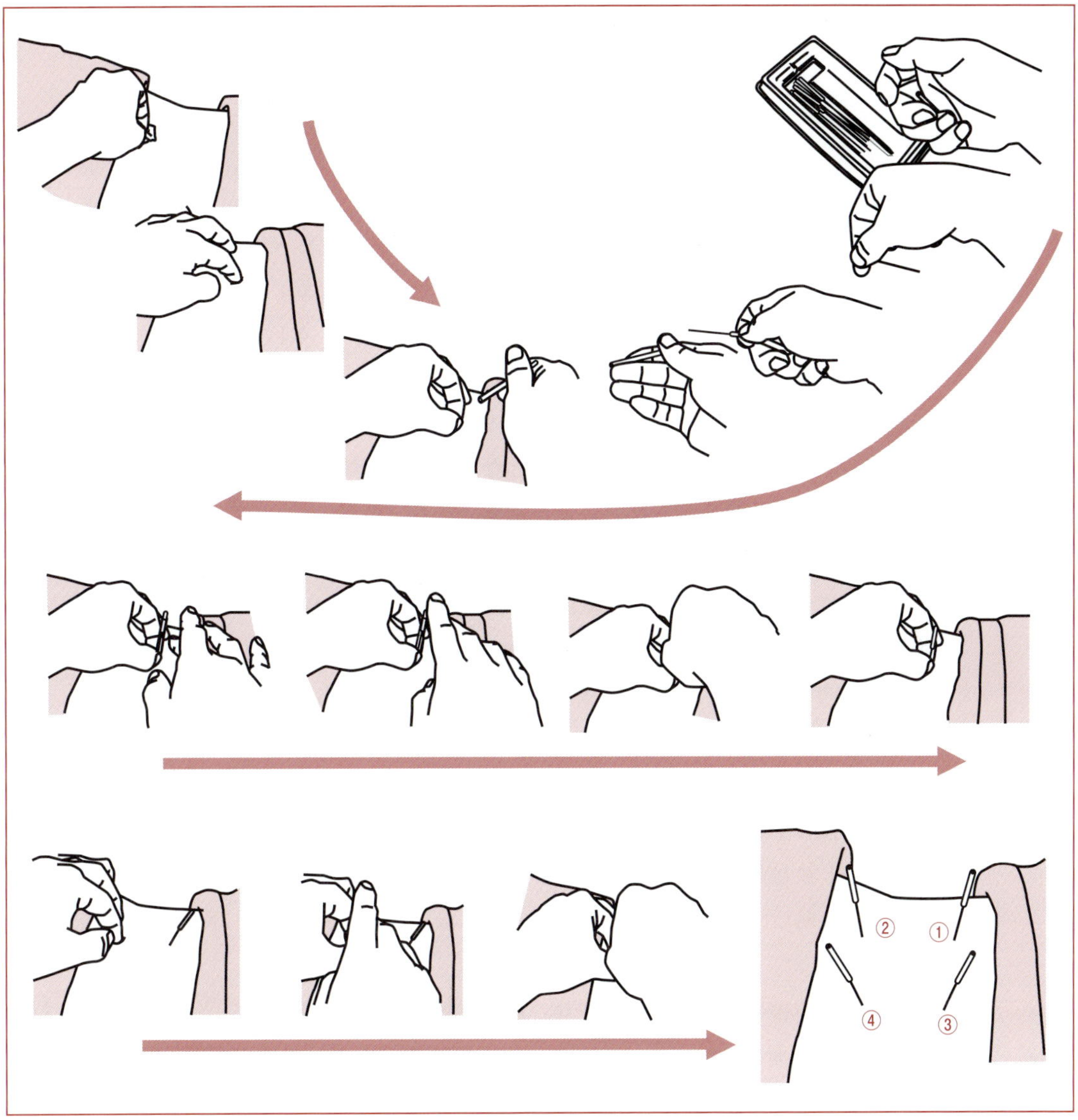

図3·8 片手挿管（人体）（3）操作

ではディスポーザブルのシャーレを使用している．

左手で腰部《ようぶ》全体の消毒と前揉法を行い，右手は鍼管を握り，鍼尖が示指尖に対して90°尺側へ向くように鍼を母指と示指でつまみ上げる．右手で180°回転の片手挿管を行っている間に，左手は押手を作る．鍼管を皮膚に対して垂直に立て，鍼管下部を叩打し，弾入操作により切皮し，そこから5 mm以上，切皮を合わせて7 mm以上の刺入を行う．

腰部への刺入は，施術者からみて右上から開始し，左上，右下，左下の順に行い，腰部に4本の鍼が立っている状態にする．

課 題　鍼は40/0.18 mm（1寸3分2番）を用いる．180°回転の片手挿管の後に，腰部に7 mm以上の刺入を1分間に4本以上行う．鍼は刺入後に皮膚面に対して垂直に立っているもののみを数える．

6 側面への刺鍼

これまでの刺鍼《ししん》は水平面に対して重力方向へ行ってきたが，生体に対する刺鍼部位は水平面のみではなく，刺鍼方向は重力方向のみではない．本項では，垂直面に対する刺鍼を行う．刺入面が変わっても基本刺入法を用いて刺入することに変わりはなく，鍼管を刺入面に対して垂直に当て，弾入は刺入方向に向かって行い，刺入するときは刺入力を鍼柄・鍼体・鍼尖へと鍼がたわむことなくまっすぐに伝える．同時に，押手の手首を柔軟にして刺鍼対象を固定することが重要になる．

刺鍼練習台の垂直面への刺鍼のときに，練習台が動かないように固定圧を強くすると，それにつられて水平圧・垂直圧まで強くなる施術者がいるが，水平圧・垂直圧には鍼管や鍼を支える力以外の力を加えないようにする．不必要に水平圧が強いと鍼体が望まない方向に曲がり，刺入力は鍼尖までまっすぐに伝わらない．

a．刺鍼練習台での練習（図3·9）

1）鍼の操作手順

シャーレには鍼を4本以上用意する．ウレタンの刺鍼練習台を使用し，刺鍼は立位で行う．刺入時は立ち位置を変えず，かつ**刺鍼練習台を回転させずに固定して行う**ものとする．

まず，練習台の右面へ押手を作り，鍼管を刺入面に対して垂直に当てる．鍼管叩打では鍼尖を刺入面に接触させにくいため，鍼柄頭を軽く押して鍼尖を刺入面に接触させ，弾入を行う．弾入は刺入方向と同方向に向けて行い，鍼管を抜去した後に2～3 mm刺入し，刺入深度は弾入によって入った距離を含め5 mm以上とする．刺入は鍼柄をつかみ直すことなく1回の動作，シングルアクションで完了させる．抜鍼はせずに，続けて上面，左面，下面へ刺鍼を行う．

課 題　鍼は40/0.18 mm（1寸3分2番），50/0.18 mm（1寸6分2番）のステンレス鍼を用いる．右面，上面，左面，下面に対して，それぞれ5 mm以上の刺入を1分間で完了させるように練習する．

b．人体での練習

1）刺鍼部位（図3·10（1））

施術時に患者が刺入しやすく足を動かしてくれるとは限らず，また患者の体動によっ

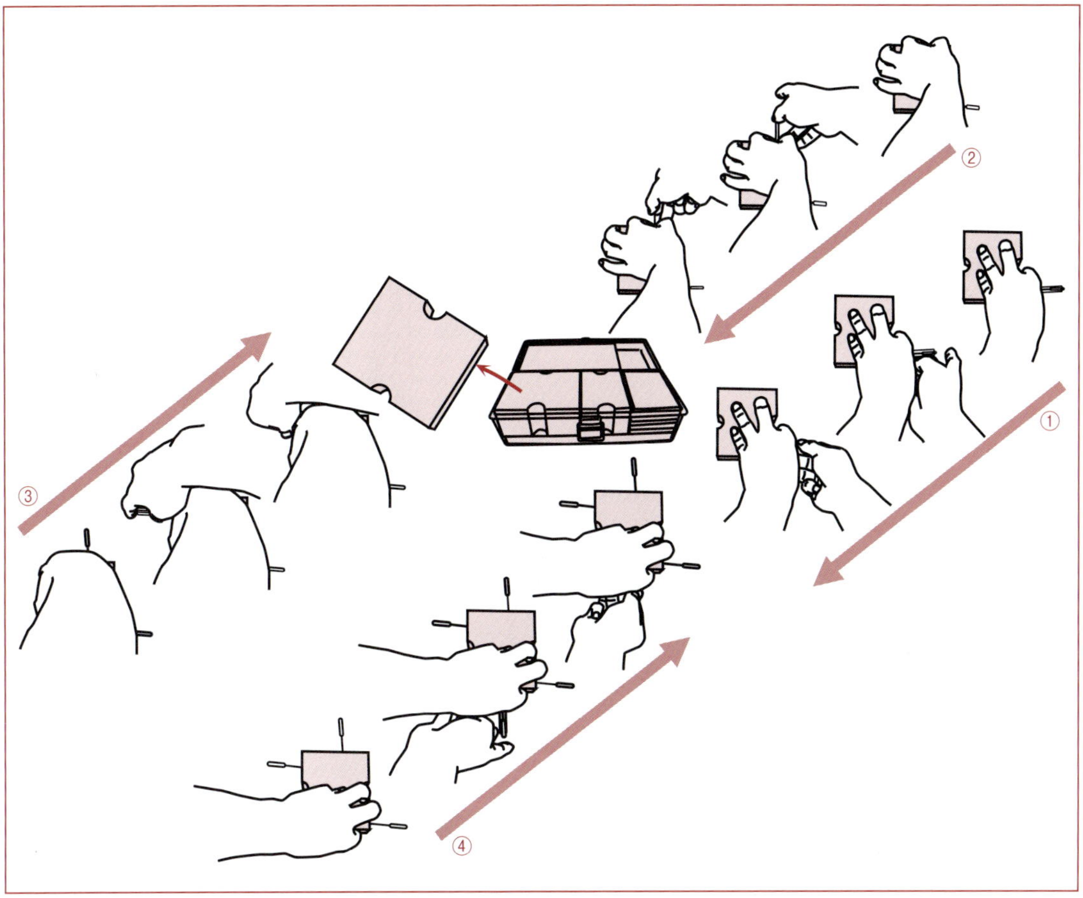

図3·9 側面への刺鍼(練習台)

て鍼が曲がることや違和感・痛みを起こすことを避けるため，被験者には足を動かさないように指示する．被験者が下腿を動かさないことで垂直面に対する刺鍼の練習となると考え，以下の部位を刺鍼部位に設定した．

① 陽陵泉穴《ようりょうせんけつ》(足少陽胆経《あししょうようたんけい》)

膝を立てて腓骨頭《ひこつとう》の前下際《ぜんかさい》に取る．鍼を刺入すると長腓骨筋《ちょうひこつきん》，長趾伸筋《ちょうししんきん》に入る．

② 復溜穴《ふくりゅうけつ》(足少陰腎経《あししょういんじんけい》)

内果の上際《じょうさい》，最も高いところから上方2寸，アキレス腱の内縁《ないえん》に取る．鍼を刺入するとヒラメ筋に入る．

2) 鍼の操作手順(下肢側面への刺鍼)(図3·10(2))

滅菌済みシャーレに鍼を4本以上用意し，ワゴン上に設置する．施術者は被験者の側面もしくは足の下に立ち，**立ち位置を変えずに刺鍼する**．

刺鍼は右陽陵泉穴，右復溜穴，左復溜穴，左陽陵泉穴の順に行う．消毒，前揉法，鍼管叩打，弾入切皮，刺入の一連の操作を滑《なめ》らかに行い，刺入深度は切皮で入る距離を含めて7 mm以上とする．刺入には基本刺入法を用い，鍼柄をつかみ直すことなく**シング**

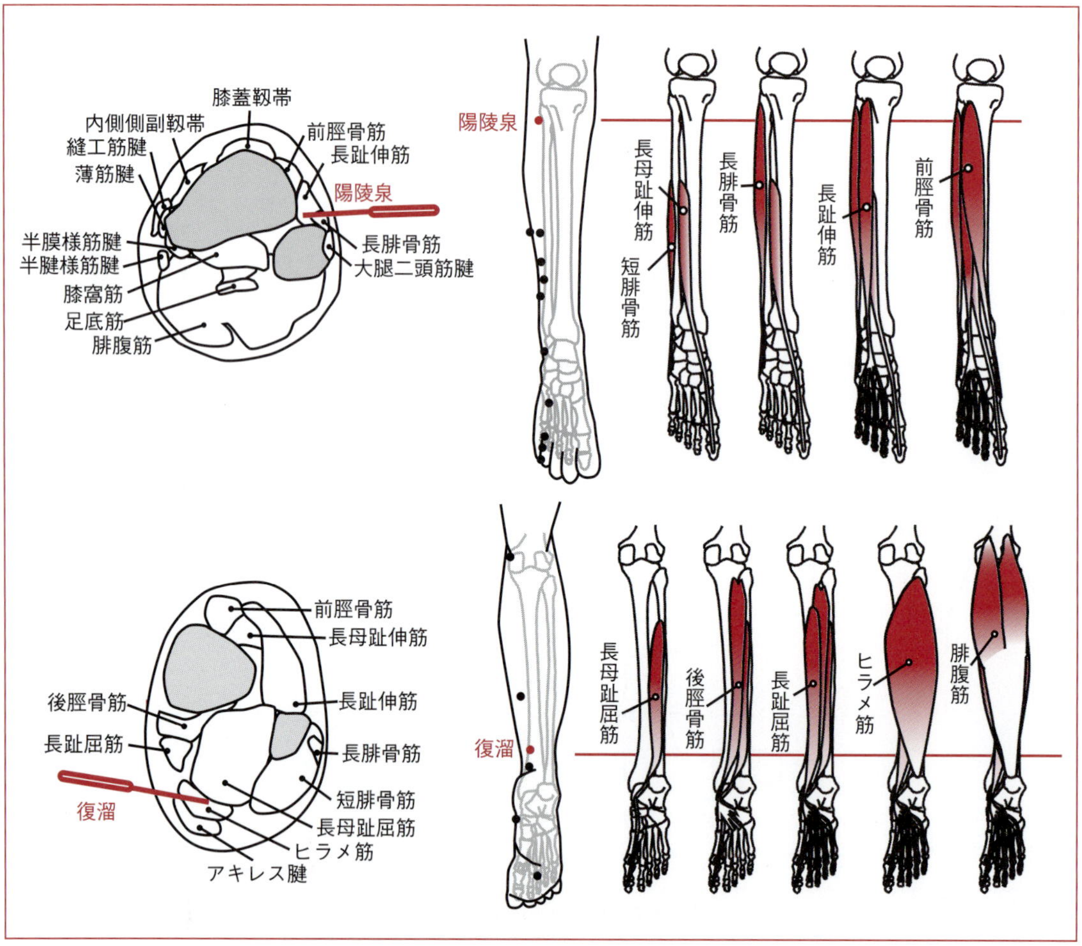

図3·10　側面への刺鍼（人体）（1）刺鍼部位

ルアクションで刺入を完了させる.

課 題　鍼は40/0.18 mm（1寸3分2番）を使用し，1分間で右陽陵泉穴，右復溜穴，左復溜穴，左陽陵泉穴へ各7 mm以上の刺入を行えるように練習する．もしくは50/0.18 mm（1寸6分2番）の鍼を使用して，各7 mm以上の刺入を1分間で行えるようにする．

7 反応組織への刺鍼

体表反応《たいひょうはんのう》には皮膚表面のざらつき，温度，硬さ，湿度，色の変化などの「施術者《せじゅつしゃ》が得る情報」と痛みに代表される「患者が感覚する情報」がある．徒手療法《としゅりょうほう》ではこれらの体表反応で病態《びょうたい》を把握し，治療部位・治療点を決定している．中でも，凝《こ》りや硬結《こうけつ》という言葉で表される「硬さ」の情報と，痛みを発している部位や押されることで痛みを

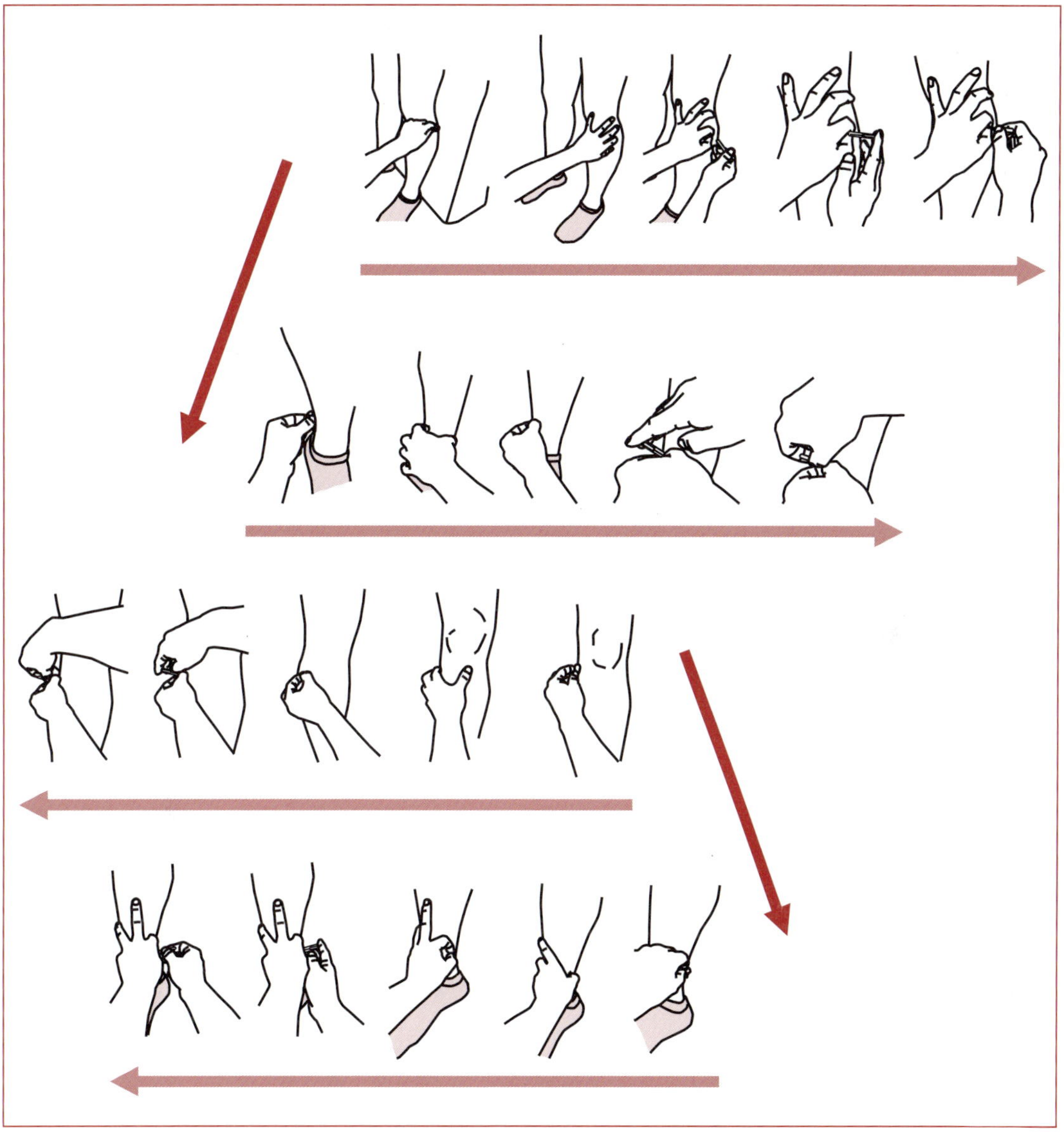

図3·10　側面への刺鍼（人体）（2）操作

発する圧痛などの「痛み」の情報が重要視されている．

鍼灸治療では，重要な反応出現形式《はんのうしゅつげんけいしき》を体系化《たいけいか》することで経絡経穴学説《けいらくけいけつがくせつ》を構築し，重要な反応点を経穴《けいけつ》と呼んでいる．トリガーポイント療法では弾発《だんぱつ》や圧迫刺激で症状を再現する索状硬結《さくじょうこうけつ》，結節性《けっせつせい》反応，圧痛点をトリガーポイントと呼ぶ．マイオセラピーでは，筋肉局所の反応で筋組織内で軟らかく感じる部位を筋軟化《きんなんか》，筋軟化の周囲で硬く感じる部位を筋硬化《きんこうか》と呼んでいる．その他，反応点は筋スパズム，筋浮腫《きんふしゅ》，筋ゲル，芯《しん》，筋硬結などのさまざまな名称《めいしょう》で呼ばれている．このような用語の多さが反応形態の多《た》様性《ようせい》を表しているとともに，反応部位を探すための一つの目安になる．

これらの反応部位を触診で正しく検出《けんしゅつ》し，反応部位へ正確に鍼を刺入すると患者の症状や痛みが再現《さいげん》され，しびれるような感じ，重く押さえられるような感じ，だるい感じ，はれぼったい感じなどが起こり，刺入部の周辺のみならず近隣《きんりん》に放散《ほうさん》し，遠隔の体表にまで重くしびれるような局在《きょくざい》の不明瞭な感覚を発現《はつげん》する．これを伝統的な鍼療法では「得気《とっき》」や「響《ひび》き」と呼ぶ．同時に，施術者の刺手《さしで》には筋肉が局所単収縮反応《きょくしょたんしゅうしゅくはんのう》を起こす感覚や鍼がぎゅっと握られるような感覚が伝わる．刺鍼で線維束攣縮《せんいそくれんしゅく》，局所単収縮，関連痛《かんれんつう》を発現させることによって症状が緩解《かんかい》する現象は，鍼灸治療のみではなく，ニューロパシー痛《つう》に対して鍼＝ドライニードルを用いて筋肉内刺激法《きんにくないしげきほう》（intramuscular stimulation：IMS）という名称の治療を行っている療法でも観察されている．

東洋医学では，このような現象の起こる反応部位を病邪《びょうじゃ》や病理産物《びょうりさんぶつ》によって気血《きけつ》の流れが阻害《そがい》されている「実《じつ》」の反応部位と考えている．そして，鍼の刺入によって阻滞《そたい》状況が一過性《いっかせい》に悪化して症状が再現され，阻滞によって栄養がこなくて不栄《ふえい》となっている部位に気血＝栄養が一気に流れることによって線維束攣縮，局所単収縮，関連痛，痛みの再現などの現象が起こると考えることができる．

本項では，反応組織を触診で捉《とら》え，かつ反応組織へ鍼を正確に当てる意識と技術を養う．これまでの練習では押手の垂直圧は鍼管と鍼を支《ささ》えるためのものであったが，反応組織へ刺鍼するときは反応物を逃《のが》さないように押さえる重要な役目を担《にな》う．また固定圧も重要である．しかし垂直圧と固定圧につられて水平圧が強くなってはならない．水平圧は鍼管，鍼体を支えることが目的であり，水平圧が不必要に強いと鍼がたわみ，刺入力の方向が変わる原因となる．

一度の刺入で鍼を反応組織へ当てることができなかった場合には刺鍼転向術《ししんてんこうじゅつ》を使う．刺鍼転向術は基本刺入法の応用であり，鍼柄をつかむ手は持ち替えずに鍼尖を皮下まで引き上げ，鍼尖の方向を変えた後，手の重みを刺入する方向に向けて鍼柄，鍼体，鍼尖の順にまっすぐ伝える．

反応組織へ直接刺入する鍼は刺激が強く，内出血，遺感覚《いかんかく》が発生しやすい．しかし，他のさまざまな療法でも行われるほど，治療効果の高い技術でもある．臨床の現場では強刺激《きょうしげき》を求める患者もいれば，強刺激を恐れる患者もいる．そのため，反応物へ当てる技術を修得した後は，反応物に当たる直前で刺入を止める技術や反応物をわずかに外《はず》す刺鍼技術の会得《えとく》を意識したい．また，内出血・遺感覚の予防のために後揉法《こうじゅうほう》を十分に行い，対処方法を再確認する．刺鍼中に痛みや響きを強く与えてしまった場合は，すぐに抜鍼せずに，少しだけ鍼を抜き，しばらく留置してから抜鍼する「間歇術《かんけつじゅつ》」を用いると痛みや遺感覚が残りにくい．学生同士の練習で内出血や遺感覚が生じた場合は，症状の経過《けいか》を観察して，患者へ伝える情報として整理しておくことが大事である．

a．刺鍼部位

図3·11（1）に下腿後面の経穴を目安にした断面図を示すが，鍼は下腿後面の反応点

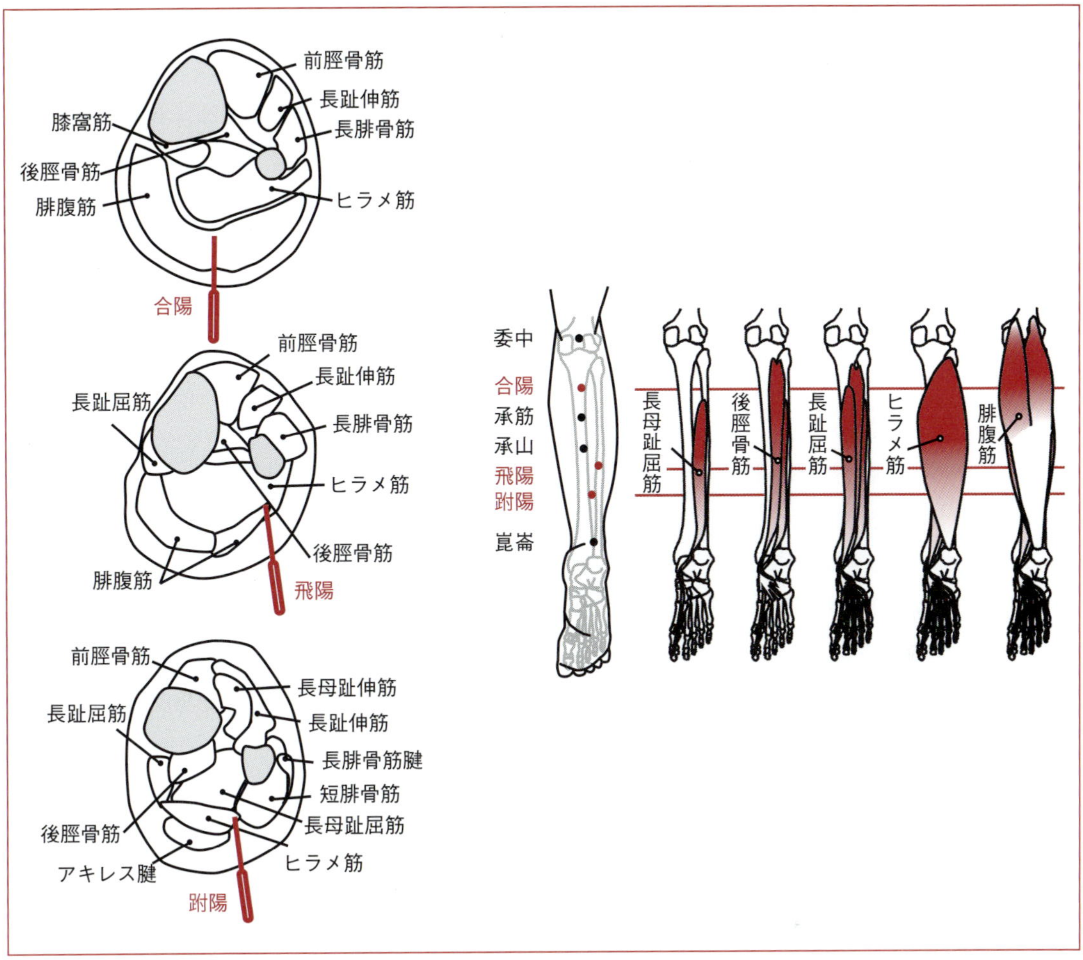

図3･11 反応組織への刺鍼 (1) 刺鍼部位

に対して行う.

1) 合陽穴《ごうようけつ》 (足太陽膀胱経《あしたいようぼうこうけい》)

委中穴《いちゅうけつ》の直下3寸に取る. 鍼を刺入すると腓腹筋《ひふくきん》, ヒラメ筋に入る.

2) 承筋穴《しょうきんけつ》 (足太陽膀胱経)

委中穴の下, 腓腹筋の最も膨《ふく》らんだところで, 内側頭《ないそくとう》と外側頭《がいそくとう》の筋溝《きんこう》に取る. 鍼を刺入すると腓腹筋, ヒラメ筋に入る.

3) 承山穴《しょうざんけつ》 (足太陽膀胱経)

委中穴の下, 腓腹筋内側頭と外側頭の筋溝下端《かたん》に取る. 鍼を刺入すると腓腹筋, ヒラメ筋に入る.

4) 飛陽穴《ひようけつ》 (足太陽膀胱経)

崑崙穴《こんろんけつ》の上方7寸, 腓腹筋下垂部《かすいぶ》の外縁《がいえん》, 腓腹筋とヒラメ筋との間に取る.

5) 跗陽穴《ふようけつ》 (足太陽膀胱経)

崑崙穴の上方3寸, アキレス腱の前に取る. 鍼を刺入するとヒラメ筋, 長母趾屈筋《ちょうぼしくっきん》に入る．

6）　崑崙穴（足太陽膀胱経）

外果の最も尖《とが》ったところの高さで，外果とアキレス腱の間，陥凹部に取る．鍼を刺入するとアキレス腱と短腓骨筋《たんひこつきん》の間に入る．

b．触診の手順

1）　触診手技（図3･11（2）A）

触診の力は推動《すいどう》，滑動《かつどう》，按揉《あんじゅう》，移動《いどう》の順に強い．基本的に触診は弱い力から強い力へ，表面から深部へと行う．

① 推動法《すいどうほう》

指腹《しふく》を軽く滑《すべ》らして反応を探す．体表の陥凹や膨隆《ぼうりゅう》の把握に適する．

② 滑動法《かつどうほう》

指腹を軽く旋回《せんかい》させながら移動させて反応を探す．比較的軽い力で行う手技で表層にある反応物をみつけるのに適している．

③ 按揉法《あんじゅうほう》

滑動法よりも力を入れて旋回させながら移動し，皮下組織の反応物を調べる．

④ 移動法《いどうほう》

指先《ゆびさき》に力を集中させ，強い力で上下左右に動かし，皮下組織の深層《しんそう》にある反応物をみつける．筋肉の走行に対して，垂直に指を動かすとわかりやすい．

2）　準備（足枕《あしまくら》の使い方）（図3･11（2）B）

下腿後面へ施術《せじゅつ》を行う場合は，足関節が過度に底屈《ていくつ》することを予防するために足枕を使用する．専用の足枕がある場合は足枕を使い，ない場合はタオルを丸めて代用する．

3）　下腿の触診（図3･11（2）C）

下腿を内側線，中央線，外側線の3行《ぎょう》に分けて触診する．人体では左右同位置の組織の構造は近似《きんじ》している場合が多いため，触診は左右同時に同部位について行い，左右で異なる状態が触知《しょくち》されれば反応点である可能性が高い．

基本的な触診は浅層から深層に，軽い圧から強い圧に切り替えて行うが，ここでは筋肉に対する反応物を探すため移動法を中心とした触診を行う．

まず，筋肉の中で緊張している筋線維《きんせんい》や硬い筋線維を探す．次いで，反応があると考えられた線維の中から節《ふし》になっている部位を探し**ペンで印をつける**．はじめのうちは被験者に協力してもらい，痛みの強い部位を目安《めやす》に探し，痛みが最も強い部位の組織反応が痛みのない部位とどのような違いがあるかを覚えるようにしても良い．

課題　下腿後面で片側５ヵ所以上，左右で10ヵ所以上の痛みを生起《せいき》する反応部位を探し，体表面上に×で印をつける．

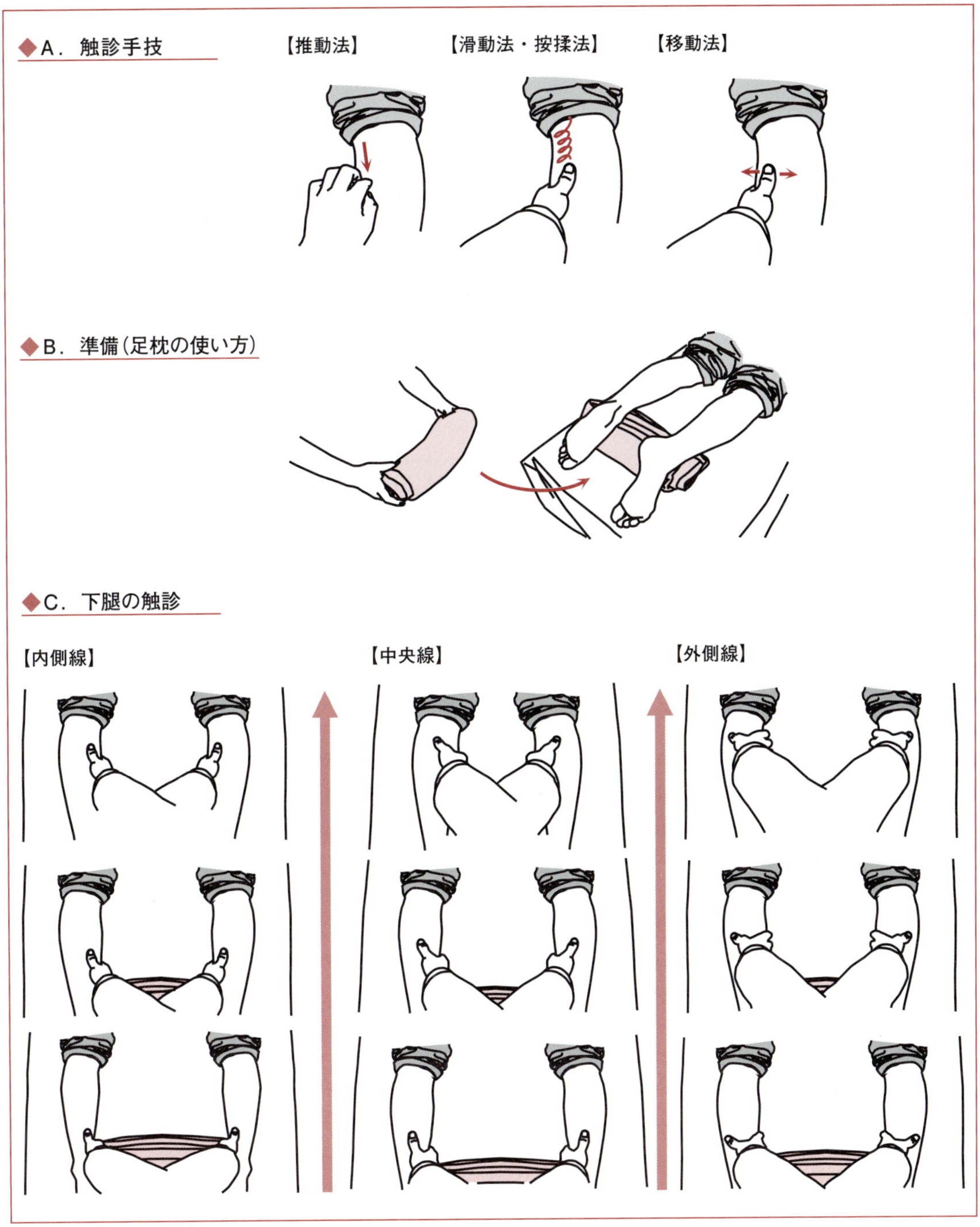

図3・11　反応組織への刺鍼(2)触診

c. 鍼の操作手順(図3・11(3))

鍼は40/0.18 mm(1寸3分2番)を使用する.

探し出した反応部位について，それぞれ症状の再現もしくは痛みの発現が起こる加圧《かあつ》方向を確認する．その加圧方向が刺入方向となる．さらに，圧痛が強い組織の中で周辺

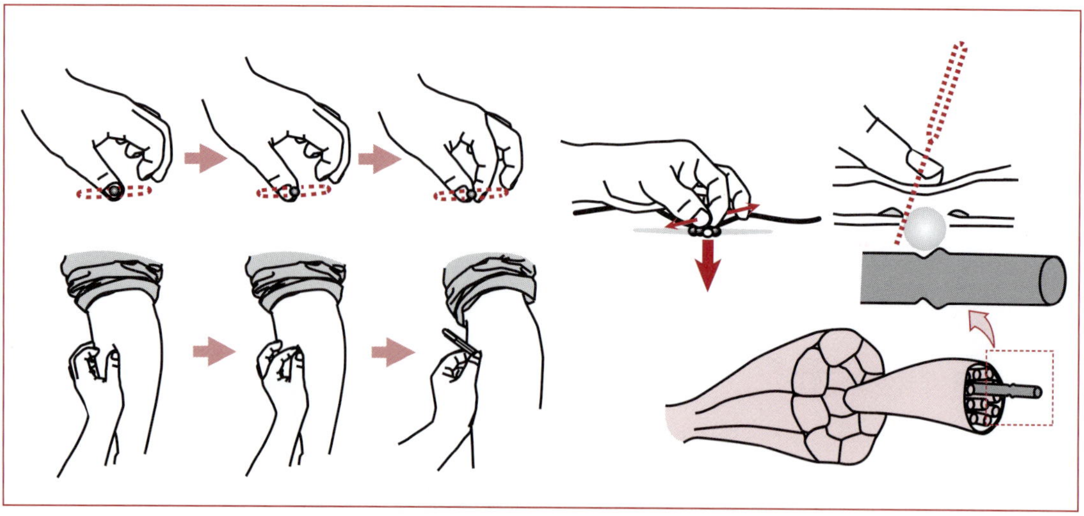

図3·11　反応組織への刺鍼（3）鍼の操作

の組織と違いのある組織（反応物）を探す．その反応物が鍼を刺入する目標物となる．

消毒を忘れずに行い，触診によって探索《たんさく》された反応物を指腹中央で押さえ，押手を作る．ねらいの反応物を逃さないように垂直圧をしっかりとかけるが，水平圧は強くならず，母指と示指は水平方向へ動かせなければならない．

先に確認した加圧方向に鍼管を向けて弾入切皮し，反応物へ向かって刺入を行う．反応物に対して，正確に刺入できれば筋の単収縮《たんしゅうしゅく》もしくは痛み・症状の再現が起こる．刺鍼により痛みや関連痛の再現もしくは単収縮反応が得られない場合は，刺鍼転向術により鍼を目標反応組織へ導く．

単収縮や痛みが強く起こった場合は，**すぐに抜鍼せず，間歇術を試みる**．また，抜鍼後に遺感覚が残る場合は，硬く撚《ひね》った灸を1壮据《す》えると感覚が和《やわ》らぐことも知っておくと良い．

8　頸部への刺鍼

1人の患者の治療時間を30分と想定した場合，5～10分で問診《もんしん》や検査を行い，患者の着替《きが》えと体位変換の時間を5分と考えると，治療は仰臥位《ぎょうがい》・腹臥位《ふくがい》を合わせて15分で行わなければならない．15分で触診《しょくしん》，鍼，灸を行うためには一定の刺鍼速度《ししんそくど》が必要である．鍼や灸の操作が速いことは，より安全な操作を行う余裕を生み出し，過誤や副作用を減少させる．

そのため，本項の課題は生体に対して1分で5部位5本の鍼を刺入する速度を要求している．また，水平面，斜面，垂直面に刺入を行うことになるため，基本刺入法の確認にもなると考えて練習していただきたい．

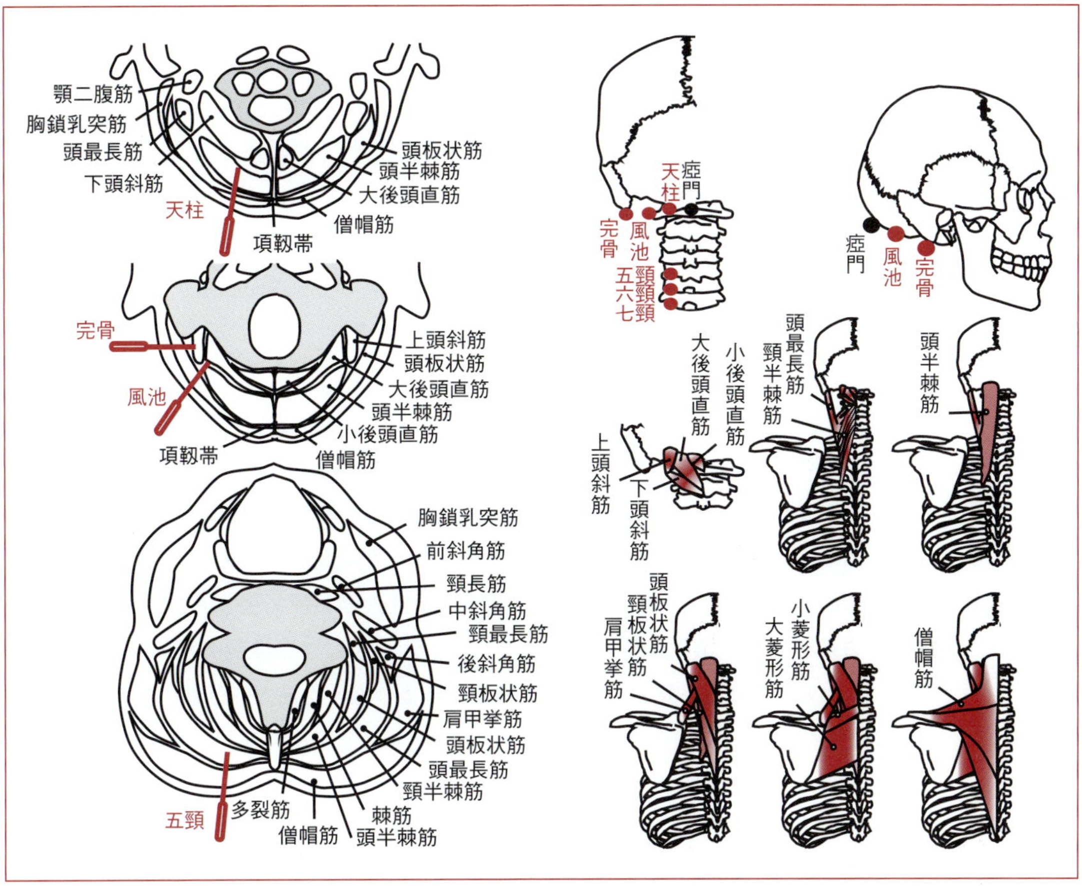

図3·12 頸部への刺鍼（1）刺鍼部位

a．刺鍼部位（図3·12（1））

1） 完骨穴《かんこつけつ》（足少陽胆経《あししょうようたんけい》）

乳様突起《にゅうようとっき》の中央の後方で，髪際《はっさい》を4分入ったところの陥凹部に取る．鍼を刺入すると頭板状筋《とうばんじょうきん》，上頭斜筋《じょうとうしゃきん》に入る．

2） 風池穴《ふうちけつ》（足少陽胆経）

乳様突起下端《かたん》と項窩《こうか》の中央との中間で後髪際《こうはっさい》陥凹部に取る．僧帽筋《そうぼうきん》と胸鎖乳突筋《きょうさにゅうとつきん》の間の陥凹部で，鍼を刺入すると頭板状筋，頭半棘筋《とうはんきょくきん》，大後頭直筋《だいこうとうちょくきん》に入る．

3） 天柱穴《てんちゅうけつ》（足太陽膀胱経）

項窩の中央の外，1寸3分に取る．鍼を刺入すると僧帽筋，頭板状筋，頭半棘筋，下《か》頭斜筋《とうしゃきん》に入る．

4） 五頸《ごけい》・六頸《ろっけい》・七頸《ななけい》（経外経穴）

項靭帯《こうじんたい》の外方1寸3分，天柱穴の直下《ちょっか》で第5・6・7頸椎棘突起《けいついきょくとっき》の高さに取る．鍼を刺入すると僧帽筋，頭最長筋，頭半棘筋，頸半棘筋《けいはんきょくきん》，棘筋《きょくきん》に入る．

b．触診の手順

被験者は腹臥位となり，胸当《むねあ》てを使用し，頸部をやや前屈《ぜんくつ》した状態にする．この状態で，外後頭隆起《がいこうとうりゅうき》，乳様突起，第5・6・7頸椎棘突起を触知《しょくち》し，ペンで印をつける．触診は，**触知したいものへ指腹を向ける**ことを意識して行う．

1） 外後頭隆起，乳様突起

後頭部《こうとうぶ》の正中線上《せいちゅうせんじょう》にあり，上項線《じょうこうせん》の中央にあるのが外後頭隆起である．外後頭隆起より外方へ指を動かすと外側に伸びる小さな隆起である上項線が触知され，さらに外へいくと耳垂の後ろに円形の乳様突起を触れる．

2） 第5・6・7頸椎棘突起

第7頸椎棘突起は，頸部を前屈したときに最も大きい突起として触れる．そのため隆《りゅう》椎《つい》とも呼ばれる．第6頸椎棘突起もしくは第1胸椎棘突起が大きく隆起していることもある．第1胸椎と紛《まぎ》らわしい場合は，第7頸椎棘突起と第1胸椎棘突起に指を当て，頸部を側屈《そくくつ》・回旋《かいせん》したときに動かない棘突起を第1胸椎棘突起と考える．また，第7頸椎の外方にある第1肋骨を押したときに，動きがより大きい棘突起を第1胸椎棘突起と判断する方法もある．第6頸椎と紛らわしい場合は，第6・7頸椎棘突起に指を当て，頸部を後屈すると第6頸椎棘突起は第7頸椎棘突起よりも多く前方へ移動する．

第7頸椎棘突起を指標《しひょう》として第6，第5頸椎棘突起を触知する．被験者によっては2つに分かれた棘突起を触れる場合がある．

c．鍼の操作手順（図3･12（2））

被験者は腹臥位となり，施術者《せじゅつしゃ》は被験者の頭部方向（ⓐ）もしくは側面（ⓑ）に立って操作を行う．側面へ立つ場合は，刺入する側の反対側へ立つ．鍼の刺入は自分から外の方向に行うよりも，自分に近づくように行うほうがさまざまな手技を行いやすいためである．施術者の立ち位置＝ポジショニングは円滑《えんかつ》かつ安定した操作を行うための重要な要素である．

刺入はすべて基本刺入法で行い，撚鍼《ねんしん》刺入法，送り込み刺入法は使用しない．また，刺入は刺手《さしで》で鍼をつかみ直すことなく，シングルアクションで完了させる．

刺入深度の判断は被験者の体型および解剖学的《かいぼうがくてき》な知識の裏《うら》づけによって行う．発刊されているさまざまな本に書かれている刺入深度はあくまで参考であり，万人に通用《つうよう》する深度ではない．最終的な判断と責任は施術者が負うことになる．したがって時間的な余裕があるのであれば，体表に筋を描き入れ，解剖学的な知識の整理も行うと良い．

1） 完骨穴への刺鍼

乳様突起下端に取穴し，直刺で10 mm刺入する．

2） 風池穴への刺鍼

乳様突起下端と項窩中央の中間に取穴し，皮膚に対して垂直に10～20 mm刺入する．

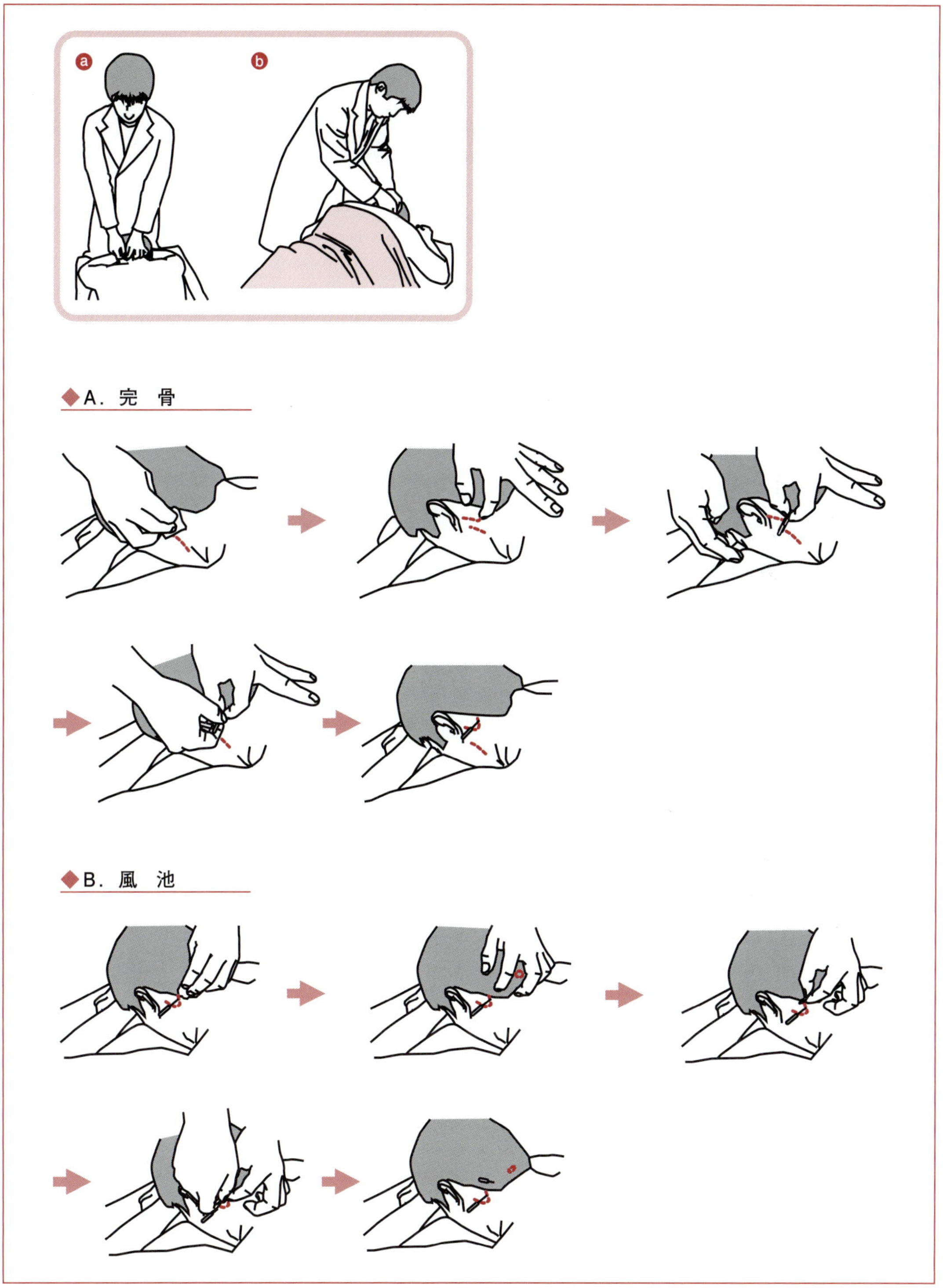

図3·12　頸部への刺鍼 (2) 鍼の操作①

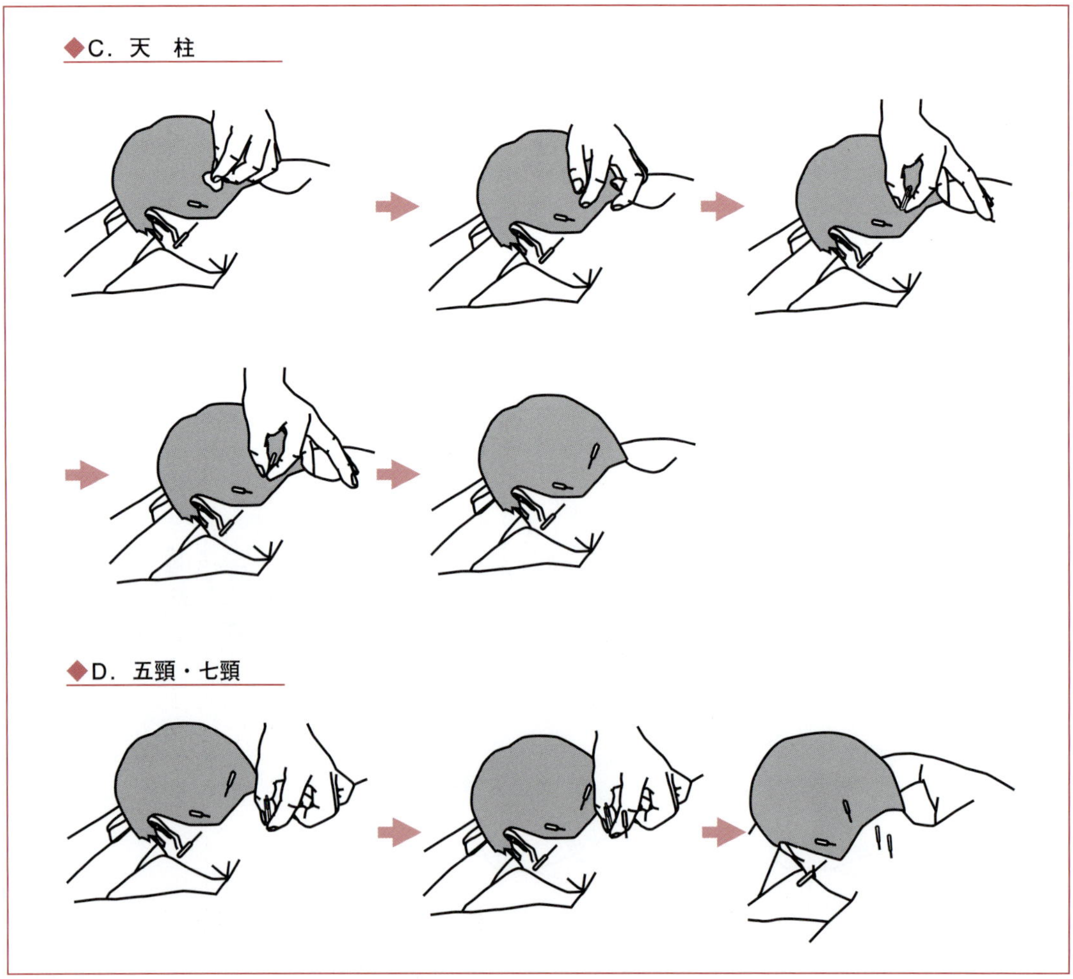

図3･12　頸部への刺鍼(2) 鍼の操作②

3）　天柱穴への刺鍼

項窩の中央の外方1寸3分に取穴し，皮膚に対して垂直に10～15 mm刺入する．

4）　五頸・七頸への刺鍼

直刺もしくは10～20°内方に向けて15～20 mm刺入する．

課 題　鍼は40/0.18 mm（1寸3分2番）を使用する．前揉法を先に行い，滅菌済みシャーレに鍼を出した状態から開始する．完骨穴，風池穴，天柱穴，五頸，七頸に対し，すべて皮膚面に対して垂直に刺入する．刺入は消毒後に行い，深度は10 mm，立ち位置を変えずにすべての刺鍼を1分以内で完了させるように練習する．

9 肩への刺鍼とつまみ押手

肩凝《かたこ》りは鍼灸師が最も多くみる愁訴《しゅうそ》の一つである．本項では僧帽筋上部線維《そうぼうきんじょうぶせんい》へ刺鍼を行うが，この部位は刺入方向を誤ると気胸《ききょう》を起こす危険がある．そのため，僧帽筋がつく後頭骨上項線《じょうこうせん》，鎖骨《さこつ》，肩峰《けんぽう》，肩甲棘《けんこうきょく》を正しく把握して，肺との位置関係を理解してから刺鍼を行う．

肺との位置関係を理解した後に，僧帽筋上部線維をつまみ上げ，つまみ上げた筋肉に対して刺入を行う「つまみ押手」の手技を練習する．つまみ押手は気胸のリスクを減らすだけではなく，反応物を捉《とら》え，反応物に対して鍼を導くための手技でもある．肩凝りを訴える人の僧帽筋上部には，硬結や圧痛などの反応が認められることが多い．反応に対して鍼を刺入すると，施術者には筋の単収縮反応や鍼がぎゅっと肉に握られる反応が感覚され，患者には痛みや愁訴の再現が起こる．その後，筋は緩《ゆる》み，愁訴が軽減することが観察される．しかし，刺激強度が強いため，患者によっては重い感覚が残ることも少なくない．

a．刺鍼部位（図3･13(1)）

1）肩井穴《けんせいけつ》（足少陽胆経《あししょうようたんけい》）

肩関節《けんかんせつ》の前方，肩峰と上腕骨頭《じょうわんこつとう》の間の肩髃穴《けんぐうけつ》と大椎穴《だいついけつ》を結ぶ線のほぼ中間で，乳頭《にゅうとう》線上《せんじょう》に取る．鍼を刺入すると僧帽筋に入る．

2）天髎穴《てんりょうけつ》（手少陽三焦経《てしょうようさんしょうけい》）

肩甲骨上角の外上方《がいじょうほう》で，肩井穴と曲垣穴《きょくえんけつ》の中間に取る．鍼を刺入すると僧帽筋に入る．

3）僧帽筋

外後頭隆起《がいこうとうりゅうき》，項靱帯《こうじんたい》，第7頸椎棘突起，全胸椎《ぜんきょうつい》棘突起から起こり，肩甲棘，肩峰，鎖骨外端《さこつがいたん》1/3に停止する．

b．触診の手順

被験者は腹臥位《ふくがい》となり，胸当《むねあ》てを使用して，頸部がやや前屈した状態にする．肩関節は90°外転させ，前腕はベッドの横に置かせる（**図3･13(2)**）．この状態で，外後頭隆起，第7頸椎棘突起，全胸椎棘突起，鎖骨外端1/3，肩甲骨を体表に描《えが》く．肩甲骨は肩峰，肩甲棘，内側縁《ないそくえん》，上角《じょうかく》，下角《かかく》，外側縁下部を触知してペンで描く．骨を体表に描いた後に僧帽筋上部線維の上縁を触診して描く．

僧帽筋上部線維を触診して反応物を探すときは，僧帽筋を前方から中指で引っかけるように持ち上げ，母指とで僧帽筋上部線維を挟む．反応物のある部位を正確につかむと，軽い力でも被験者は強い痛みを訴えることが多い．

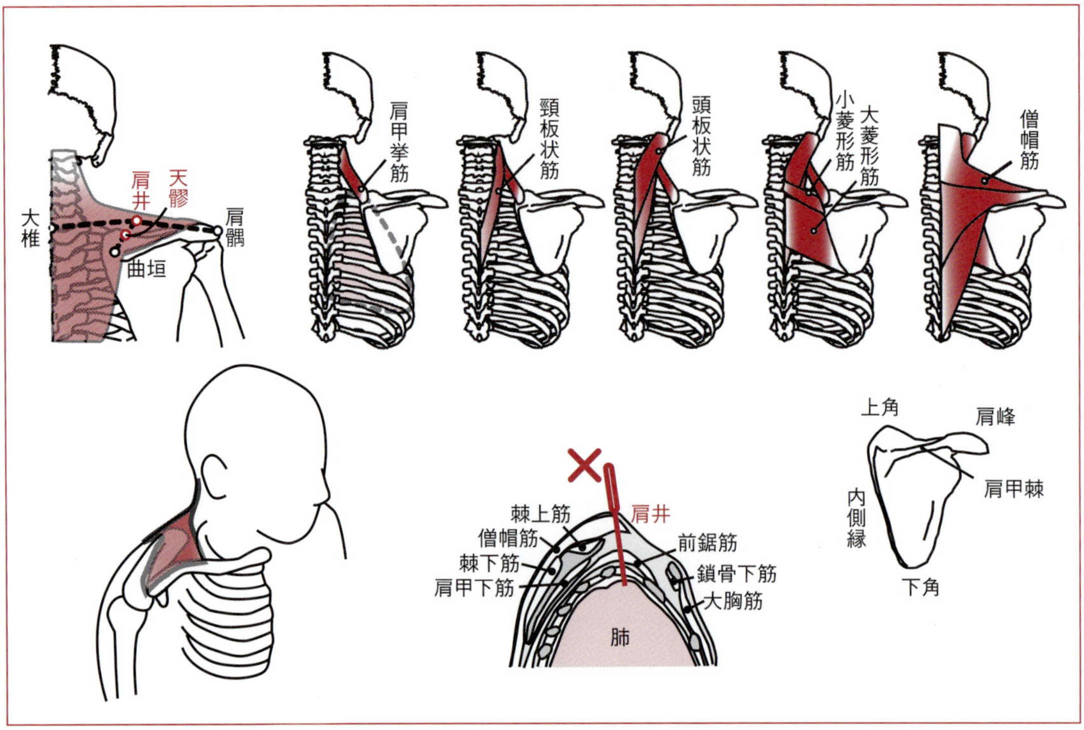

図3·13　肩への刺鍼 (1) 刺鍼部位

1)　鎖　骨

鎖骨は通常S字形をしている．形を意識して，内側から外側に向かって触診すると外端に肩鎖関節《けんさかんせつ》を触知できる．外端は肩峰の上に少し突き出ているため，内側へ向かって触ると形がわかる．僧帽筋付着部よりも内側の鎖骨を母指と示指でつまんで確認し，僧帽筋の付着部をまたいだ鎖骨外側をもう一方の手の母指と示指でつまみ，両部位を結んで鎖骨を描く．

2)　肩甲骨 (肩峰，肩甲棘，内側縁，上角，下角)

鎖骨の外端と肩鎖関節を形成する肩峰は，肩甲棘から連続している．肩甲棘は肩甲骨の背面4/5の高さを斜めに横切り，肩甲骨内側縁で扁平《へんぺい》な三角形となって終わる．肩峰の形は両手で覆うように押さえて認識し，肩甲棘の形は両手の示指橈側を広く使って上下に挟み込んで認識する．肩甲棘内端よりやや内側の部位を外側へ向かって押すと，動く骨が肩甲骨であり，触れているのが内側縁である．肩甲骨内側縁から下方に指を動かすと下角に触れ，上方に動かすと上角を触れる．下角は，示指・中指・薬指の三本で引っかけるようにして上方へ向かって触る．肩甲骨上角は肩甲挙筋《けんこうきょきん》に覆われ，かつ前方へカーブしているため，下角に比較すると触知しにくいが，上角と下角を触れた状態で肩甲骨を上下に動かすと，その位置を確認することができる．外側縁は下角から外側に触れるが，広背筋《こうはいきん》，大円筋《だいえんきん》，小円筋《しょうえんきん》が表面にくるため背面からはすべてを触知できな

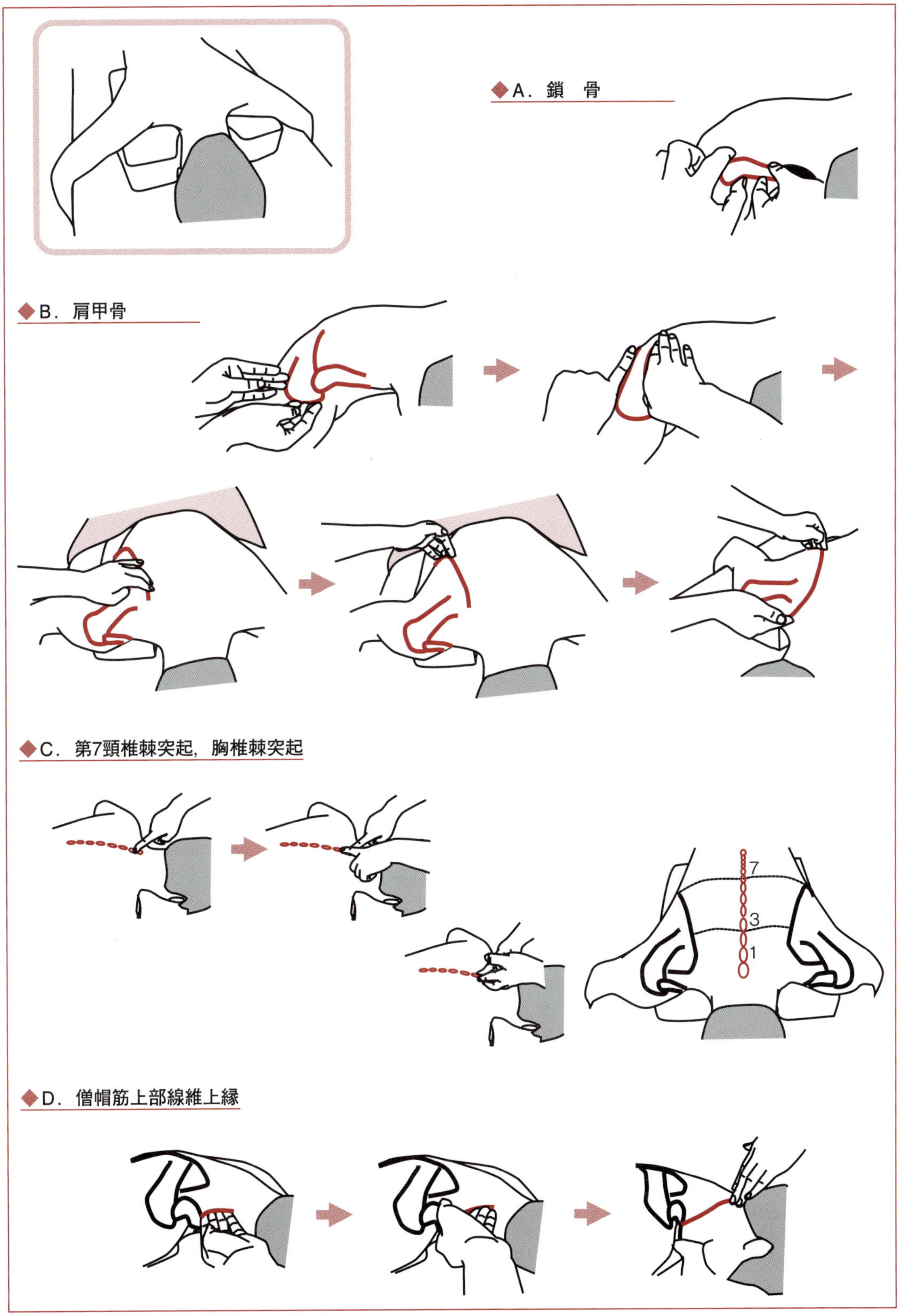

図3･13　肩への刺鍼（2）触診の手順

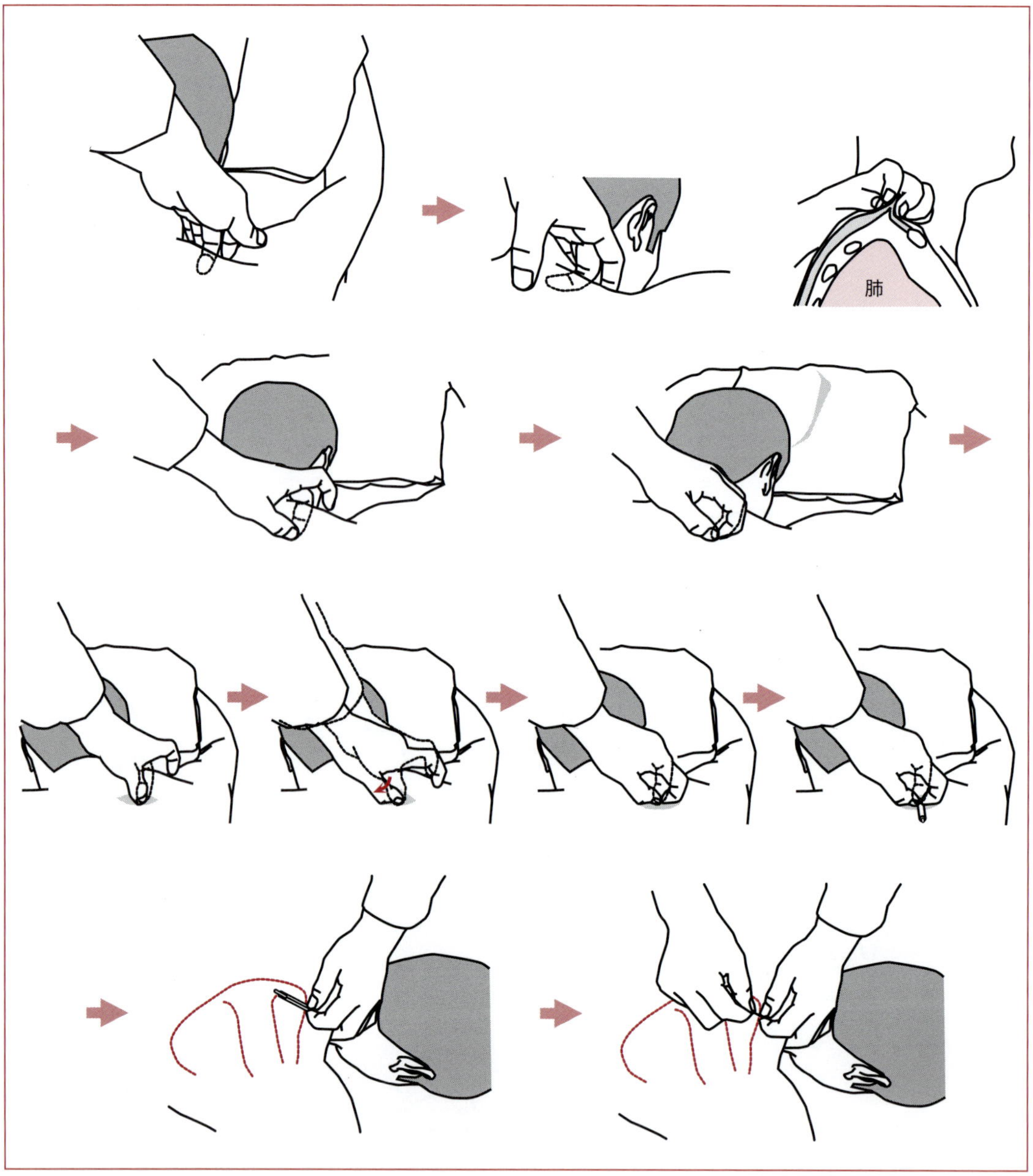

図3·13　肩への刺鍼（3）鍼の操作

い．

図3·13（2）Cの肢位では，肩甲棘が終わる内側縁は第2〜3胸椎棘突起と対応した位置にあり，上角は第1胸椎棘突起，下角は第7胸椎棘突起に対応した位置にある．

3）第7頸椎棘突起，胸椎棘突起

触診は被験者の頭部方向から示指を用いて行い，指先は棘突起に対して縦方向（被験者の足方向）に向けて触れると凹凸がわかりやすい．棘突起と棘突起の境がわかりにくい場合は，棘突起の側面を両手の示指もしくは中指で内方に挟むようにして触れ，縦に動かす．

4） 僧帽筋上部線維上縁

僧帽筋上部線維は肩凝りで違和感を訴える部位であり，頸椎捻挫《けいついねんざ》でしばしば障害される部位である．鎖骨上方を内側から外側へ触診していくと，鎖骨に停止している僧帽筋を触れる．その辺縁を頭部に向かって触れていくと後頭骨の上項線まで触れることができる．

課 題 被験者は腹臥位で胸当てを使用して頸部をやや前屈した状態となり，肩関節を90°外転させ，前腕をベッドの横に置く．この状態で，第7頸椎棘突起，肩甲骨（肩峰，肩甲棘，上角，下角，内側縁），鎖骨外側1/2，僧帽筋上部線維上縁を1分間で描けるように練習する．1分で描く範囲は片側のみとする．肩甲骨の大きさ，形は人によって異なるため，書物でみる形ではなく，指の感覚を頼りに描く．

c．鍼の操作手順（図3·13（3））

鍼は40/0.18 mm（1寸3分2番）を使用する．僧帽筋上部線維を中指ですくい上げ，母指と中指でつまんで反応物を探す．僧帽筋上部線維のつまみ上げる量を調節し，すべての辺縁をまんべんなく触り，硬い線維，節のある線維を探索する．

反応をみつけたら反応物を母指中央で押さえ，手首と母指をわずかに回外させて母指を皮膚表面に対して斜めに立たせて反応物表面の皮膚がみえる状態にし，示指を添えて押手を作る．この押手の中央には反応物が位置し，**中指で押し上げられている反応物を母指と示指で押さえている状態**である．

鍼の刺入は中指に向かって行う．この押手では，鍼はつまみ上げている筋以外には刺入されない．

10 肩背部周囲への刺鍼と斜刺・横刺

肩背部《けんぱいぶ》は気胸《ききょう》の危険性が非常に高い部位である．気胸とは，外気が胸腔内《きょうくうない》に侵入し，胸膜腔《きょうまくくう》内圧を上昇させ，肺胞《はいほう》が圧縮されることにより呼吸困難に陥《おちい》る状態で，気胸を起こすと一側性《いっそくせい》の胸部痛，チアノーゼ，刺激性の咳，（労作性《ろうさせい》）呼吸困難などの症状が現れる．前胸部《ぜんきょうぶ》・側胸部《そくきょうぶ》・肩背部・前頸部《ぜんけいぶ》の深刺により起こり，女性に多く，刺鍼部位は背部《はいぶ》，前胸部，肩背部，鎖骨上窩《さこつじょうか》の順に多い．気胸を起こさないためには解剖学的知識を整理し，患者個人の体格を意識した上で必要以上の深刺を行わない．また，施術者は刺入感覚に注意し，患者が刺鍼中に電気が走るような痛みを訴えたときには，それ以上は深く刺入しない．そして，つまみ押手や斜刺《しゃし》や横刺《おうし》の手技を用いて，**リスクの低い手技を選択する**．

気胸が疑われるときに施術者が動揺《どうよう》することは患者の不安をあおる行為であることを認識し，冷静に患者をベッドに横にならせ，十分な説明を行い，安静を指示して様子をみる．数時間経過した後も症状の増悪を示さない場合は帰宅させ，その後も安静にするように指示する．安静にしていても症状が増悪する場合は速《すみ》やかに医療機関に同行して医師の診察を受けさせる．

a．刺鍼部位（図3・14（1））

第2・第3肋骨は薄く，膀胱経《ぼうこうけい》2行線《こうせん》上および肋骨角部《ろっこつかくぶ》は胸壁が薄い．特に第5～9胸椎レベルの脊柱《せきちゅう》起立筋《きりつきん》上の胸壁は薄いので刺鍼には細心の注意が必要である．第6・第7胸椎棘突起間の外方3寸に位置する譩譆穴《いきけつ》は僧帽筋の外側縁，広背筋上縁，肩甲骨内側縁に囲まれる聴診三角《ちょうしんさんかく》と呼ばれる間隙《かんげき》に存在し，この下層には脂肪組織しかなく非常に薄い．気胸を起こさないためには，肩甲骨を正しく触診し，肩甲間部への刺鍼は刺入深度10 mm以内に留める．また，経穴では膏肓穴《こうこうけつ》，神堂穴《しんどうけつ》が胸壁が薄く気胸を起こしやすい部位であるため，刺鍼はこれらの部位の解剖学的知識を整理してから行う．

1）天宗穴《てんそうけつ》（手太陽小腸経《てたいようしょうちょうけい》）

棘下窩《きょくかか》のほぼ中央に取る．鍼を刺入すると棘下筋《きょくかきん》に入る．

2）曲垣穴《きょくえんけつ》（手太陽小腸経）

肩甲棘内端《けんこうきょくないたん》の上際《じょうさい》で，棘上窩《きょくじょうか》に取る．鍼を刺入すると僧帽筋，棘上筋《きょくじょうきん》に入る．

3）秉風穴《へいふうけつ》（手太陽小腸経）

肩甲棘のほぼ中央上際に取る．鍼を刺入すると僧帽筋，棘上筋に入る．

4）夾脊穴《きょうせきけつ》

第1胸椎から第5腰椎棘突起下の両側で，後正中線《こうせいちゅうせん》外側5分に取る．

b．鍼の操作手順（図3・14（2））

肩甲骨を触診し，正しく体表にペンで描き入れた後で刺鍼を行う．秉風穴，天宗穴に鍼を直刺《ちょくし》すると肩甲骨に当たる．**骨に当たった場合は，その感覚を覚えておく**ことが大事である．第1胸椎棘突起の夾脊穴に対しては，内方へ向けて斜刺を行う．

1）天宗穴・秉風穴への直刺

40/0.18 mm（1寸3分2番）の鍼を用い直刺する．皮膚表面に対して鍼を垂直に入れることを「直刺」という．肩甲骨の位置は上腕の運動で移動するため，触診によって正しく位置と形を把握してから刺鍼を行う．天宗穴は棘下窩中央に刺入し，棘下筋を貫《つらぬ》く．秉風穴は，棘上窩に刺入し，僧帽筋上部線維と棘上筋を貫く．それぞれの筋の発達状況によって刺入可能な深度は異なる．

2）第1胸椎棘突起の夾脊穴への斜刺

鍼を皮膚表面に対して斜《なな》めに刺入することを「斜刺」という．夾脊穴は棘突起下端《かたん》の外方5分から内方へ斜刺する．第1胸椎棘突起の夾脊穴に対して斜刺を行うと，鍼は僧

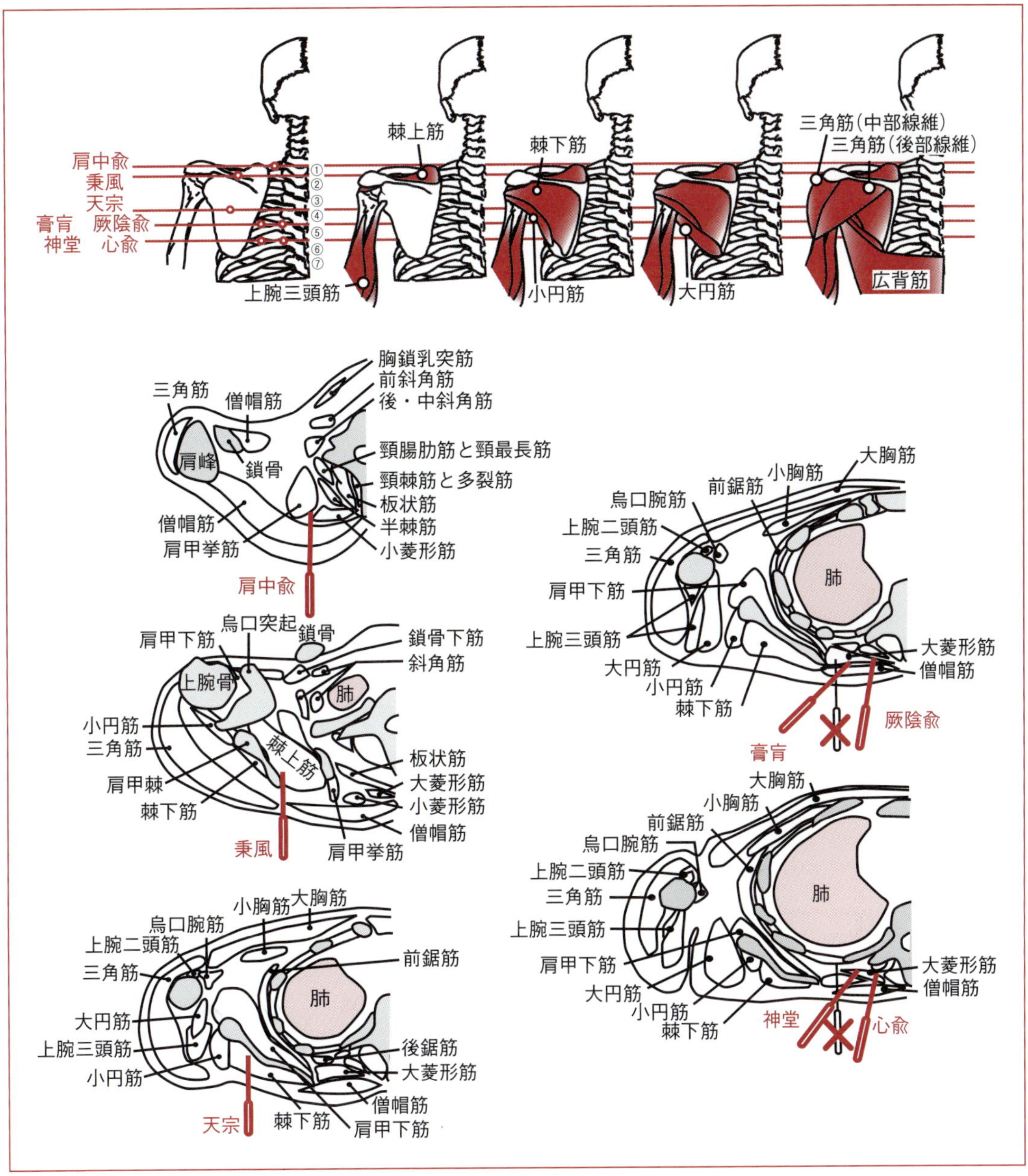

図3·14　肩背部周囲への刺鍼（1）刺鍼部位

帽筋，小菱形筋《しょうりょうけいきん》，半棘筋《はんきょくきん》，板状筋《ばんじょうきん》，多裂《たれつ》筋，頸棘筋《けいきょくきん》などに入る．

40/0.18 mm（1寸3分2番）の鍼を用い，鍼管を約10～20°内方に向けて立て，弾入切皮を行い，刺入する．刺入深度は10 mmとする．その他の斜刺の手法には，皮膚に対して垂直に鍼管を立て，弾入切皮を行った後に鍼尖を皮下まで引き上げてから方向を変える方法や，滅菌済みの斜刺用鍼管を用いる方法などがある．

◆A．天宗穴・秉風穴への直刺

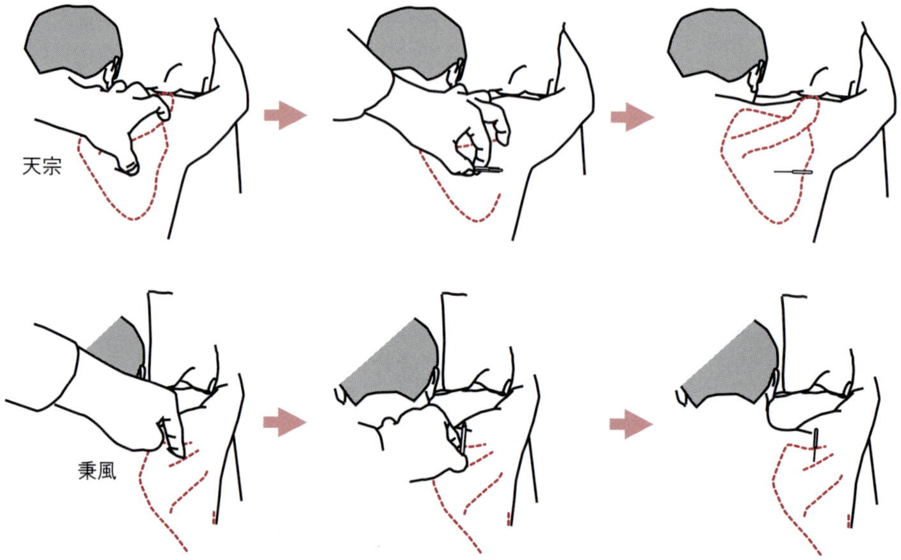

◆B．第1胸椎棘突起の夾脊穴への斜刺

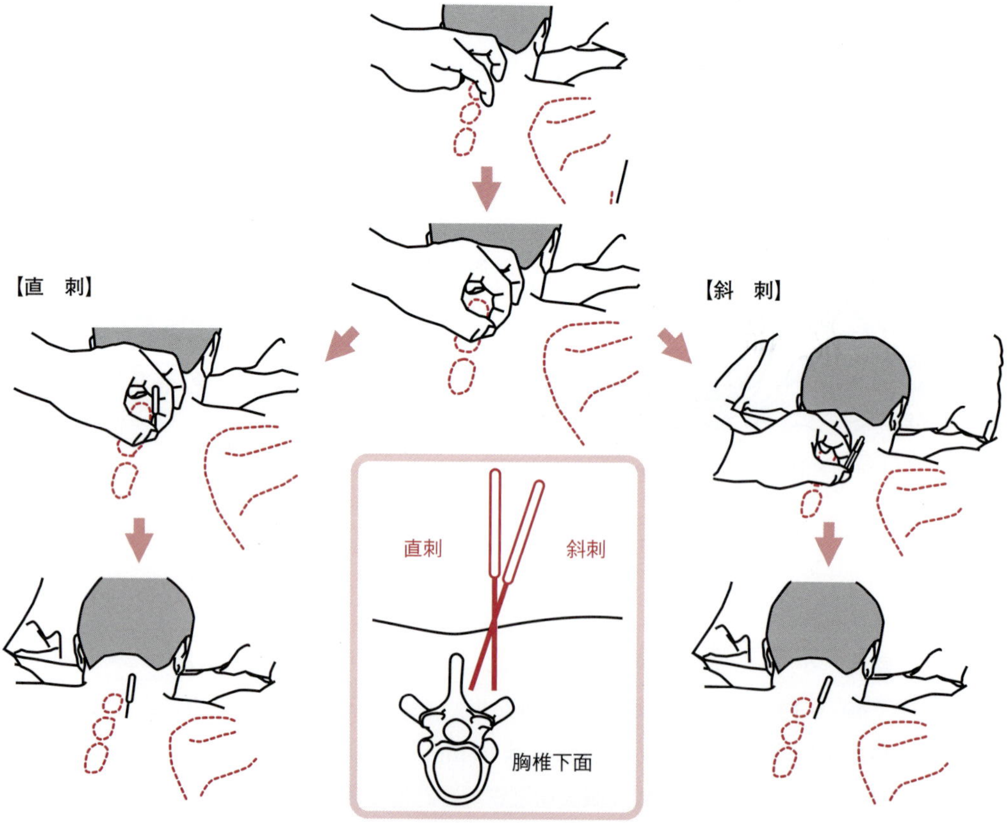

図3･14 肩背部周囲への刺鍼（2）鍼の操作①

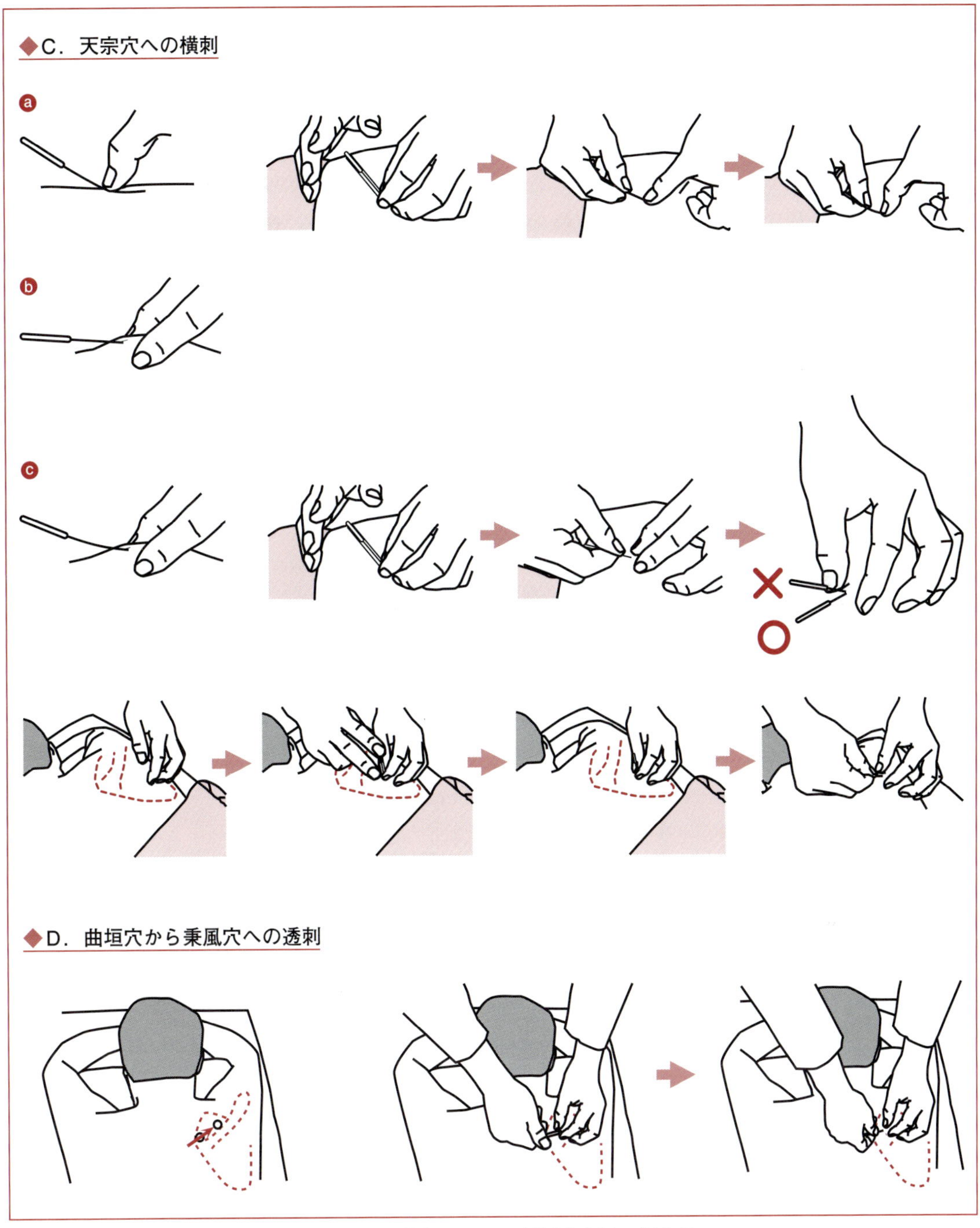

図3·14　肩背部周囲への刺鍼（2）鍼の操作②

3）　天宗穴への横刺

鍼を皮膚に対して平行に近い状態で刺入することを「横刺」という．横刺の押手・刺入には2種類の方法がある．一つは指で鍼をたわませて刺入する方法（a）であり，もう一つは皮膚をつまみ上げて刺入する方法（b）である．前者の方法は，弾入切皮後に鍼体を押手の母指でたわませ，刺入圧の方向を意図的に変えて刺入する方法である．後者は，撚鍼法《ねんしんほう》の挟持押手《きょうじおしで》の刺入方法であり，押手の母指と示指で皮膚をつまみ上げて鍼を刺入する．本項では，二法を混合した方法（ⓒ）で刺入を行う．

鍼は50/0.18 mm（1寸6分2番）を用いる．切皮はやや斜めに行い，刺入する前に鍼尖を皮下まで引き抜き，同時に押手を挟持押手に変え，方向を転換して刺入する．刺入は皮膚に対して平行に行う（ⓑ）か，意図的にたわませる（ⓒ）ことで皮膚に対して水平に鍼が刺入されるように導く．刺入後には鍼が斜刺になっていないことを確認する．

4）　曲垣穴から秉風穴への透刺《とうし》

横刺を使用することで2穴以上の経穴を同時に刺激する「透刺」を行うことができる．ここでは横刺で曲垣穴から秉風穴へ透刺を行う．

課 題　肩甲骨と第１胸椎棘突起を体表に描くことと第１胸椎棘突起の夾脊穴の斜刺，天宗穴の横刺，曲垣穴から秉風穴への透刺を２分で完了することを目標に練習する．体表への描画と鍼は片側のみ行う．

50/0.18 mm（１寸６分２番）の鍼を用い，第１胸椎棘突起の夾脊穴に対する鍼は約10～20°内方に向けた斜刺で刺入深度は10 mmとする．天宗穴への横刺は刺入深度10 mmで皮膚と鍼柄との距離が５mm以内であることを条件とする．

11　筋肉に対する鍼通電療法

鍼通電療法《はりつうでんりょうほう》（electro-acupuncture therapy：EAT）は筋の緊張・疲労の緩和《かんわ》，鎮痛《ちんつう》系《けい》の賦活《ふかつ》，ホルモン分泌や自律神経の調節，血行改善などを期待する治療の一つである．鍼通電療法の装置は，医療機器の一般的名称と分類では「鍼電極低周波治療器《はりでんきょくていしゅうはちりょうき》」（low frequency electro-acupuncture：LFEA）と呼ばれる（**図3･15A**）．

鍼電極低周波治療器は，内部回路で低周波パルス波を発生させ，出力回路で調整して電圧を出力する．パルス波とは一定の時間だけ電圧が上昇して基線《きせん》に戻る波形のことで，パルス波の幅を「パルス幅《はば》」といい，鍼電極低周波治療器では0.15～0.3 msが一般的である（**図3･15B**）．1秒間に出力されるパルス波の回数を周波数といい，たとえば1秒間に1回であれば1 Hz，10回なら10 Hzと表す．

高い周波数を高周波《こうしゅうは》，低い周波数を低周波《ていしゅうは》と呼び分けるが，その定義は明確に定まっていない．電気一般では20 Hz以上20 kHz未満を低周波，20 kHz以上を高周波というが，鍼灸臨床の分野では1～5 Hz付近を低周波，30 Hz以上を高周波と習慣的に呼ぶことが多い．

パルス波は基線の上方にのみシフトする波《なみ》であることから，片方の極《きょく》にしか電気は流れない．電気はプラス極からマイナス極へ流れ，パルス波刺激ではマイナス極のみで刺激感・筋収縮が起こる．鍼電極低周波治療器では極を瞬時に切り替えるタイプの双方向《そうほうこう》性《せい》パルス波が採用されているため，両方の電極で刺激感・筋収縮が生じる．

◆A．鍼電極低周波治療器

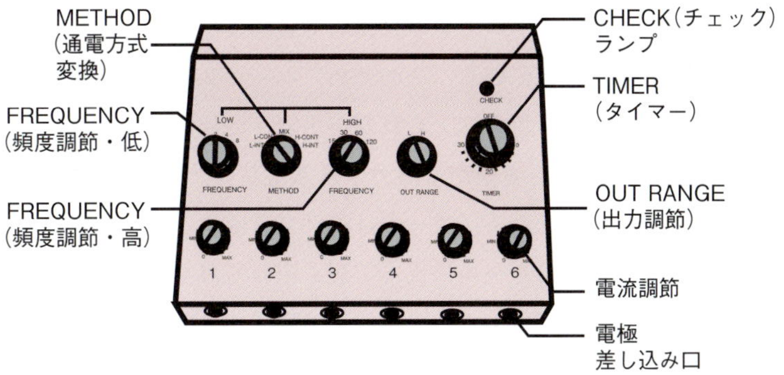

◆B．パルス波

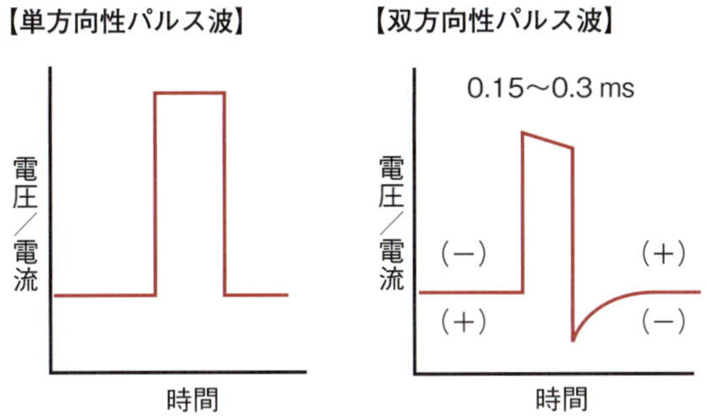

◆C．コード

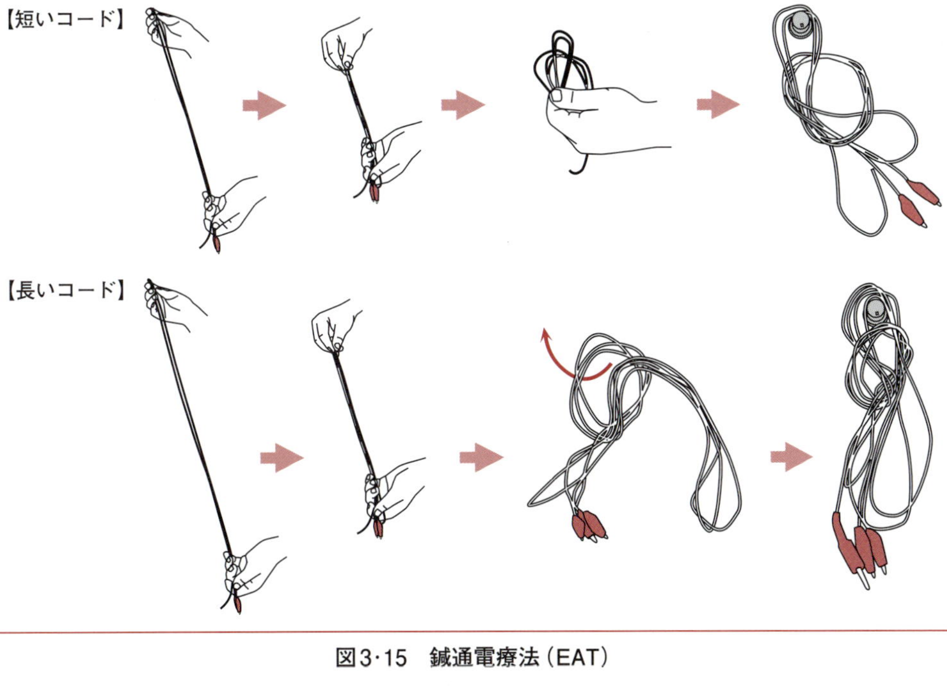

図3·15　鍼通電療法（EAT）

体内に挿入された導電体を通して直接心臓に達する電気ショックをミクロショックといい，前胸部や上腹部の通電ではミクロショックを起こす可能性がある．また，ペースメーカーを使用している患者に対して鍼通電療法を行うとペースメーカーに影響が現れることが報告されている．そのため，ペースメーカー使用者に対する鍼通電は禁忌と考える．その他，意思が伝えられない患者への使用は避ける．

鍼電極低周波治療器から出力される電気は，鍼をつかむクリップのついたコードによって鍼電極に伝わる．コードは内部で断線することも少なくないため，使用後は雑に放置せず，一定のルールに従って短く束ねておく．臨床現場ではコードを治療の度に束ねず，次の治療で使いやすいように配慮して片づけることが多い．**図3･15C**はそのための一例で，短いコードであれば4分の1に折り，輪を作り，そこに通したコードを鍼電極低周波治療器のつまみにかける．長いコードは，4分の1に折った後，輪に通すコードは半分に留めて，輪に通した先を鍼電極低周波治療器のつまみにかける．

a．刺鍼部位（図3･16（1））

1）腰　部

① 腎兪穴《じんゆけつ》（足太陽膀胱経《あしたいようぼうこうけい》）

第2・第3腰椎棘突起間の外方1寸5分に取る．鍼を刺すと胸腰筋膜《きょうようきんまく》，脊柱起立筋，腰方形筋《ようほうけいきん》，大腰筋《だいようきん》に入る．

② 大腸《だいちょう》兪《ゆ》穴《けつ》（足太陽膀胱経）

第4・第5腰椎棘突起間の外方1寸5分に取る．鍼を刺すと胸腰筋膜，脊柱起立筋，腰方形筋，大腰筋に入る．

2）下腿後面

① 腓腹筋《ひふくきん》

内側頭《ないそくとう》は大腿骨内側上顆《だいたいこつないそくじょうか》，外側頭《がいそくとう》は大腿骨外側上顆《がいそくじょうか》から起こり，両頭とヒラメ筋は合してアキレス腱を作り踵骨隆起《しょうこつりゅうき》に終わる．

② ヒラメ筋

腓骨頭と脛骨ヒラメ筋線から起こり，腓腹筋と合してアキレス腱を作り踵骨隆起に終わる．

b．触診の手順

1）腰部（図3･16（2）A）

四指《しし》を立て，手掌面《しゅしょうめん》を足方向に向けて第12肋骨と腸骨稜《ちょうこつりょう》の間に押し込み，そのまま手を下方へ移動させると腸骨稜に触れる．初心者は腸骨稜の上部辺縁を正しく把握できず，やや下方の腸骨部を触れて判断を誤ることが多い．予想する腸骨稜の部位よりも上方から触診を行い，腸骨稜上部の辺縁を正しく触知する．

腸骨稜の最上部を結んだ線は「ヤコビー線」（Jacoby line）と呼ばれ，第4・5腰椎棘突

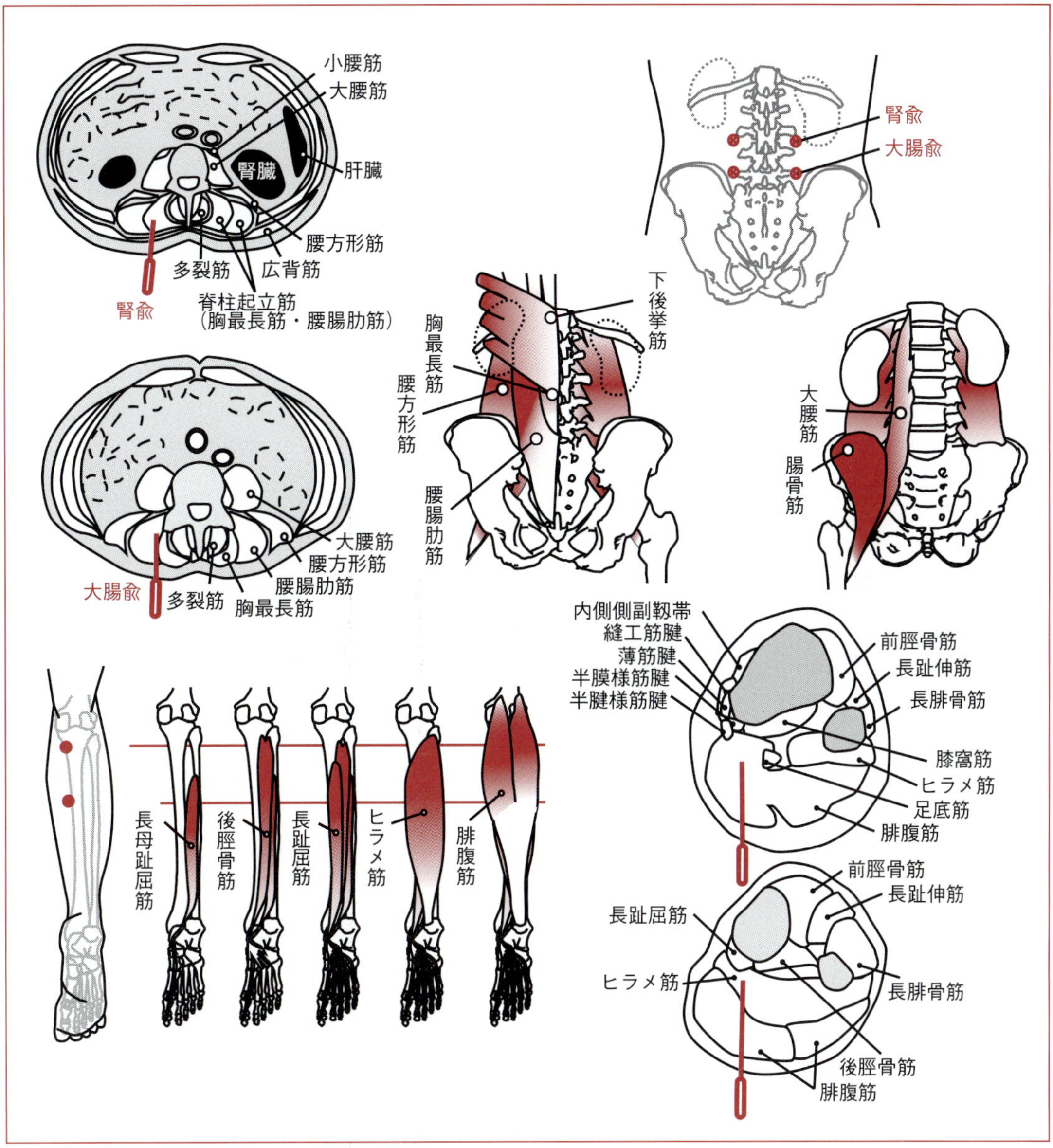

図3·16 腰部・下腿への刺鍼 (1) 刺鍼部位

起の高さと一致する．また，左右の肋骨の最下端を結んだ線上にあるのが第2腰椎棘突起である．これらを指標に腰椎を把握し，棘突起を○で描く．

2) 下腿後面 (図3·16 (2) B)

膝蓋靱帯《しつがいじんたい》が脛骨に付着する部位である脛骨粗面の高さの外側方に腓骨頭が触れる．

ヒラメ筋は腓骨頭から起こり，外側は腓骨外側にある長腓骨筋の後方に触れ，アキレス腱に合する．内側は脛骨の後面で脛骨中央よりもやや上から触れることができる．腓腹筋は下腿後面に存在する筋で，膝窩《しっか》では大腿二頭筋腱の内側に外側頭，半膜様筋腱の

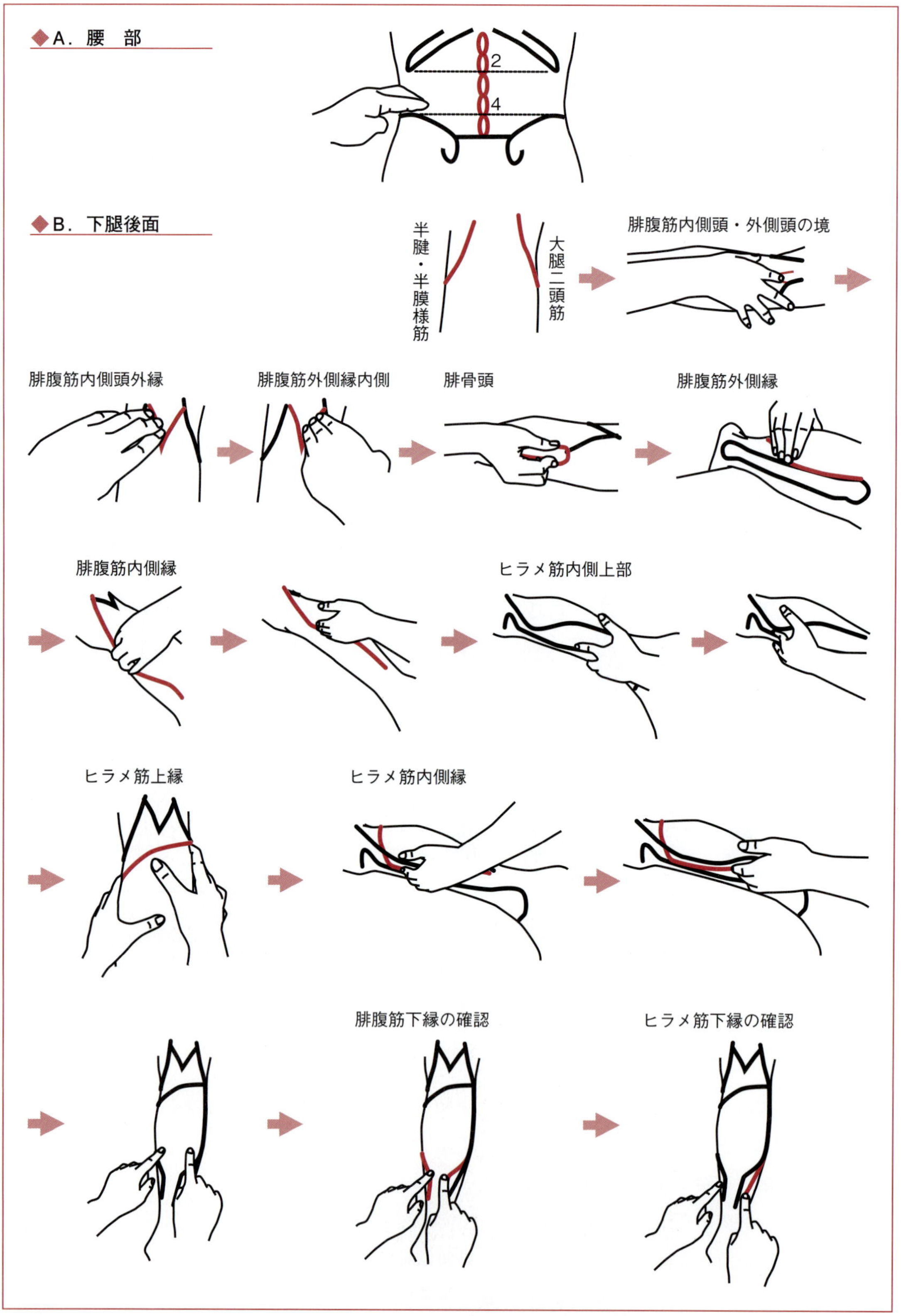

図3·16　腰部・下腿への刺鍼(2)触診の手順

外側に内側頭が触れる．外側頭・内側頭とヒラメ筋は合してアキレス腱を作り，下腿三頭筋とも呼ばれる．下腿三頭筋は足関節を底屈させるため，足関節を底屈させるときに筋は硬くなる．腓腹筋は膝関節《しつかんせつ》を屈曲させるときにも硬くなる．

触診と体表への描画は膝窩部から行う．膝窩部では，大腿二頭筋内側縁を検者の指腹を外側へ向けて触診し，半膜様筋・半腱様筋の外側縁を検者の指腹を内側へ向けて触診して体表に描く．膝関節を屈曲させて腓腹筋を緩めた状態で膝窩部中央に指を入れ，指が落ちる部位が腓腹筋外側頭と内側頭の境《さかい》に相当する．膝窩部の内側頭外側縁は，指腹を内側に向けて指を置いて外側から内側へ動かして確認し，外側頭内側縁は指腹を外側に向けて指を置いて内側から外側へ動かして確認する．

大腿二頭筋の付着部位に腓骨頭を探し，腓骨頭後方を下方に向かって指を滑らせて腓腹筋外側縁を触診する．腓腹筋内側縁は半腱・半膜様筋の部位から下方へ向かって触診する．

下腿内側のヒラメ筋上縁部は，腓腹筋内側縁と脛骨の間を指で擦上《さつじょう》して陥凹する部位であり，その部位と腓骨頭を結んでヒラメ筋上縁の形を推測する．ヒラメ筋内側縁は脛骨の骨際を下方に向かって触診し，外側縁は腓腹筋外側頭下で腓骨の後方を下方に向かって触診する．腓腹筋の筋腹から下方に指を滑らせると腓腹筋とヒラメ筋の境界部，ヒラメ筋の下縁を認識しやすい．

c．鍼の操作手順（図3･16（3））

1） 腰部への鍼通電

① スイッチの確認

TIMERおよび電流調節ボリュームがすべてOFFになっていること，OUT RANGE（出力調節）が「L」になっていることを確認する．OUT RANGEは，鍼通電の場合は通常「L」に設定し，経皮的《けいひてき》電気神経刺激（transcutaneous electrical nerve stimulation：TENS）に用いる場合は「H」に切り替える．

② 鍼電極の設置

40/0.20 mm（1寸3分3番）の鍼を用い，左右の腎兪穴・大腸兪穴に鍼を刺入する．コードを鍼電極低周波治療器出力端子《たんし》に接続し，刺入した鍼の鍼体をクリップでつかむ．鍼体をクリップで挟《はさ》めていないと通電《つうでん》不良を起こすため，**クリップの先端部で鍼体を挟み**，電気を流す前には確実につかめていることを確認する．

③ 通　電

TIMERを回し，治療時間を設定する．CHECKランプが点灯《てんとう》しない場合は，電池を確認する．CHECKランプが赤く点灯した場合は，電流調節ボリュームがすべてOFFになっていることを確認する．今回はFREQUENCY（頻度調節，周波数）を1 Hz，METHOD（通電方式変換）をL-CONTに設定する．METHODのL-側はFREQUENCYを1倍，H-側はFREQUENCYを10倍にし，CONTは連続的なパルス波を発生し，

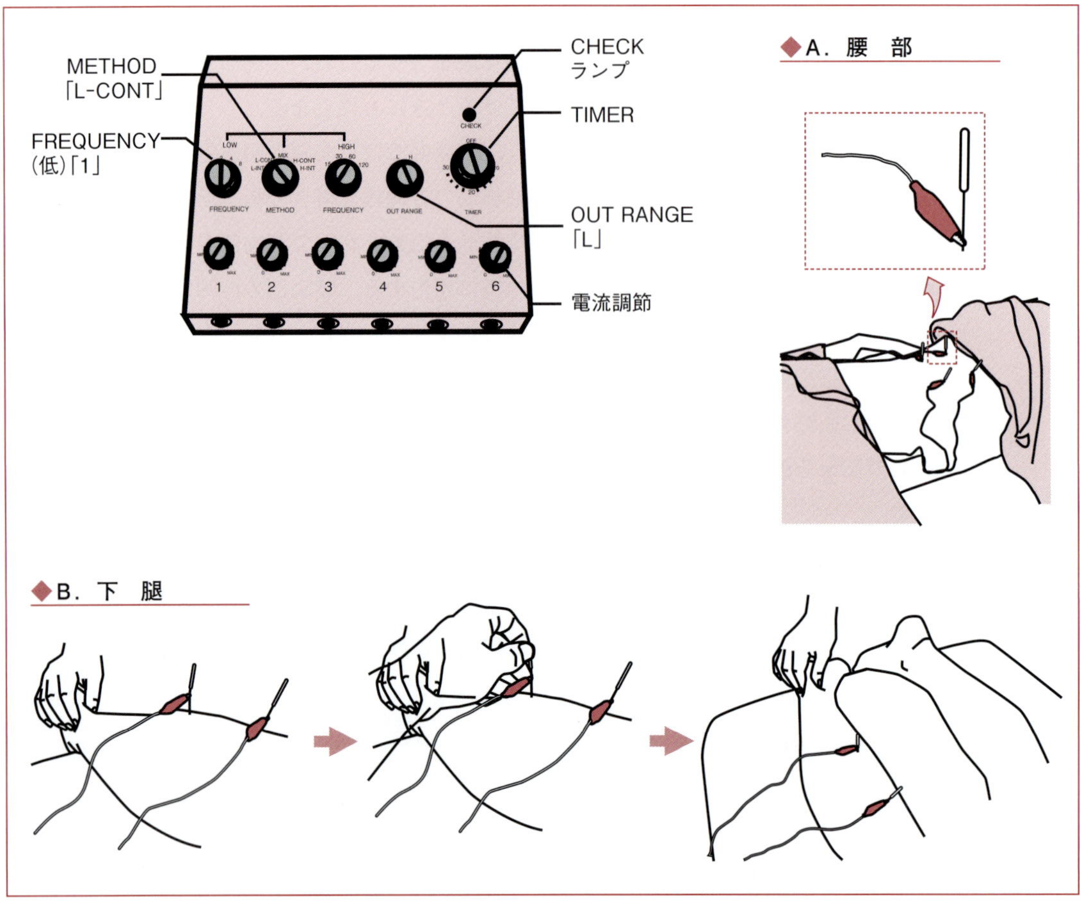

図3·16　腰部・下腿への刺鍼（3）鍼の操作（鍼通電）

INTは3秒刺激し，2秒の休止期が入るというような間歇的《かんけつてき》なパルスを発生する．

被験者には「電気を感じたとき」と「ちょうど良いと感じるとき」を答えるように指示し，被験者の状態を観察しながら，電流調節ボリュームを上げる．電流が弱いときは，電流調節ボリュームを切り，OUT RANGEをHに切り替えて，再度，電流を調節する．

2）　下腿への鍼通電

被験者には膝関節伸展位，足関節中間位もしくは軽度背屈位で腹臥位を指示する．治療台から足が出るようにすると収縮がわかりやすい．鍼は50/0.20 mm（1寸6分3番）を使用する．刺入部位は腓腹筋内側頭で内果と膝窩横紋《しっかおうもん》を4等分し，膝窩横紋から遠位《えんい》1/4と2/4の部とする．

通電はFREQUENCYを1 Hz，METHODをL-CONTに設定する．

膝窩横紋から遠位2/4の部の鍼は深く刺すとヒラメ筋に達する．この部位の刺入深度を調節すると収縮する筋肉が変化することを確認する．まず，表層の腓腹筋のみを収縮させ，通電したまま，遠位2/4の部の鍼をヒラメ筋に到達させる．鍼がヒラメ筋に達すると足関節が底屈する．足関節が底屈する場合はヒラメ筋に鍼尖が達し，腓腹筋の筋収縮がみられても足関節が動かない場合はヒラメ筋には電気が流れていない.

つまり通電をしつつ，アキレス腱に触れて，膝窩横紋から遠位2/4の部の**鍼の深度を調節する**と腓腹筋とヒラメ筋の境となる深度がわかるのである.

課題 腓腹筋とヒラメ筋の起始停止《きしていし》および触知できる部位を理解して，体表に腓腹筋とヒラメ筋を描く．筋を理解した後に鍼電極を設置し，クリップで鍼を確実に挟み，目的深度に鍼を導くことができるように練習する.

通電操作は使用する機器によって変わるが，基本は同じである．周波数と波形の設定，出力の調節について正しく理解しておく.

12 関節の動きによる筋内刺入の確認

電気は抵抗の低い部位に流れる．人体組織では筋肉内や神経の抵抗が低い．したがって，正しく筋内に刺入されていれば，弱い出力で筋肉を収縮させることができる．皮膚表面にぴりぴりとした感覚が生じているときは電気は皮膚表面に多く流れていると考え，鍼を筋内へ刺入する.

目的とする筋に鍼を刺入するためには，筋の起始停止《きしていし》を理解し，触診で確認する技術が必要である．また，通電が正しく行えていることを確認するためには，筋収縮によって起こる関節の動きを知っていなければならない．本項では，目標とする筋に鍼が正しく刺入されていることを関節の動きによって確認する方法を学ぶ.

a．刺鍼部位

1)　前脛骨筋《ぜんけいこつきん》(図3･17(1)①A)

脛骨《けいこつ》外側面，下腿骨幹膜《こっかんまく》から起こり，内側楔状骨《けつじょうこつ》と第1中足骨骨底《ちゅうそくこつこつてい》底面に停止する.

① 足三里穴《あしさんりけつ》(足陽明胃経《あしようめいいけい》)

膝を立て脛骨の前縁《ぜんえん》を擦上《さつじょう》して指の止まるところの外方陥中《かんちゅう》に取る．鍼を刺入すると前脛骨筋に入る.

② 条口穴《じょうこうけつ》(足陽明胃経)

足三里穴から解谿穴《かいけいけつ》に向かって下ること5寸，解谿穴と外膝眼穴《がいしつがんけつ》との中間の高さに取る．鍼を刺入すると前脛骨筋に入る.

2)　僧帽筋上部線維《そうぼうきんじょうぶせんい》(図3･17(1)①B)

外後頭隆起《がいこうとうりゅうき》，項靱帯《こうじんたい》，第7頸椎棘突起から起こり，肩甲棘，肩峰，鎖骨外端1/3に停止する.

① 五頸《ごけい》(経外経穴)

項靱帯の外方1寸3分，天柱の直下で第5頸椎棘突起の高さに取る．鍼を刺入すると僧帽筋，頭最長筋，頭半棘筋，頸半棘筋，棘筋に入る.

◆A．前脛骨筋

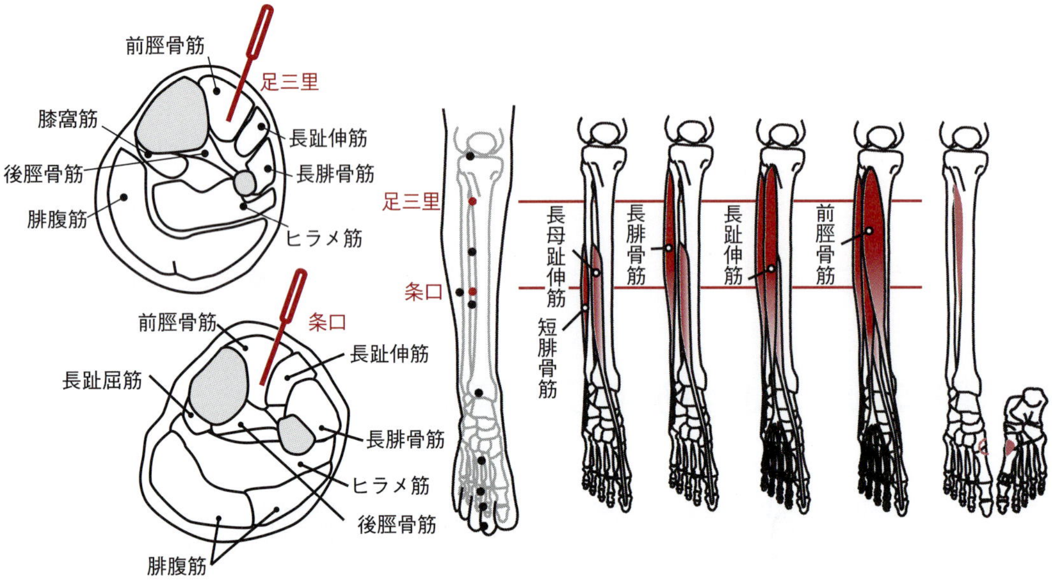

◆B．僧帽筋上部線維

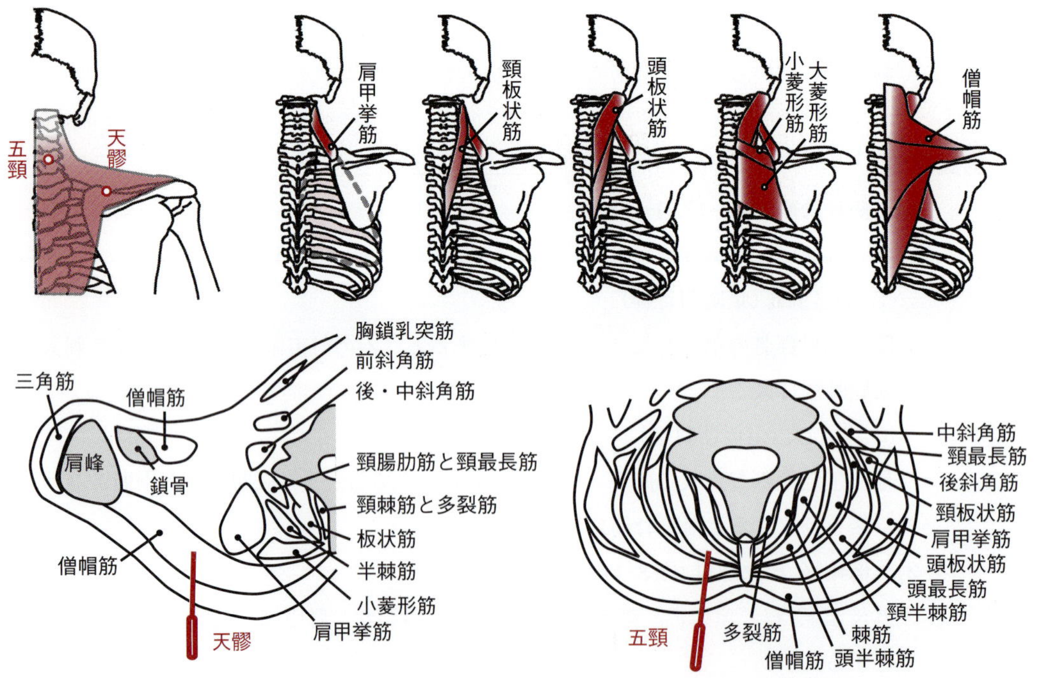

図3·17　前脛骨筋・僧帽筋上部線維・小円筋への刺鍼（1）刺鍼部位①

◆C．小円筋

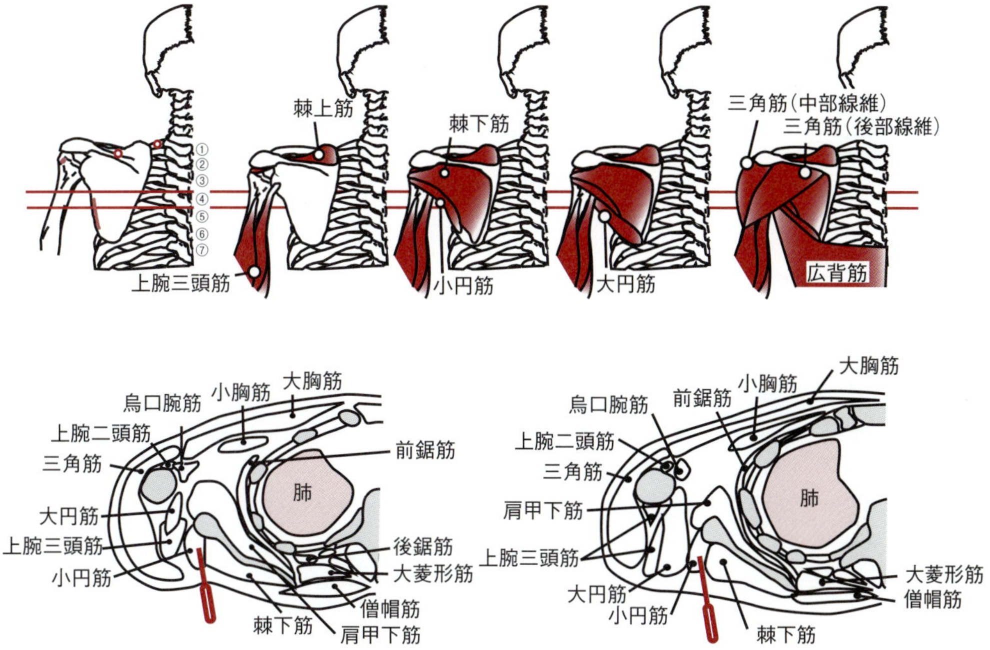

図3･17　前脛骨筋・僧帽筋上部線維・小円筋への刺鍼（1）刺鍼部位②

② 天髎穴《てんりょうけつ》(手少陽三焦経《てしょうようさんしょうけい》)

肩甲骨上角《じょうかく》の外上方《がいじょうほう》で，肩井穴《けんせいけつ》と曲垣穴《きょくえんけつ》の中間に取る．鍼を刺入すると僧帽筋に入る．

3)　小円筋《しょうえんきん》（図3･17（1）②C）

肩甲骨外側縁《がいそくえん》から起こり，上腕骨大結節《だいけっせつ》に停止する．

b．触診の手順（図3･17（2））

筋肉を正しく把握するために触診を行って，体表に筋の辺縁を描く．筋の起始停止を確認し，起始部と停止部が近づく＝筋が収縮することによって動く関節運動に抵抗を加え，筋が硬くなることを確認する．

1)　前脛骨筋

前脛骨筋は，脛骨前縁《ぜんえん》の後外側，長趾伸筋《ちょうししんきん》の前に存在し，足関節前面の前脛骨筋腱《けん》に移行して内側楔状骨と第1中足骨骨底底面につく．足関節を内反《ないはん》，背屈《はいくつ》させる筋であり，内反かつ背屈させると下腿前面の緊張した筋腹と足関節前面の腱を触れる．前脛骨筋腱は足関節前面にある3つの腱のうちで最も内側の腱である．

脛骨骨幹の前面を脛骨粗面から足首まで触診して描き，足関節を内反かつ背屈させた

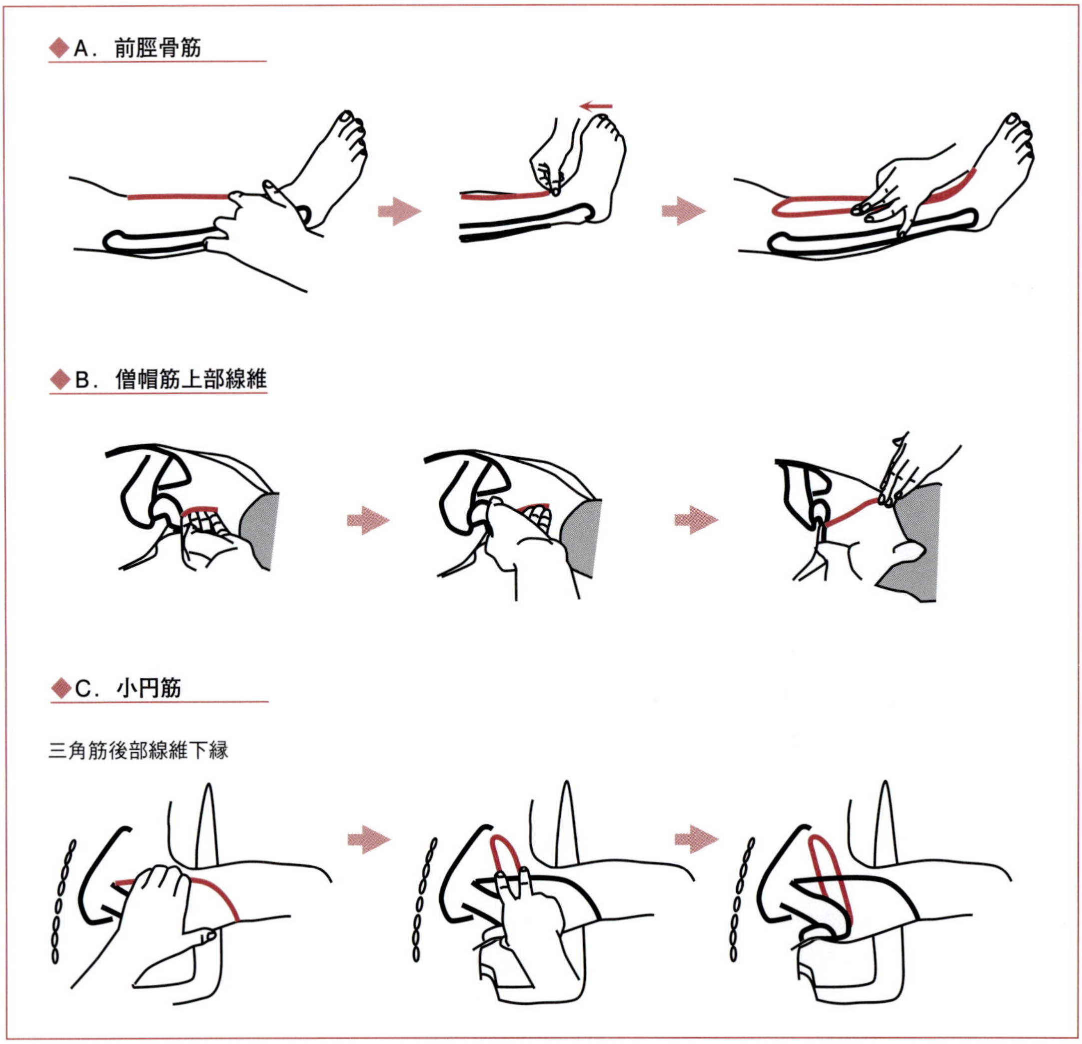

図3･17　前脛骨筋・僧帽筋上部線維・小円筋への刺鍼（2）触診の手順

ときに足関節前面に浮かび上がる前脛骨筋腱を確認する．前脛骨筋腱から筋外側縁を上方に向かって触診する．

2）　僧帽筋上部線維

体表に鎖骨，肩峰，肩甲棘，僧帽筋上縁（鎖骨～上項線）を描き，収縮による動きを確認する．僧帽筋上部線維の鎖骨に停止している部位は，鎖骨上際を内側から外側へ触診していくと確認できる．僧帽筋の上縁は，鎖骨の停止部から，僧帽筋を持ち上げるようにして触り，後頭骨の上項線まで触れることができる．僧帽筋は上部，中部，下部で線維《せんい》の走行が異なり，上部の線維が収縮すると肩甲骨と鎖骨の外側端が挙上《きょじょう》する．

3）　小円筋

小円筋は肩甲骨の後面で，棘下筋の下外方《かがいほう》に位置する．肩甲骨外側縁に起始し，棘下筋とほぼ一体となって三角筋後部線維《こうぶせんい》の下に入り，上腕骨大結節に停止する．

被験者は腹臥位となり，肩関節を90°外転させた状態で診療台の外に腕を置く．この状態で肩関節を外旋《がいせん》させて硬くなる筋が小円筋である．小円筋周辺を大きく触れた状態で，肩関節を内旋《ないせん》させると小円筋は弛緩《しかん》し，その外側の大円筋《だいえんきん》が硬くなる．被験者に外旋・内旋の動作を行わせることで小円筋と大円筋の境界を正しく触知することが重要である．触診は三角筋後部線維下縁の確認から行う．三角筋下方に手指を押し入れ，上方に向かって動かして三角筋後部線維下縁を確認し，上腕骨三角筋粗面まで描く．三角筋後部線維下縁のほぼ中央の下部を押した状態で，外側から内側に動かして小円筋を確認する．そして，示指と中指で小円筋を挟み込むようにして左右に動かし，小円筋の内側縁と外側縁を同時に触診する．そのまま肩甲骨下角へ向かう筋を触診して描く．三角筋の前へ入り込んでいる小円筋の上部は，三角筋下部で触診した筋の辺縁をそのまま平行に移動させ，上腕骨大結節までを推測して描く．大結節は肩関節90°外転位で肩峰下に位置するが，外転が90°より小さい場合は肩峰の外方に位置することに注意する．

c．鍼の操作手順（図3･17（3））

低周波ではFREQUENCY（頻度調節，周波数）を1 Hz，METHOD（通電方式変換）をL-CONTに設定し，高周波はFREQUENCYを120 Hz，METHODをH-CONTに設定して通電を行う．

1） 前脛骨筋への鍼通電（図3･17（3）A）

鍼は40/0.20 mm（1寸3分3番）を使用する．被験者は仰臥位となり，体表に描いた前脛骨筋の筋腹に鍼を刺入する．刺入する高さの目安は足三里穴と条口穴である．鍼を刺入した後は，鍼体をクリップ先端で確実に挟み，通電を行う．

低周波通電による収縮は腱に触れると確認しやすい．高周波通電では**足関節が背屈・内反する**ことが持続的に視認できる．

2） 僧帽筋上部線維への鍼通電（図3･17（3）B）

被験者は，胸当てを使用して腹臥位となり，頸部を軽度前屈状態にする．鍼は40/0.20 mm（1寸3分3番）を使用し，天髎穴と五頸に刺入する．天髎穴はつまみ押手で刺入を行い，五頸は直刺《ちょくし》する．

天髎穴は斜面にあるため，鍼にクリップがぶら下がり，クリップの重みで鍼が抜けないように配慮する．高周波で通電を行うと**肩が挙上する**状態が持続的に確認できる．

3） 小円筋への鍼通電（図3･17（3）C）

体表に描いた小円筋に対して三角筋後部線維と大円筋を避けて，鍼を刺入する．小円筋の刺入は鍼尖の方向が体幹に向かないように注意し，肋骨に沿う方向もしくは外側に向ける．

高周波の通電によって**肩関節が外旋すれば**小円筋に正しく刺入されている．内旋する場合は大円筋に刺入されているため，再度，外旋・内旋を行わせて触診をし，位置を確

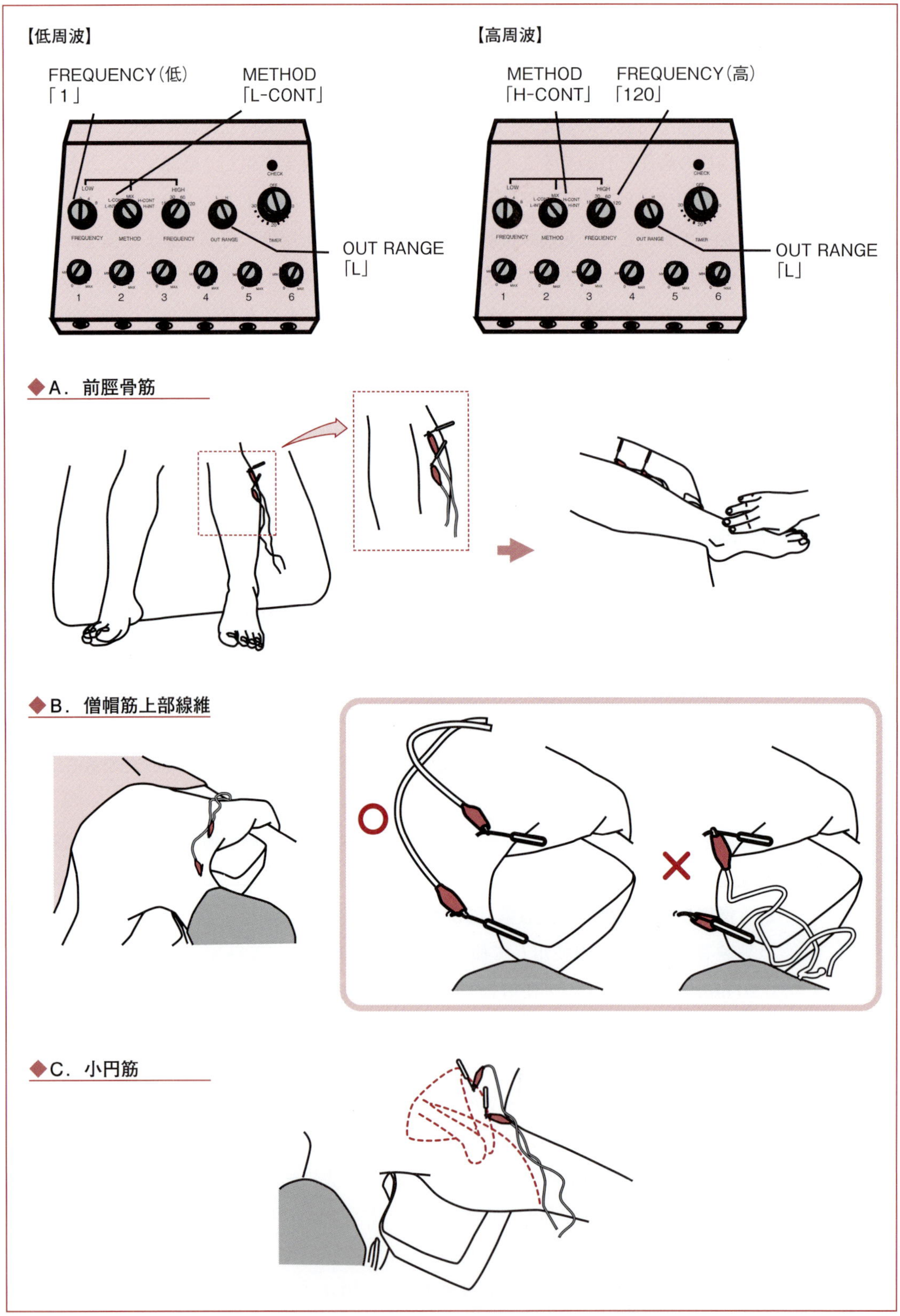

図3·17　前脛骨筋・僧帽筋上部線維・小円筋への刺鍼（3）鍼の操作（鍼通電）

認する.

13 細い筋・薄い筋に対する刺入法

すべての筋肉に，鍼を刺入するのに十分な太さ・厚さがあるとは限らない．本項では細く薄い筋に対して鍼通電を行うための刺入法と通電前に鍼が筋に刺入されていることを確認する手法とを学ぶ.

a．刺鍼部位

1） 腕橈骨筋《わんとうこつきん》（図3･18（1））

上腕骨下部外側縁に起始し，橈骨茎状突起《とうこつけいじょうとっき》に停止する.

① 孔最穴《こうさいけつ》（手太陰肺経《てたいいんはいけい》）

太淵穴《たいえんけつ》の上方7寸，尺沢穴《しゃくたくけつ》の下方3寸に取る．鍼を刺入すると腕橈骨筋に入る.

2） 総指伸筋《そうししんきん》（図3･18（1））

上腕骨外側上顆に起始し，第2～5指の中節骨《ちゅうせつこつ》と末節骨《まっせつこつ》に停止する.

① 四瀆穴《しとくけつ》（手少陽三焦経《てしょうようさんしょうけい》）

肘頭《ちゅうとう》から陽池穴《ようちけつ》に向かって下ること5寸に取る．鍼を刺入すると総指伸筋に入る.

3） 肩甲挙筋《けんこうきょきん》（図3･18（2））

第1～4頸椎横突起《けいついおうとっき》に起始し，肩甲骨上角《けんこうこつじょうかく》に停止する.

① 肩外兪穴《けんがいゆけつ》（手太陽小腸経《てたいようしょうちょうけい》）

第1・第2胸椎棘突起間の外方3寸，肩甲骨内上角《ないじょうかく》の骨際に取る．鍼を刺入すると僧帽筋，肩甲挙筋に入る.

② 肩中兪穴《けんちゅうゆけつ》（手太陽小腸経）

第7頸椎棘突起と第1胸椎棘突起間の外方2寸に取る．鍼を刺入すると僧帽筋，肩甲挙筋に入る.

b．触診の手順

1） 腕橈骨筋（図3･18（3）A）

上腕骨外側上顆上稜《じょうりょう》に起始し，前腕の掌側外側縁にあり，肘関節《ちゅうかんせつ》の外側で盛り上がる．前腕の伸筋群《しんきんぐん》に属《ぞく》するが，中間位《ちゅうかんい》では肘関節を屈曲《くっきょく》させる筋である．そのため，中間位で肘を屈曲させるときに触知《しょくち》しやすい.

触診は起始部の上腕骨外側上顆上稜から橈骨茎状突起の停止部まで行う．手関節を背屈させると橈側手根伸筋《とうそくしゅこんしんきん》が収縮して腕橈骨筋が触診しにくくなるため，手関節は中間位を保つように指示する．また，遠位橈骨の外側には筋肉がないことに注意し，弛緩状態で橈骨外側を遠位から近位に向かって触れ，橈側縁を確認する.

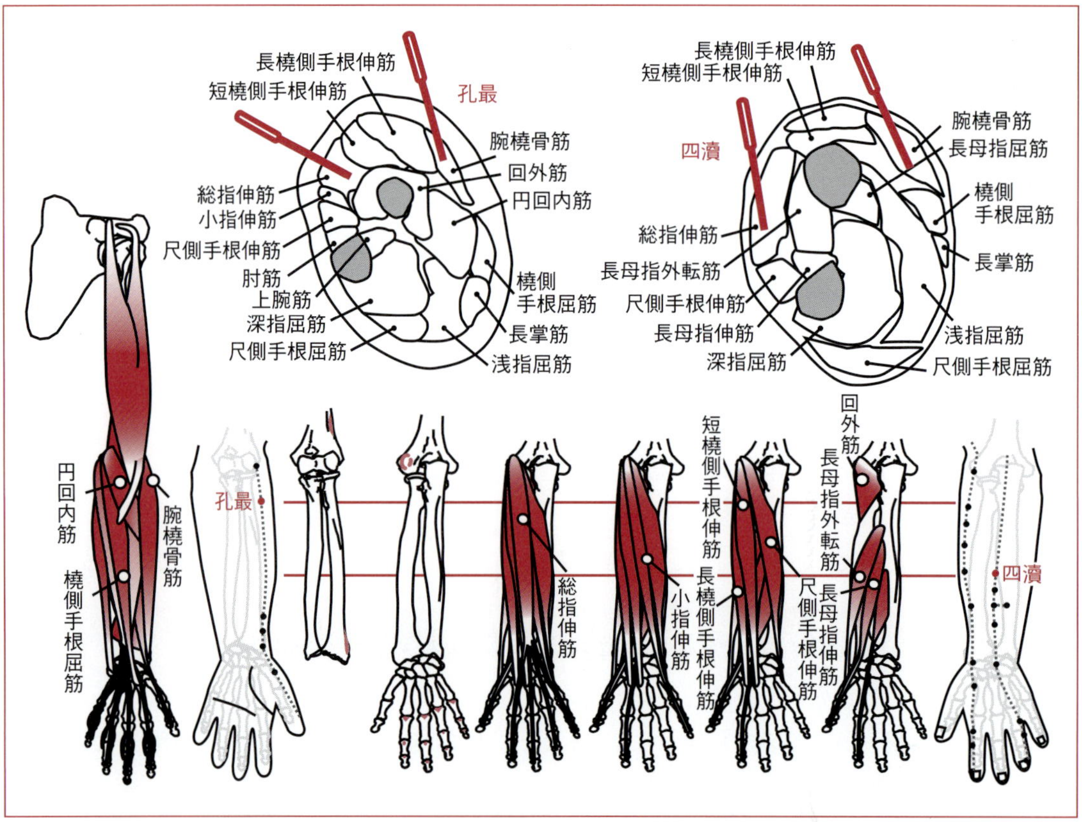

図3･18　腕橈骨筋・総指伸筋・肩甲挙筋への刺鍼（1）腕橈骨筋・総指伸筋の刺鍼部位

2）　総指伸筋（図3･18（3）B）

上腕骨外側上顆に起始し，前腕背側に筋腹を持ち，手根に近づくと細い腱となり伸筋《しんきん》支帯《したい》の下を通って，第2～5指の中節骨と末節骨に停止する．手関節の伸展もしくは第2～5指の伸展を行うことで前腕背側で触知できる．

触診は前腕回内位で行い，はじめに肘部外側の上腕骨外側上顆を確認する．中指を伸展させ，上腕骨外側上顆から中指に向かって伸びる筋が収縮した状態で，両手もしくは母指と示指で筋腹を挟み込むように中指に向かって触っていく．筋は次第に腱に移行し，手関節で4本に分かれ，各指の中節骨と末節骨につく．

3）　肩甲挙筋（図3･18（3）C）

肩甲挙筋は肩甲骨内上角に停止するため，肩甲骨上角を正しく触診できていることが重要である．起始部位の頸椎横突起は耳垂《じすい》の下方に触知できる．耳垂下で乳様突起前下方に触れるのは第1頸椎の横突起である．

側面から観察すると胸鎖乳突筋の後部を背部から上前方に向かって斜めに走る．背面では肩甲骨内上角から側面の第1～4頸椎横突起に向かう．肩凝りなどで肩甲挙筋が緊張している場合は，肩甲骨内上角に付着する筋が僧帽筋を介して硬く触れることも少な

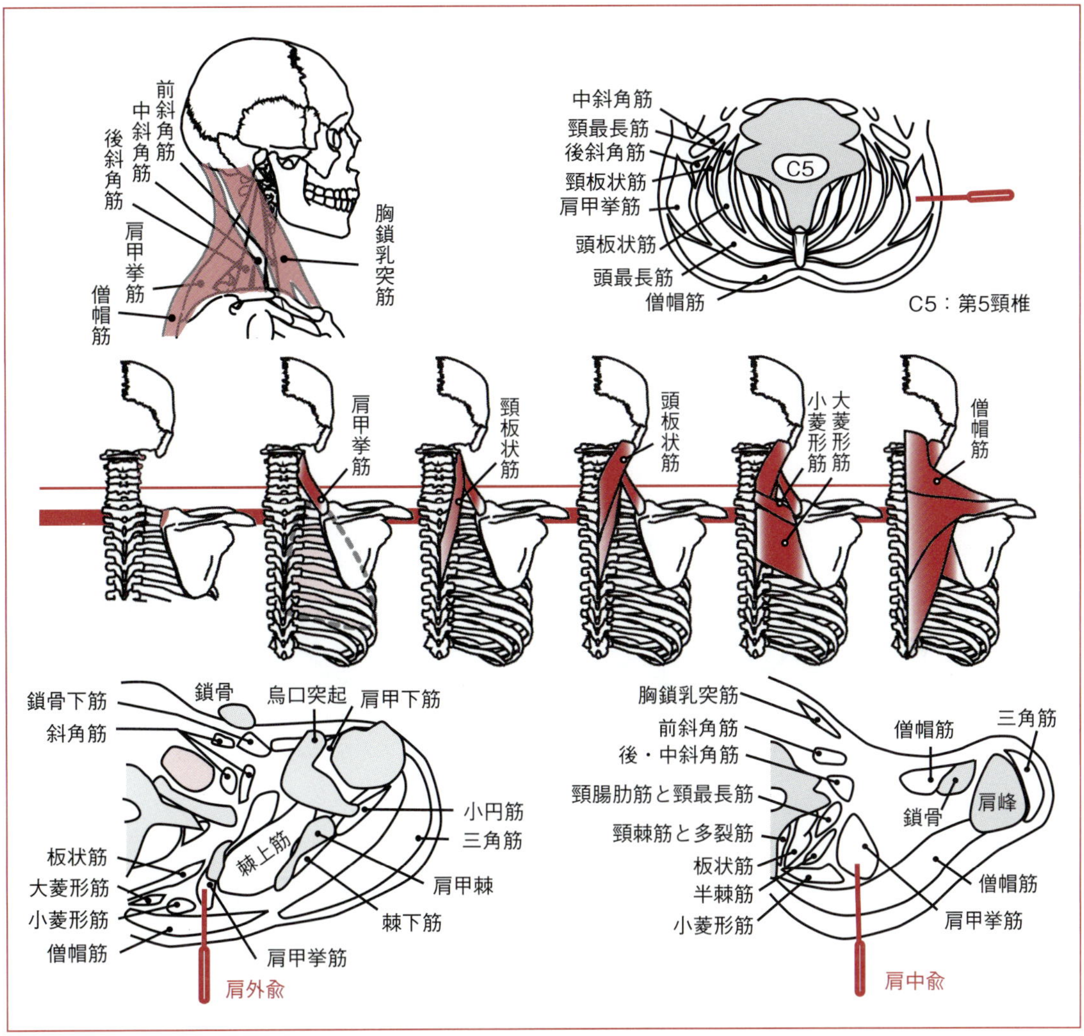

図3·18　腕橈骨筋・総指伸筋・肩甲挙筋への刺鍼（2）肩甲挙筋の刺鍼部位

くない．僧帽筋を介して触れるときは，圧をかけながら筋の走行に対して垂直に指を動かす．また，肩を挙上させるのではなく肩甲骨内側を内上方へ動かすことで，側面で硬くなる本筋に触れることができる．

触診は，頚部側面と背部からの2方向に分けて行う．頚部の触診では，耳垂の下方で僧帽筋上縁の部位に指を当て，指を押し込んだ状態で前方から後方へ大きく動かして確認する．背部からの触診では，肩甲骨上角に指を斜めに押し当て，内側から外側へ大きく動かして肩甲挙筋の内側縁を確認する．同様に外側から内側へ大きく動かして外側縁を確認し，頚部に描いた筋とつなぐ．

体表に筋を描く場合は，肩甲挙筋は僧帽筋上部線維によって不自然にみえる曲がり方をしていて正しいことに注意する．また，背部の肩甲挙筋の触診は，肩甲骨上角を探す指標となる．

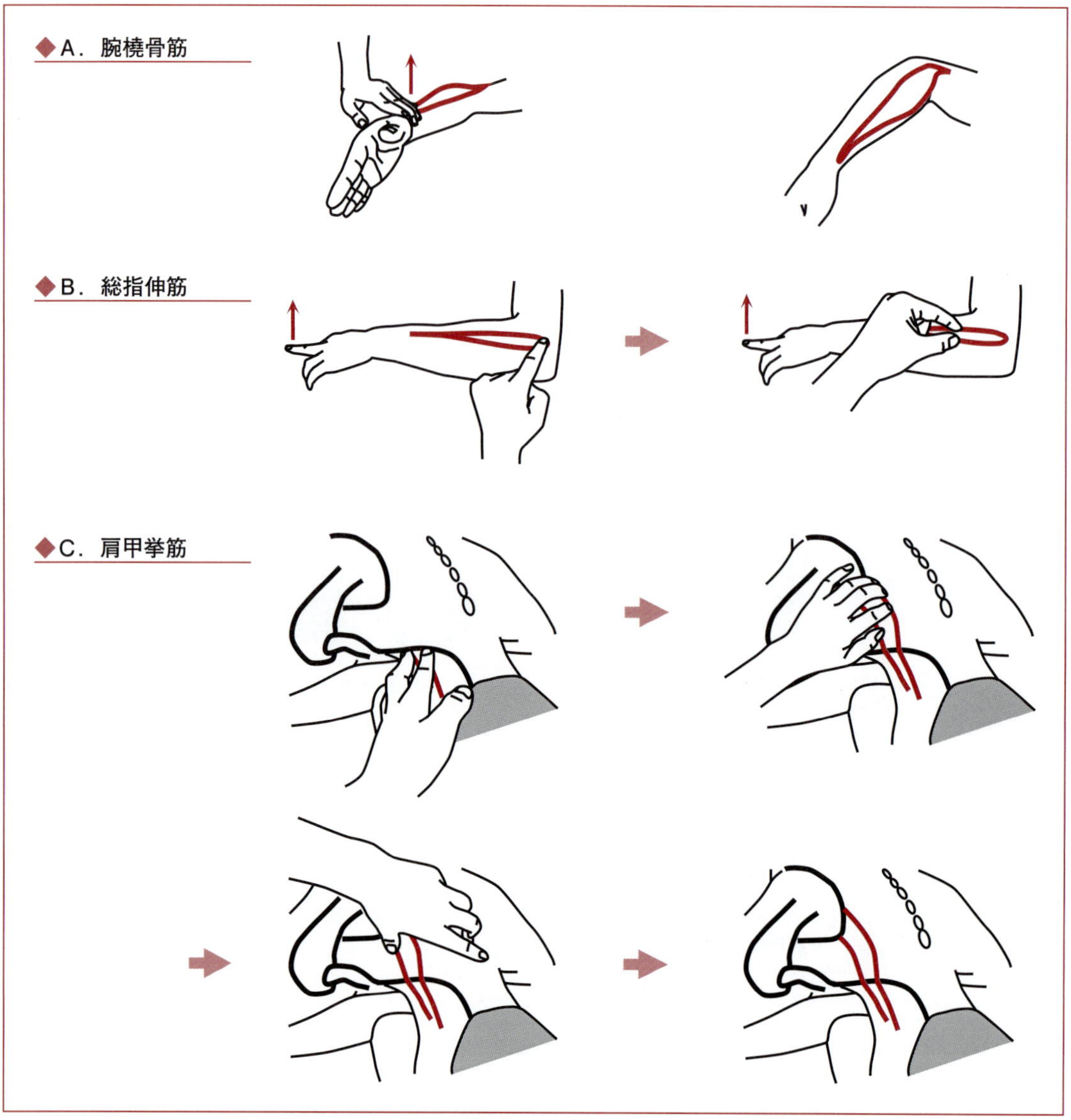

図3·18　腕橈骨筋・総指伸筋・肩甲挙筋への刺鍼（3）触診の手順

c．鍼の操作手順（図3·18（4））

薄い筋や細い筋を通電対象とする場合は，直刺するのではなく，**筋の側面から刺入することや筋の走行に沿って斜刺《しゃし》を行う**ことで筋内に接触する鍼の距離を長くして，ねらった筋肉に確実に電気を流す．

通電は，低周波ではFREQUENCY（頻度調節，周波数）を2 Hz，METHOD（通電方式変換）をL-CONTに設定し，高周波ではFREQUENCYを120 Hz，METHODをH-CONTに設定して行う．

1）　腕橈骨筋への鍼通電

前腕を中間位にして，上腕骨外側上顆上方の外縁部と橈骨茎状突起上方外側を結び，

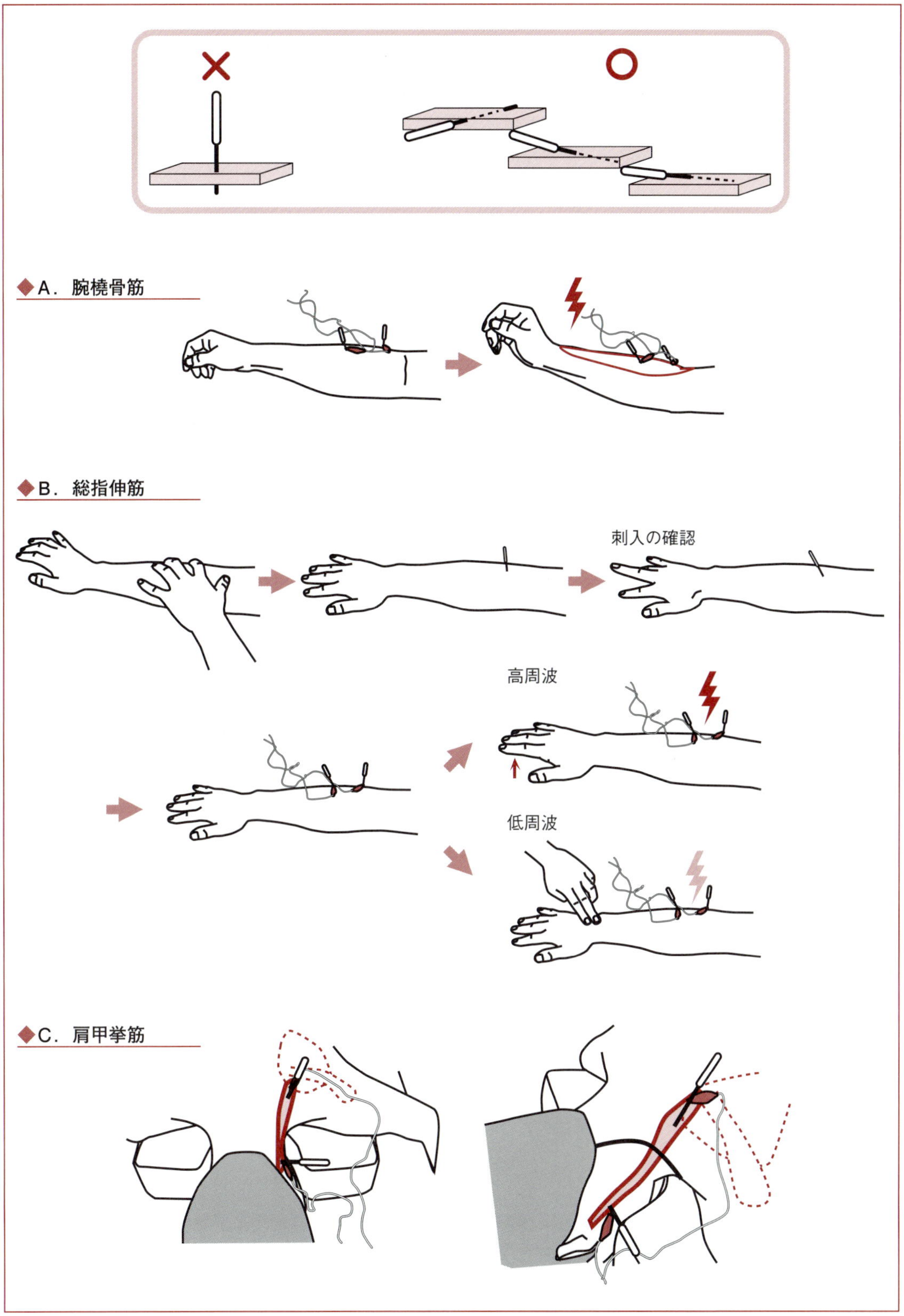

図3·18　腕橈骨筋・総指伸筋・肩甲挙筋への刺鍼（4）鍼の操作（鍼通電）

筋の縁を正しく触診して体表に描いた腕橈骨筋に鍼を刺入する．クリップで鍼を確実に挟み，高周波で通電を行うと肘関節が回外・屈曲する．

2）総指伸筋への鍼通電

上腕骨外側上顆から各指中節骨と末節骨底までの総指伸筋を体表に描き，筋腹に鍼を刺入する．指を伸展させる動作によって刺入した鍼が動けば総指伸筋に刺入されていると判断できる．筋を収縮させて筋内へ刺入していることを確認した後に，クリップで鍼を確実に挟む．高周波による通電では中指を中心とした**4指が持続的に伸展する**．低周波の通電では，手関節部の腱が動くことが確認できる．

3）肩甲挙筋への鍼通電

肩甲骨を描いてから刺鍼を行う．停止部は肩外兪から肩中兪もしくは肩甲挙筋が僧帽筋上縁から頸部側面に出てくる部位に向かって斜刺し，頸部への刺入は触診によって筋肉を確認し，押手で筋を固定して行う．クリップで鍼をつかむときには鍼がクリップの重みで抜けないように配慮して設置する．高周波で通電を行うと**肩甲骨が内上方へ動く**ことが確認できる．

課 題　以下に筋肉に対する鍼通電の課題の一例を示す．左右は入れ替えて両側できるように練習する．

被験者は腹臥位になり，肩甲骨下角までの肩背部と下腿を露出しておく．左手を頭の上に置き，右肩は90°外転し，腕をベッドの外に降ろす．

① 触　診

左右の肩甲骨，右鎖骨，右僧帽筋，右小円筋，左肩甲挙筋，左総指伸筋を体表に5分で描く．

② 通電1

40/0.20 mm（1寸3分3番）の鍼を用い，右僧帽筋，右小円筋，左肩甲挙筋，左総指伸筋の鍼通電を行うための鍼を設置し，クリップで鍼を挟むところまでを5分で行う．設置後は120 Hzで筋収縮の確認を行う．

③ 通電2

腓腹筋とヒラメ筋を体表に描き，腓腹筋を収縮させるように鍼電極を設置し，2 Hzで鍼通電を行う．腓腹筋に通電している状態で，遠位2/4の鍼をヒラメ筋まで刺入し，ヒラメ筋が収縮することを足関節の底屈によって確認する．制限時間は2分とし，鍼は40/0.20 mm（1寸3分3番）を用いる．

14 皮内鍼・円皮鍼

皮内鍼《ひないしん》は皮内に鍼を水平に刺入し，長時間留置して持続的な刺激を与える刺法である．鍼柄は円形や板状で体内に入らないように工夫されている．円皮鍼《えんぴしん》は画鋲《がびょう》状の短い鍼で，皮膚に垂直に刺入し，長時間留置して持続的な刺激を与える刺法である．これらの刺法は，美容鍼灸の耳鍼やスポーツ競技者などに用いられる．

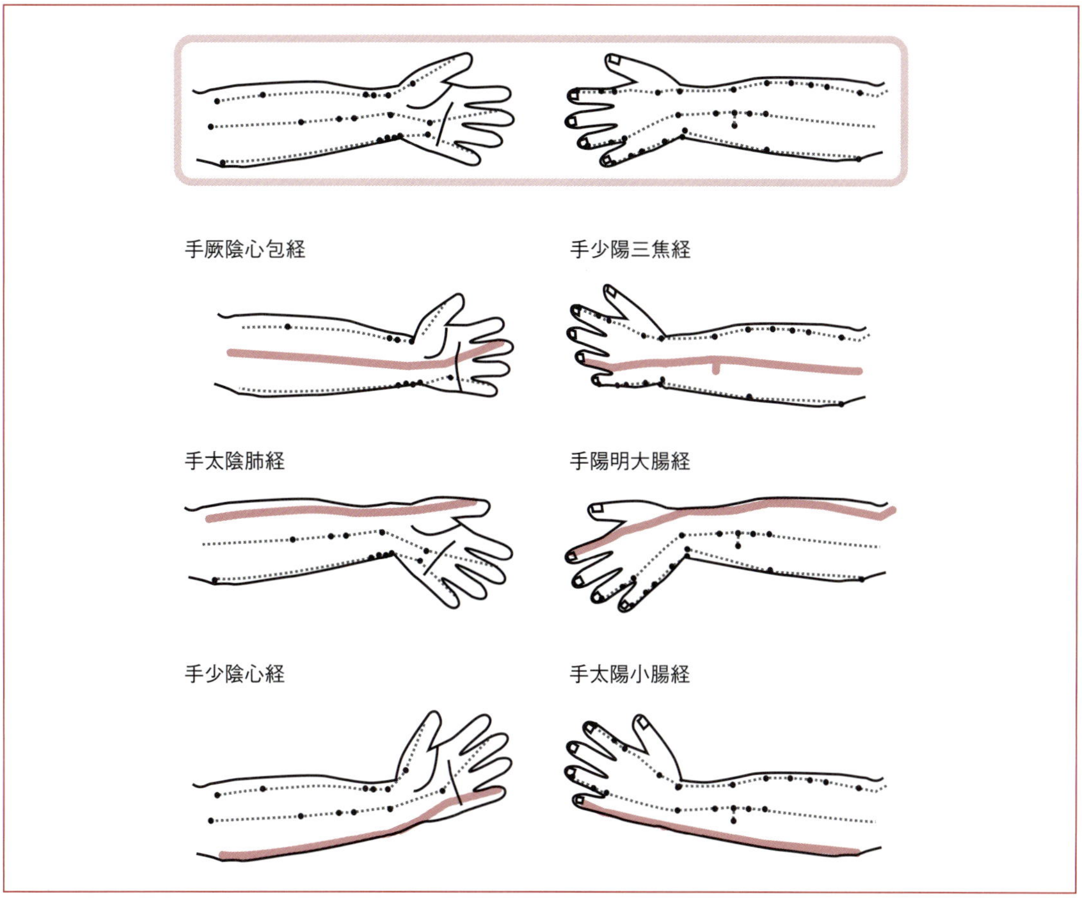

図3･19　皮内鍼・円皮鍼の操作 (1) 異常経脈の検出

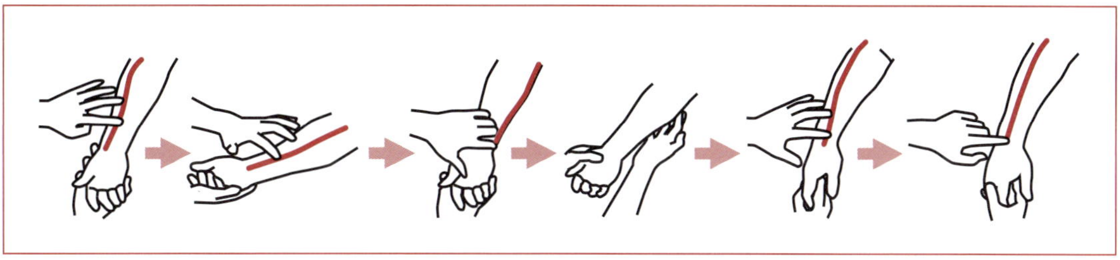

図3･19　皮内鍼・円皮鍼の操作 (2) 触診の手順

a．鍼の操作手順

1)　異常経脈の検出 (図3･19 (1))

肘関節から遠位の経穴と経脈を描き，手関節を背屈《はいくつ》，掌屈《しょうくつ》，尺屈《しゃっくつ》，橈屈《とうくつ》させ，手の経脈を自動的に伸展させる．

手関節背屈では手厥陰心包経《てけついんしんぽうけい》，掌屈では手少陽三焦経《てしょうようさんしょうけい》，尺屈では手太陰肺経《てたいいんはいけい》と手陽《てよう》明大腸経《めいだいちょうけい》，橈屈では手少陰心経《てしょういんしんけい》と手太陽小腸経《てたいようしょうちょうけい》が伸展される．伸展により痛みや緊

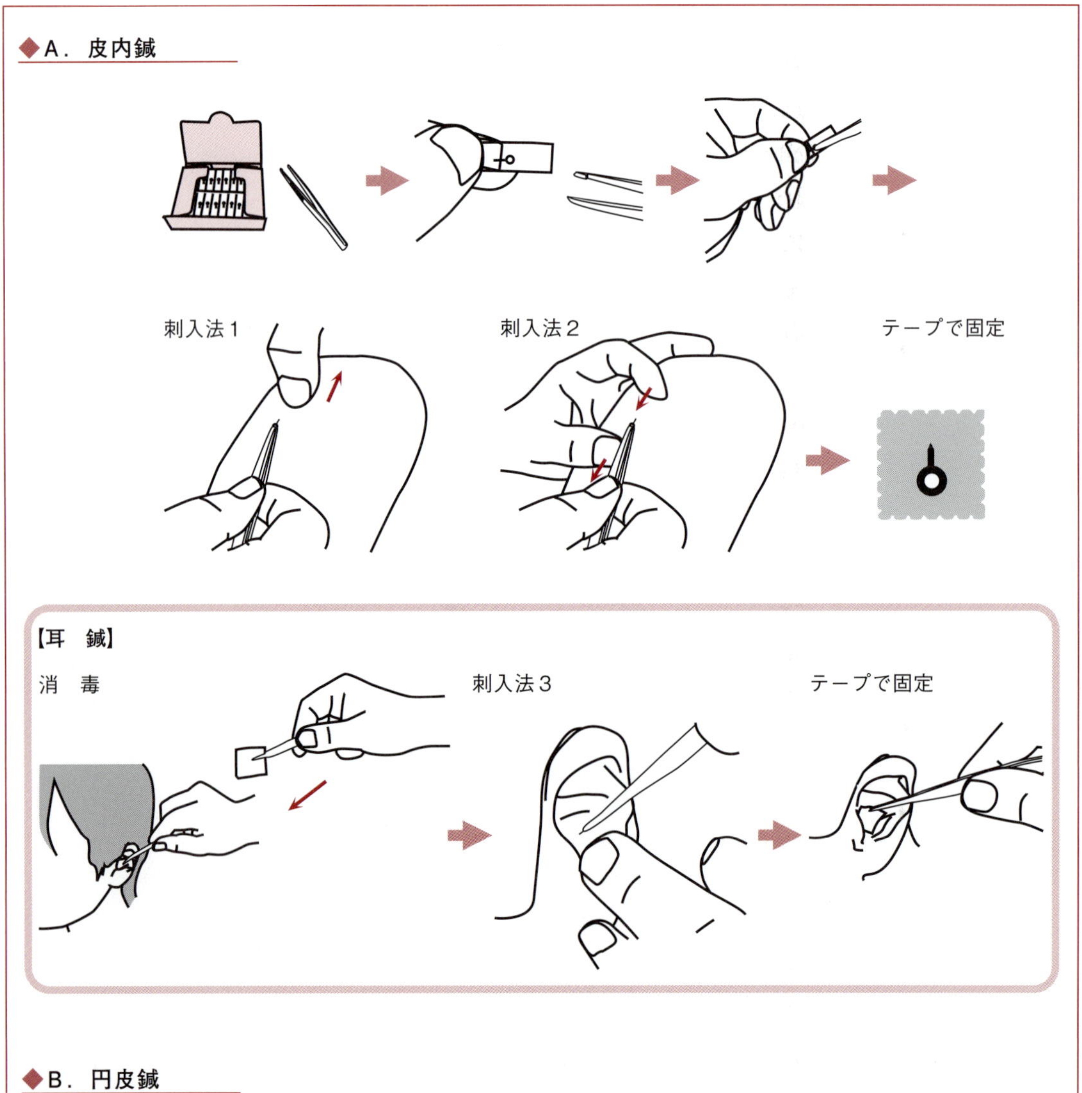

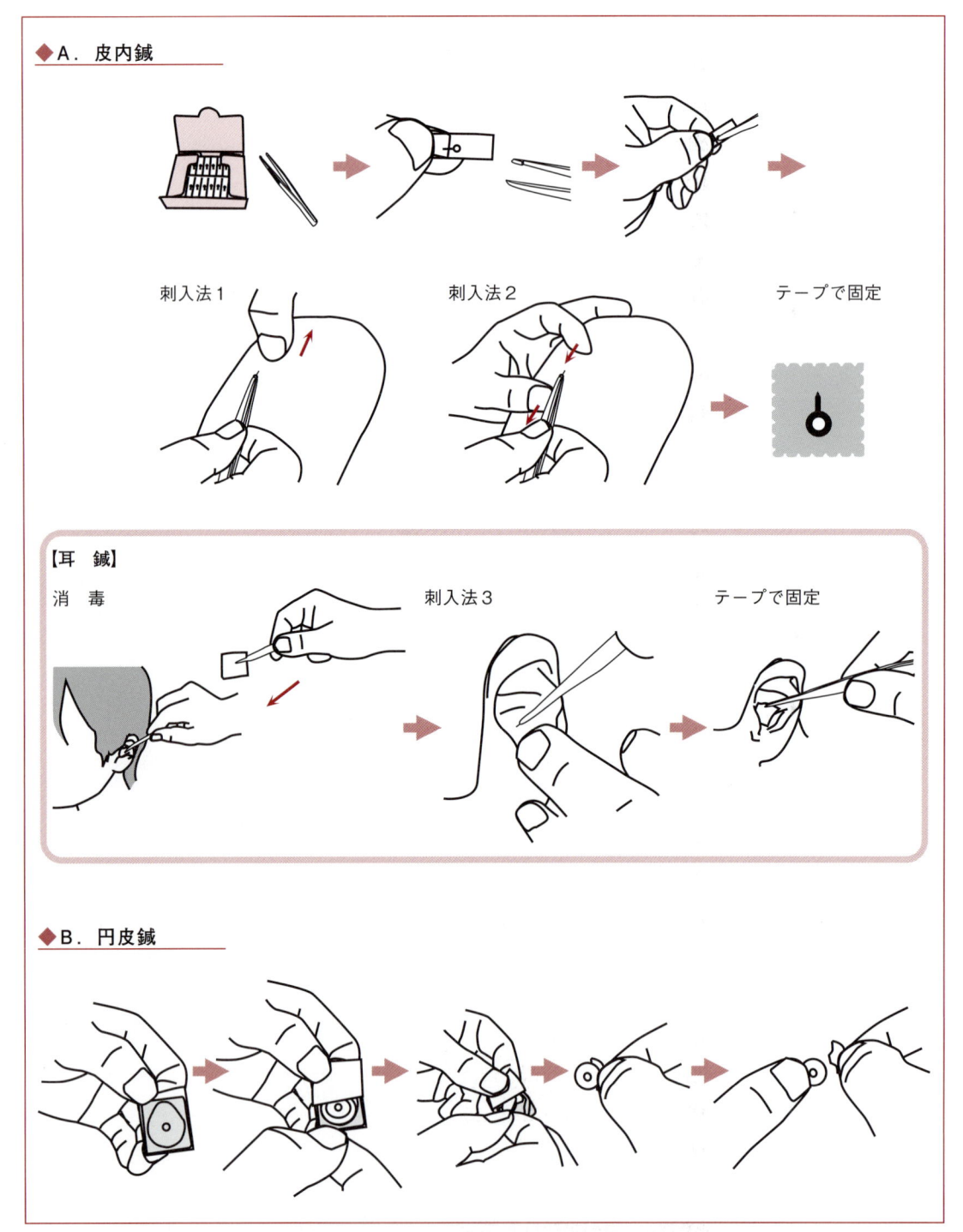

図3·19 皮内鍼・円皮鍼の操作 (3) 刺入と固定

張などの違和感が生じる経脈を探す.

次いで，背屈，掌屈，尺屈，橈屈に負荷をかけて収縮させ，収縮痛が起こる経脈（経筋の知識のある者は経筋の分布を重視する）を探す.

2） 触診の手順（図3・19（2））

伸展痛や伸展による緊張のある経脈を触診して，各経脈上の圧痛点を探す．圧痛点を押して，痛みや緊張を起こす動作を再度行わせ，症状の軽減が認められればその部位を刺入点とする．刺入部位は**経脈上であればどの部位でも良い**.

収縮痛が起こる場合も，同様にして経脈（経筋）を押して，圧痛点を探す．圧痛点を押して収縮痛が緩和する場合はその部位を刺入点とする.

3） 鍼の刺入と固定（図3・19（3））

鍼を長時間留置するため，消毒は念入りに行い，固定用のテープは粘着力の比較的強いものを選択する．長期間固定するとかぶれが起こりやすく，不衛生であることから，患者には2～3日で取り外すように指示する.

① 皮内鍼（**図3・19（3）A**）

ⓐ 刺入法1

皮内鍼をピンセットの先と平行な方向に取り，消毒部位のやや上方の皮膚を母指で押し上げた状態で鍼尖を刺入点に接触させ，**押し上げた母指をゆっくりと戻し2～3 mm刺入する**．刺入後はテープで固定する.

ⓑ 刺入法2

皮内鍼をピンセットの先と平行な方向に取り，刺入部位の上部と下部を母指と示指で張るように押さえた中間に鍼尖を接触させ，**母指と示指を同時に下方向に動かして鍼を2～3 mm刺入する**．刺入後はテープで固定する.

ⓒ 刺入法3

耳鍼では刺入部位に鍼を当て，耳を軽く手前に引いて鍼を入れる．刺入後はテープで固定する.

② 円皮鍼（**図3・19（3）B**）

鍼台から取り外した円皮鍼を皮膚に当て，鍼の上から2～3回弾入操作を行う.

15 擦過鍼（頸部・肩部・肘部の施術）

擦過《さっか》刺激を目的とした鍼には，ローラー鍼，小児鍼《しょうにしん》などがある（**図3・20（1）**）．ローラー鍼とは，擦過刺激と圧迫刺激とを与えることができるローラー状の鍼で，ローラー上に突起があり，突起の鋭さによって刺激の強度が異なる．小児鍼は，古代九鍼の鑱鍼《ざんしん》が変化したもので，小児に対する治療に頻用されるところから小児鍼と呼ばれる．本項では三角よねやま式小児鍼を用いているが，小児鍼にはさまざまな種類があり，ディスポーザブルタイプのものも販売されているので使いやすいものを各自で選択していただ

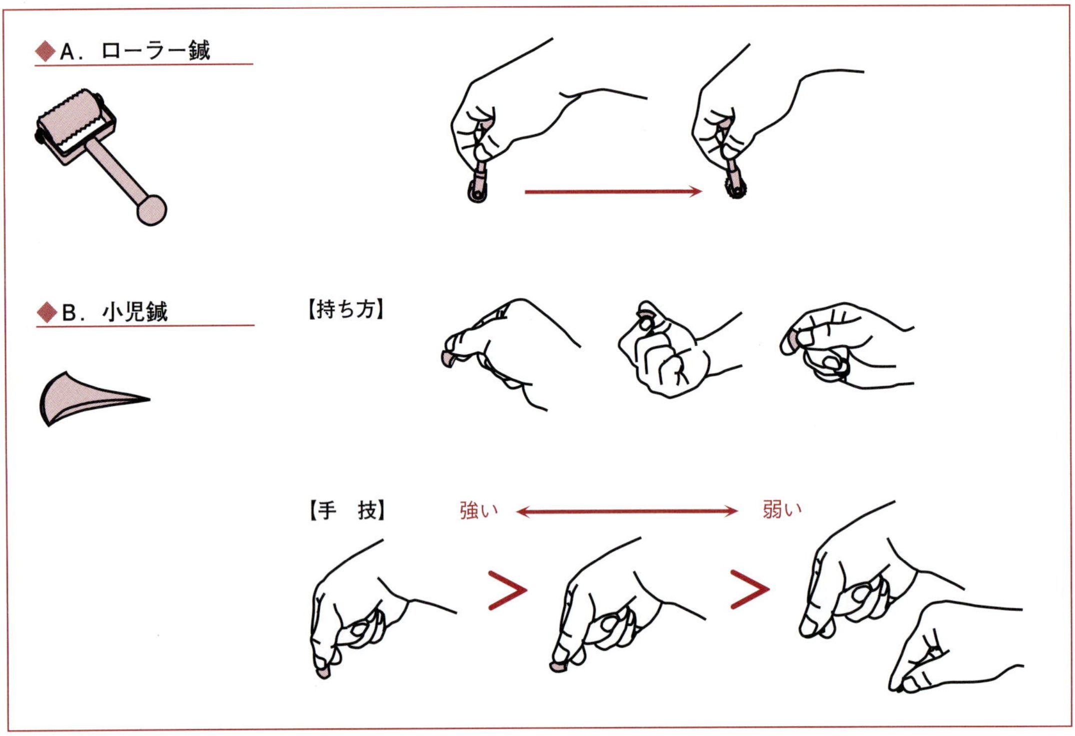

図3·20　擦過鍼（1）鍼の種類と操作手順

きたい．どちらの鍼も，擦過刺激を主目的とすることから「擦過鍼《さっかしん》」とも呼ばれている．

本項では頸部，肩部，肘部の経脈に対する伸展負荷を行うことで障害のある経脈を探し，障害経脈に対してローラー鍉もしくは小児鍼による施術を行う．経脈に対して伸展負荷を行うことで治療対象の経脈を探すことに特化した診断・治療システムには，向野義人氏が考案した「経絡テスト」がある．

a．異常経脈の検出

1）　頸部（図3·20（2））

頸部を前屈，後屈，側屈することで経脈を伸展し，伸展されることでつっぱりや緊張，痛みを感じる経脈を異常のある経脈として，治療対象とする．

頸部前屈では督脈，足太陽膀胱経，手太陽小腸経が伸展され，頸部後屈では任脈，足陽明胃経，手陽明大腸経が伸展される．最大に後屈した場合は，足少陰腎経，手太陰肺経にも伸展負荷がかかる．頸部側屈では足少陽胆経，手少陽三焦経，手陽明大腸経が伸展され，頸部回旋では手陽明大腸経，手太陽小腸経が伸展される．障害経脈を絞り込む場合は，**経脈の走行に沿って伸展を行う**と良い．たとえば，回旋では手陽明大腸経と手太陽小腸経が主に伸展されるが，後屈かつ回旋では手陽明大腸経，前屈かつ回旋では手太陽小腸経が伸展される．

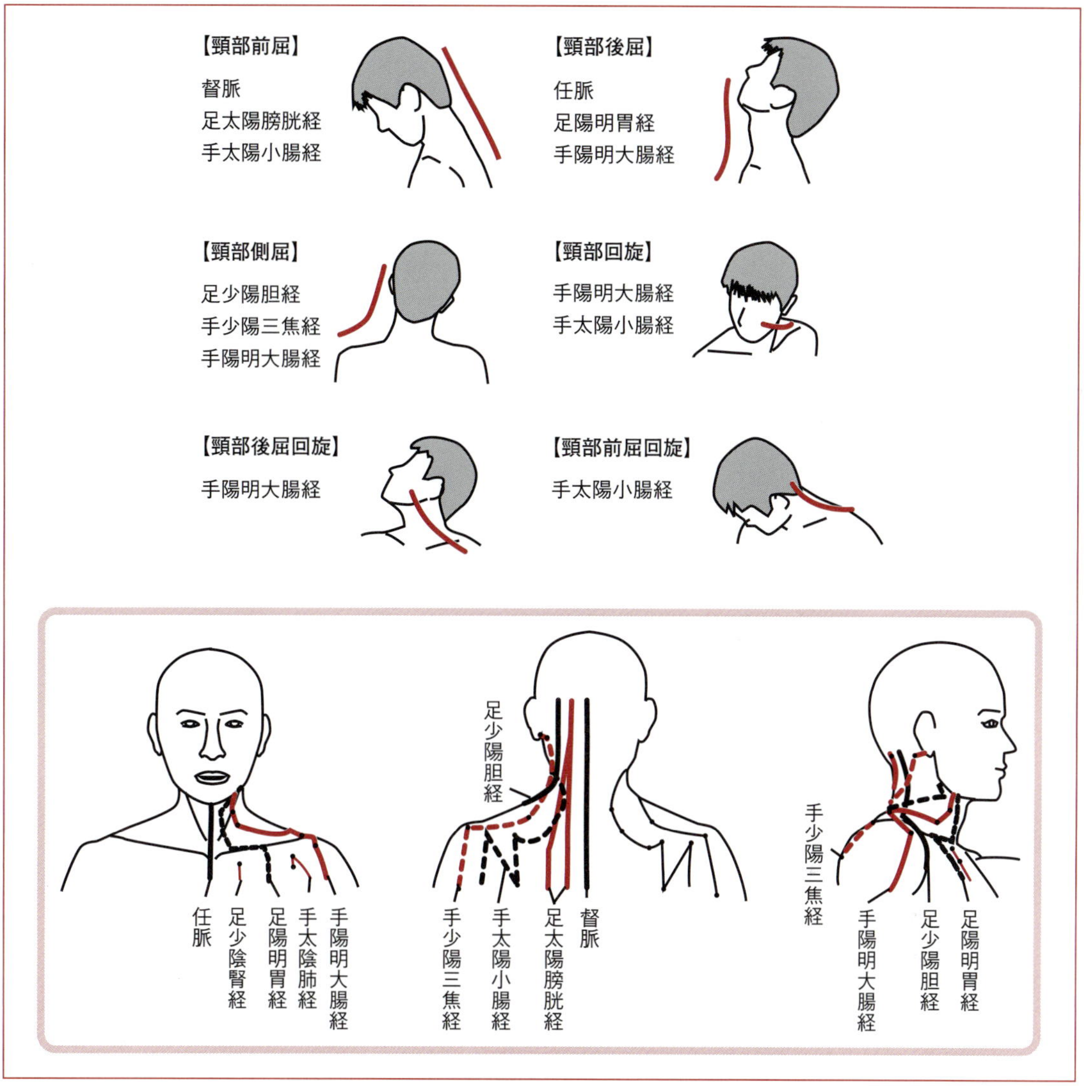

図3·20 擦過鍼（2）頸部に関する異常経脈の検出

2） 肩部，肘部（図3·20（3））

肩関節の屈曲，伸展，外転や肘関節の屈曲，伸展，回外，回内によって経脈を伸展し，伸展されることでつっぱりや緊張，痛みを感じる経脈を異常のある経脈として，治療対象とする．

前腕中間位で肩関節を屈曲すると手少陰心経，手太陽小腸経が伸展し，肩関節を伸展させた場合には手太陰肺経，手陽明大腸経が伸展される．手掌を前方に向けた状態での肩関節外転では手少陰心経，手太陽小腸経が伸展し，肩関節伸展や水平伸展では手厥陰心包経が伸展される．前腕回外位での肩関節外転や水平内転では手少陽三焦経が伸展される．

肘関節回外では手少陰心経と手太陽小腸経，回内では手太陰肺経と手陽明大腸経，伸

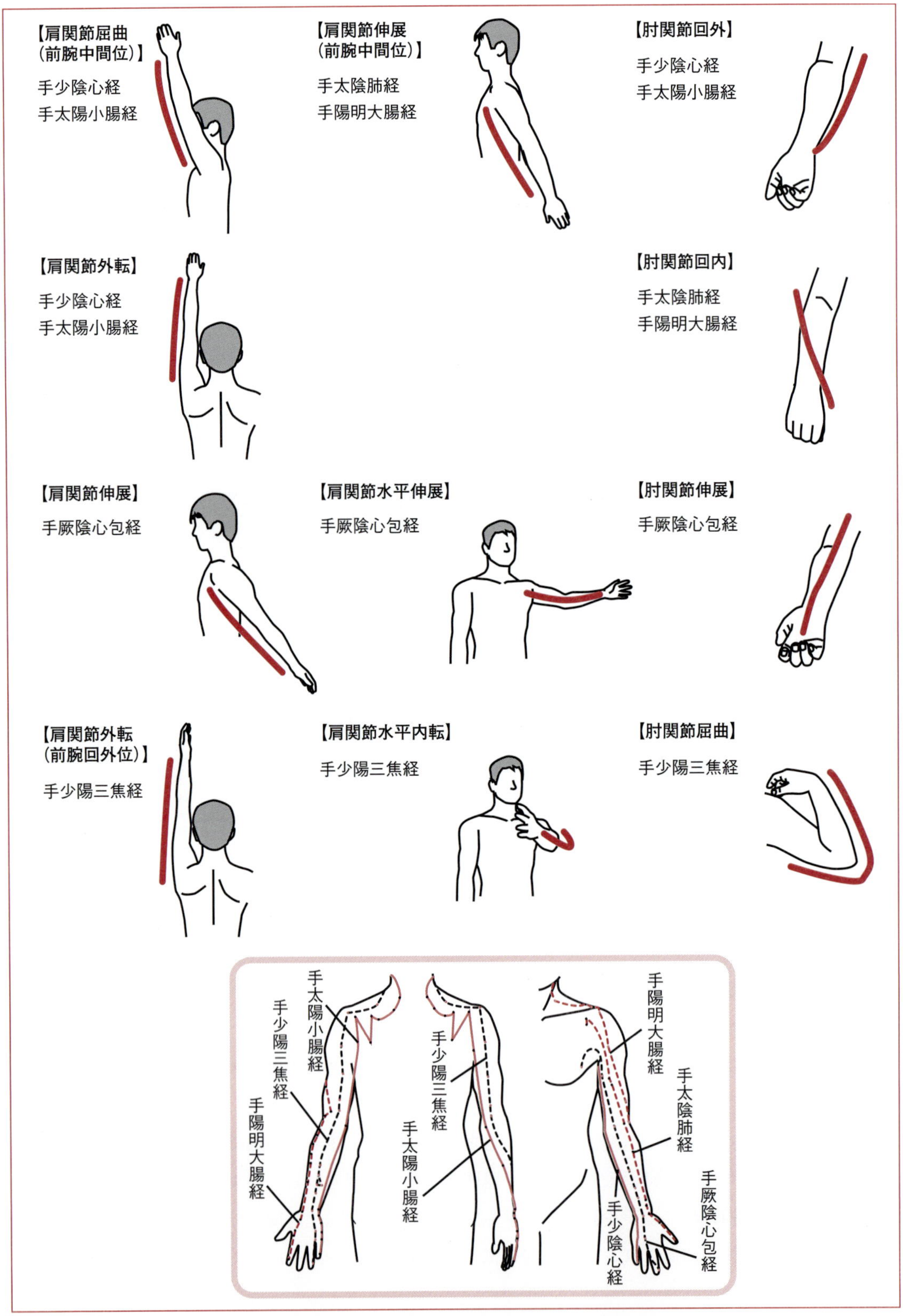

図3·20　擦過鍼（3）肩部・肘部に関する異常経脈の検出

展では手厥陰心包経，屈曲では手少陽三焦経が伸展される．

b．鍼の操作手順（図3･20（1））

1） 頸 部

滅菌済みのローラー鍼を用意し，異常のある経脈の消毒を行った後に，経脈に沿って擦過・圧迫する．

施術後には，再度，経脈を伸展させ変化を確認する．

2） 肩部，肘部

前腕より末端の障害経脈に対し，小児鍼で経脈に沿って擦過する．その後，再度，肩と肘の経脈を伸展させ，伸展によるつっぱりや緊張が取れない場合は，つっぱりと緊張の局所に小児鍼により擦過を行う．

小児鍼は母指と示指によって把持し，刺激強度を強めるときは指先から出して使用する．刺激強度を弱めるときは，指尖が小児鍼先端よりも出た状態で把持する．皮膚に対して鍼を立てて接触させれば刺激は強くなり，横にして使えば弱くなる．持ち方と皮膚への接触角度を変化させることで刺激強度を制御し，皮膚が赤くなったところで終了する．

16 擦過鍼（腰部・下肢の施術）

本項では腰部，股関節，膝関節，足関節の経脈に対する伸展負荷を行うことで異常のある経脈を探し，ローラー鍼および小児鍼を用いて通経《つうけい》を図る．擦過鍼による変化が乏しい場合や効果が持続しない場合は異常経脈上の経穴もしくは反応点に対し，皮内鍼もしくは円皮鍼を行う．

a．異常経脈の検出

1） 腰部（図3･20（4））

腰部を前屈，後屈，側屈，回旋することで経脈を伸展し，伸展されることでつっぱりや緊張，痛みを感じる経脈を治療対象とする．

腰部前屈では背部を循行する督脈と足太陽膀胱経が伸展され，腰部後屈では腹部を循行する任脈，足少陰腎経，足陽明胃経，足太陰脾経が伸展される．腰部側屈では体幹側面を循行する足厥陰肝経と足少陽胆経が伸展され，腰部回旋では督脈，足厥陰肝経，足少陽胆経が伸展される．

2） 股部，膝部（図3･20（5）A）

股関節を屈曲，伸展，内旋，外旋することで経脈を伸展し，伸展されることでつっぱりや緊張，痛みを感じる経脈を異常のある経脈とし，治療対象とする．

股関節屈曲では大腿後面を循行する足太陽膀胱経と足少陰腎経が伸展され，股関節伸展では大腿前面を循行する足陽明胃経と足太陰脾経が伸展される．股関節内旋では大腿

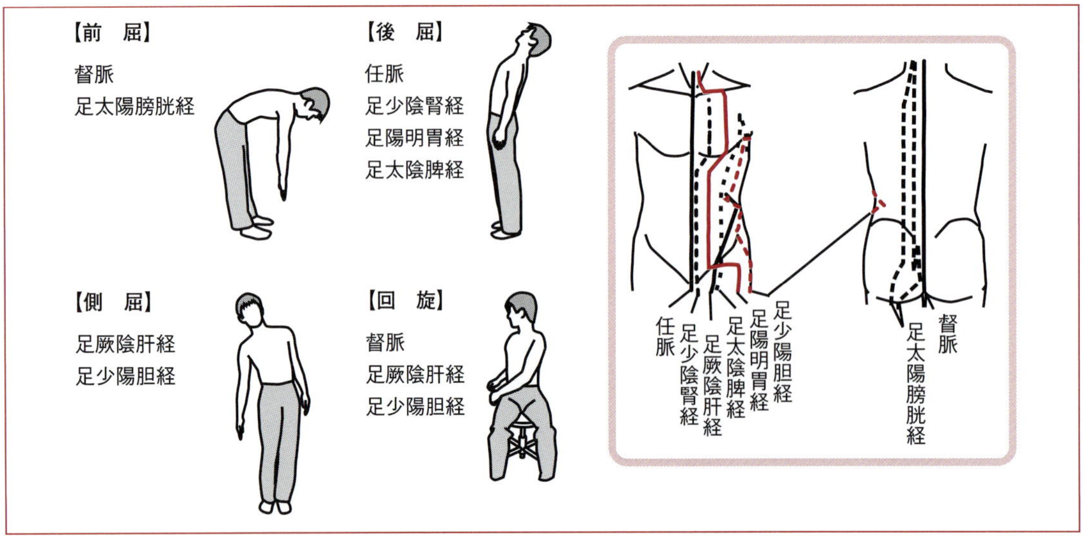

図3·20　擦過鍼(4)腰部に関する異常経脈の検出

外側を循行する足少陽胆経，股関節外旋では大腿内側を循行する足厥陰肝経が伸展される．

膝関節は屈曲，伸展によって経脈を伸展させるが，股関節と同時に確認することができる．膝関節伸展位で股関節を屈曲させると足太陽膀胱経と足少陰腎経が伸展され，股関節伸展位で膝関節を屈曲させると足陽明胃経と足太陰脾経が伸展される．

3)　足部(図3·20(5)B)

足関節を背屈，底屈，内反，外反することで経脈を伸展し，伸展されることでつっぱりや緊張，痛みを感じる経脈を異常のある経脈とし，治療対象とする．

足関節背屈では下腿後面を循行する足太陽膀胱経と足少陰腎経が伸展され，足関節底屈では関節前面を循行する足厥陰肝経，足陽明胃経，足太陰脾経が伸展される．足関節内反では主に足少陽胆経が伸展され，足関節外反では主に足少陰腎経が伸展される．

b．鍼の操作手順

擦過部位を消毒後，ローラー鍼もしくは小児鍼を用いて擦過する．施術は下肢末端から行い，擦過を数回行う毎に，経脈伸展によるつっぱりや緊張，痛みの出現について確認する．

擦過鍼による変化が乏しい場合や効果が持続しない場合は異常経脈上の経穴もしくは反応点に対し，皮内鍼もしくは円皮鍼を行う．

課　題　① 肘から末端の経絡経穴を左右7分，膝から末端の経絡経穴を左右10分で描けるように練習する．

② 頸・肩・肘・腰・股・膝・足に対して効率良く経絡伸展負荷を行う手順を構築する．

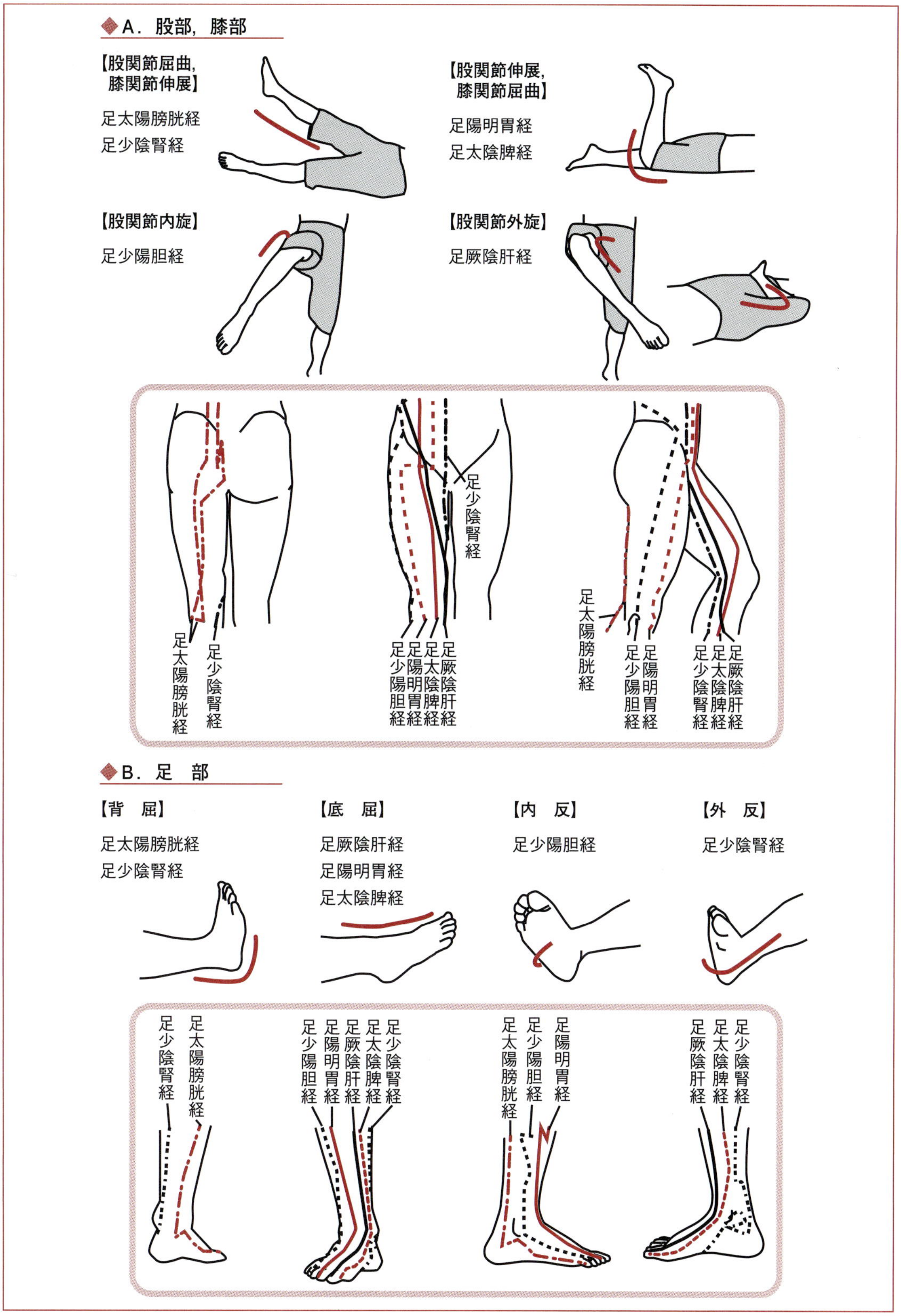

図3·20 擦過鍼（5）下肢に関する異常経脈の検出

17 円 鍉

円鍉《えんしん》とは先端が球状の鍼で，患部の擦過・圧迫に用いる．刺入しないので組織を傷つけず，鍼に抵抗のある患者や小児に対する有効な治療手技である．

本項では，「経筋《けいきん》」の治療として円鍉を用いる．経筋とは体の動きから考えられた十二経脈に養われている筋肉系統で，筋肉や関節の屈伸や肢体の運動に際して重要な作用を持ち，『黄帝内経霊枢《こうていだいけいれいすう》』経筋篇第十三では「つっぱり，引きつり，痙攣，(動作時の)痛みは経筋が主《つかさど》る」と書かれ，経筋病候《びょうこう》の多くは運動方面の異常に現れる．実習では，運動時の筋肉のひきつり，つっぱり，痛みに着目して異常のある経筋を探る．

一般に経筋病候の治療は発病部位を刺激することである．古代の医書では「痛むところを腧《ゆ》とする」といい，経筋病候では痛む部位＝「阿是穴《あぜけつ》」に鍼灸を施《ほどこ》す．阿是穴の探索は，経筋が四肢末端から起こり頭身に終わっていることから，四肢末端から頭身に向かって行い，治療も四肢末端から行う．また，経絡と密接に関係しているため，関連した経絡の穴位も治療対象となる．

a．異常経筋の検出

異常経筋の検出方法は，**動作時の痛みや引きつり**を確認する方法が主体となる．自動運動で痛みや引きつりが認められない場合は，負荷をかけて確認する．動作時に著明な自覚が認められない場合は，触診によって圧痛点を探し，その分布から異常のある経筋を推測する．

1） 前腕部（図3·21（1））

手関節と肘関節の屈曲動作で前腕の内側に痛み，引きつりが起これば前腕の内側に分布する手太陰経筋，手厥陰経筋，手少陰経筋の異常が考えられ，手関節と肘関節の伸展動作で前腕の外側に痛み，引きつりが起これば前腕の外側に分布する手陽明経筋，手少陽経筋，手太陽経筋の異常が考えられる．手関節の尺屈動作や肘の内反動作では手少陰経筋と手太陽経筋，手関節の橈屈動作や肘の外反動作では手太陰経筋と手陽明経筋の異常が考えられる．

2） 肩部（図3·21（2））

肩関節屈曲動作で肩前面に痛み，引きつりが起これば，肩前面に分布する手陽明経筋と手太陰経筋，伸展動作で肩後面に痛み，引きつりが起これば，肩後面に分布する手少陽経筋，手太陽経筋，足太陽経筋の異常が考えられる．前腕回外位での肩関節外転動作では手太陰経筋と手厥陰経筋，前腕中間位での肩関節外転動作では手陽明経筋と手太陰経筋の異常が考えられる．肩関節水平外転動作では肩後面に分布する手少陽経筋と手太陽経筋，肩関節水平内転動作では肩前面に分布する足少陽経筋と手厥陰経筋の異常が考えられ，肩関節外旋動作では足太陽経筋と手太陽経筋，肩関節内旋動作では足太陽経筋と足少陽経筋の異常が考えられる．

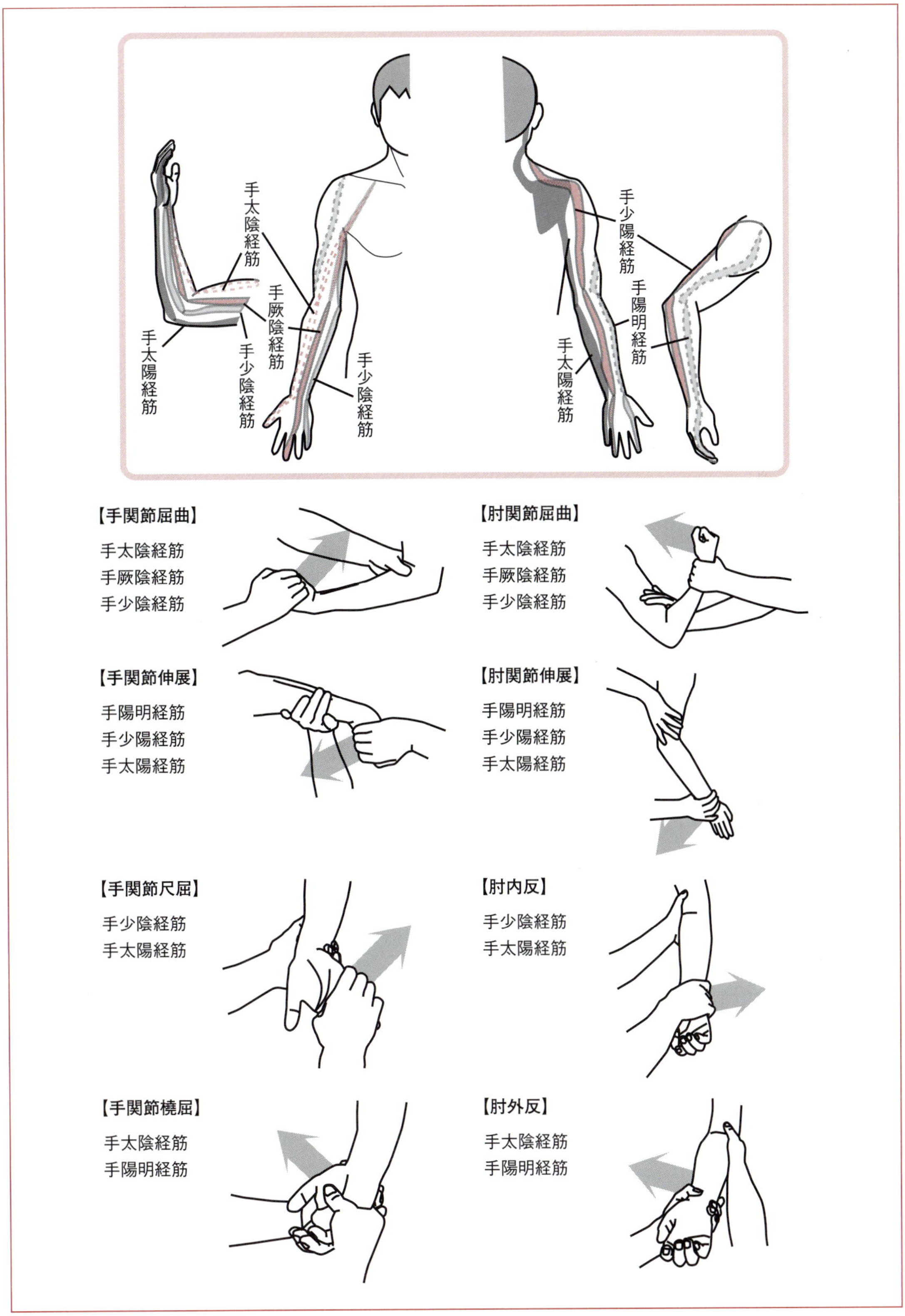

図3･21　円鍉（1）前腕部に関する異常経筋の検出

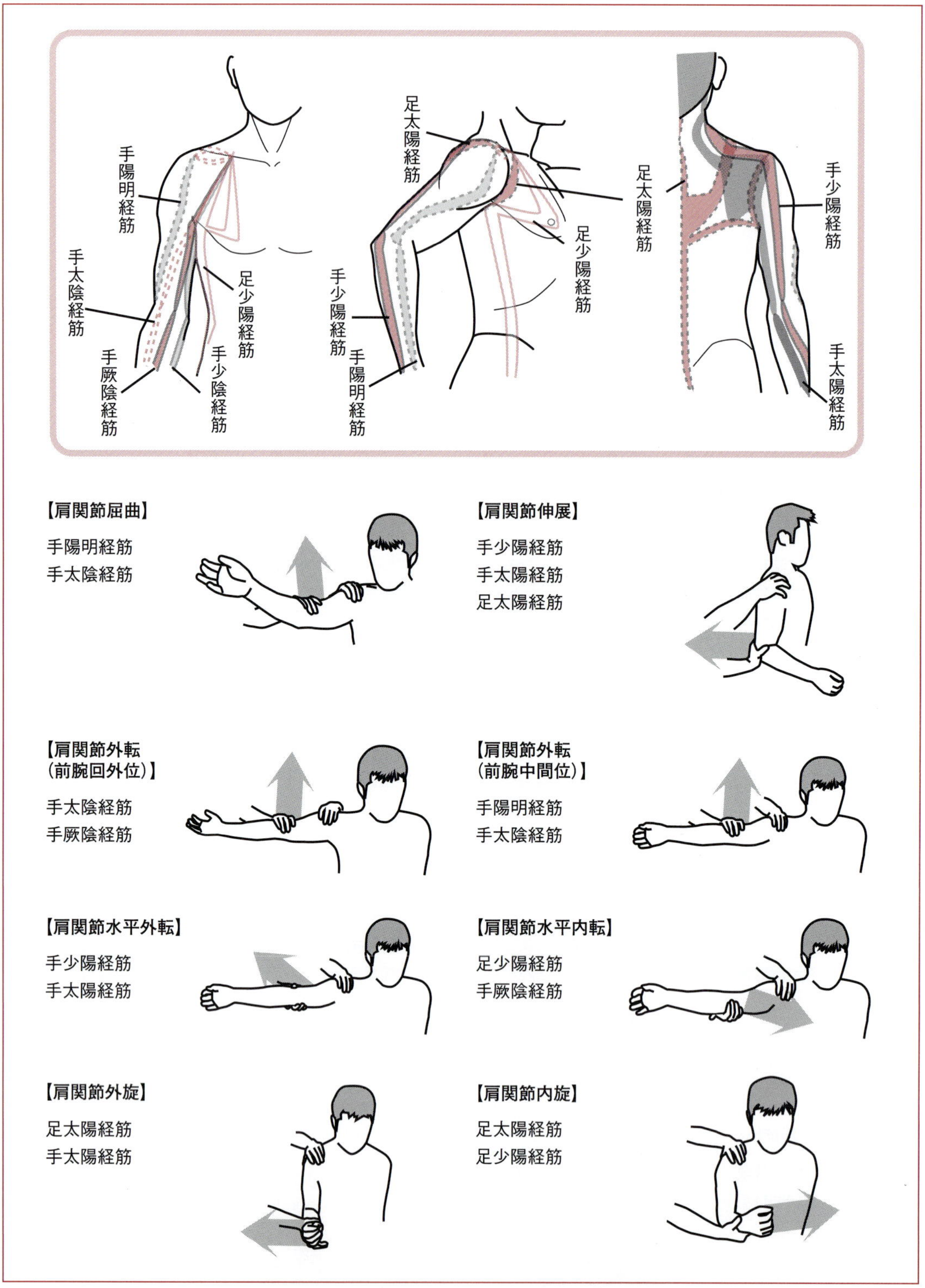

図3·21 円鍉（2）肩部に関する異常経筋の検出

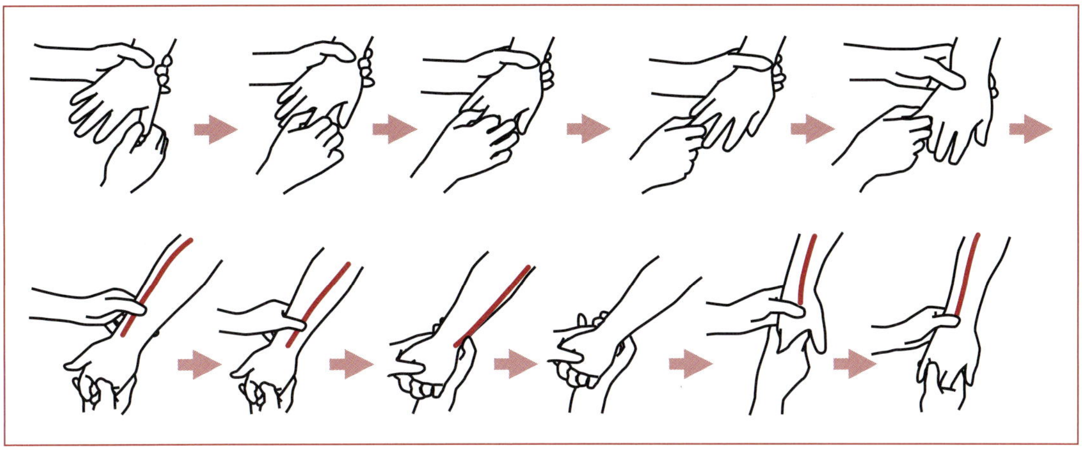

図3·21　円鍼（3）触診の手順

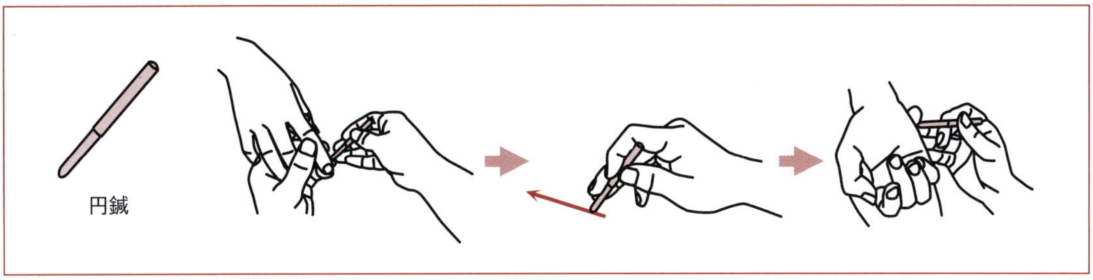

図3·21　円鍼（4）鍼の操作手順

b．触診の手順（図3·21（3））

経筋の治療は，圧痛点を治療点として用いる．経筋は四肢末端から起こり頭身に終わるため，圧痛点は**四肢末端から頭身に向かって触診し**，治療も四肢末端から行う．圧痛点の触診には治療部位を求める以外に異常経筋を絞り込む意義がある．たとえば，肩関節屈曲動作で肩前面に痛みが起こる場合には手陽明経筋と手太陰経筋の異常が考えられるが，手陽明経筋上に圧痛が認められ，手太陰経筋上には圧痛が存在しない場合は，手陽明経筋の異常と判断できる．両方の経筋上に圧痛が認められる場合は，単独経筋ではなく複数の経筋に異常が現れていると判断する．

c．鍼の操作手順（図3·21（4））

触診によって探し出した圧痛点に対して，**末端から順に円鍼で圧迫刺激を行う**．次の圧痛点への移動は円鍼を推動して行い，末梢から体幹へ向かって刺激することを数回繰り返した後に，動作による痛み，引きつりの状態を確認する．

18 鍉　鍼

鍉鍼《ていしん》とは先端が丸くなっている鍼で，組織に刺入せず点圧する目的で使用する．刺入しないので組織を傷つけず，擦過鍼や円鍼と同様に鍼に抵抗のある患者や小児に対する治療に有効な手技の一つである．また，現代では鍉鍼が発展したものとして金粒，銀粒，磁気粒などで持続的に圧迫・刺激する方法が普及している．

本項では下半身に関する経筋の異常を検査し，鍉鍼と銀粒による施術を行う．

a．異常経筋の検出（図3·22（1））

異常経筋は，主に動作時の痛みや引きつりを確認することで検出する．自動運動で痛みや引きつりが認められない場合は，負荷をかけて確認する．動作時に著明な自覚が認められない場合は，触診によって圧痛点を探し，その分布から異常のある経筋を推測する．

1）　足部，膝部，股部

足関節背屈動作で下腿前面に痛みや引きつりが起これば，下腿前面に分布する足陽明経筋，足厥陰経筋，足少陽経筋の異常が考えられ，膝関節伸展動作では大腿前面に分布する足陽明経筋，足少陽経筋，足太陰経筋の異常，股関節屈曲では股前面に分布する足陽明経筋，足太陰経筋の異常が考えられる．足関節底屈動作で下腿後面に痛みや引きつりが起これば，下腿後面に分布する足太陽経筋と足少陰経筋，膝関節屈曲動作では大腿後面に分布する足太陽経筋と足少陰経筋，股関節伸展動作では殿部に分布する足太陽経筋と足少陽経筋が考えられる．足関節内反動作では下腿内側に分布する足厥陰経筋，足太陰経筋，足少陰経筋の異常が考えられ，足関節内旋動作では下腿内側前面に分布する足厥陰経筋と足太陰経筋，股関節外旋動作と股関節内転動作では大腿内側に分布する足厥陰経筋，足太陰経筋，足少陰経筋の異常が考えられる．足関節外反動作と足関節外旋動作では下腿外側に分布する足少陽経筋と足陽明経筋の異常，股関節内旋動作と股関節外転動作では殿部，大腿外側に分布する足少陽経筋と足陽明経筋の異常が考えられる．

b．触診の手順（図3·22（2））

圧痛点の触診は足趾《そくし》から行い，下腿では経脈・経筋に沿って圧診《あっしん》する．

異常経筋は，動作時の痛みや引きつり，圧痛の出現状況に加えて，圧痛点を押さえた状態で動作を行わせ，痛みや引きつりが軽減もしくは消失する経筋を探すことで決定する．また，銀粒を貼りつける部位は，**圧痛点を押さえた状態で動作を行ったときに痛みや引きつりの軽減が最も顕著な部位**とする．

c．鍼の操作手順（図3·22（3））

触診によって探し出した圧痛点に対して，末端から鍉鍼で圧迫刺激を行う．圧痛点へ

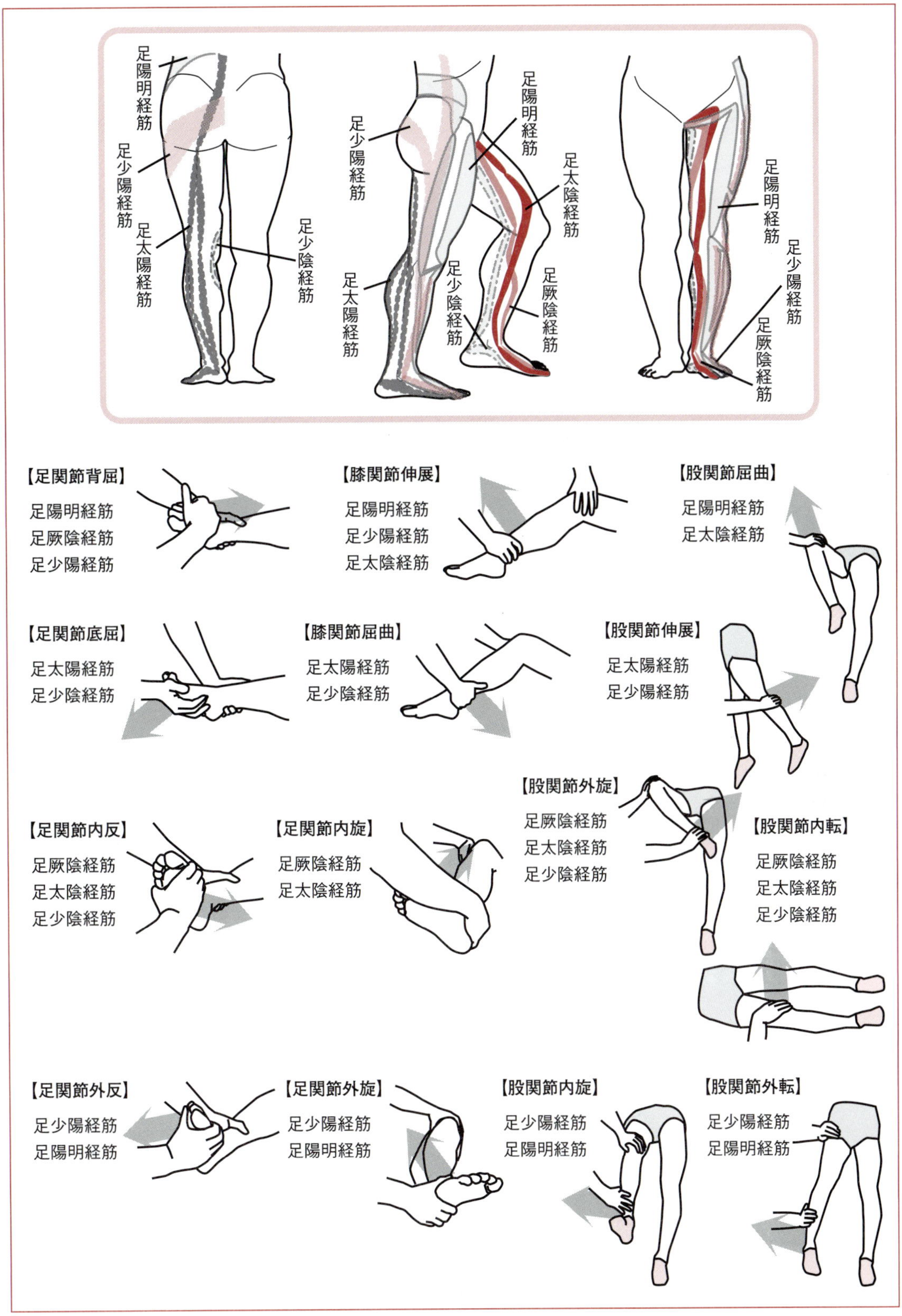

図3·22　鍉鍼（1）異常経筋の検出

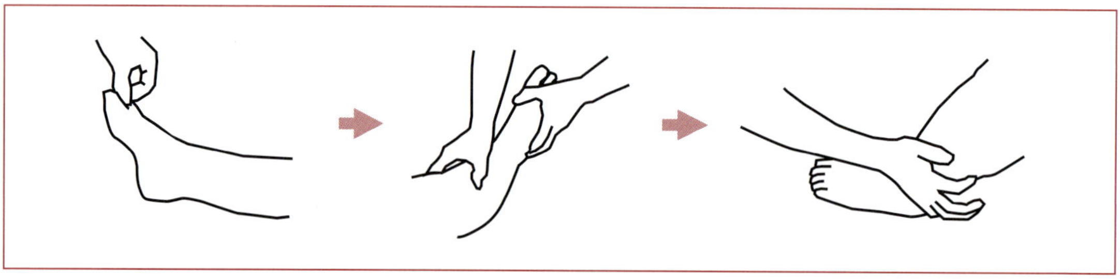

図3・22　鍉鍼 (2) 触診の手順

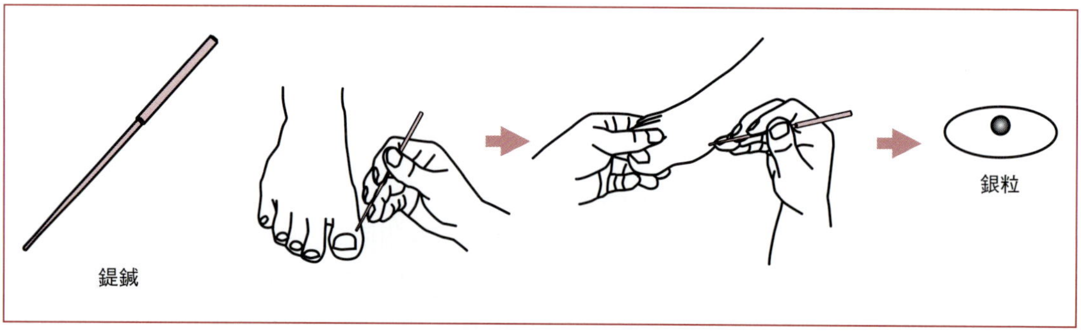

図3・22　鍉鍼 (3) 鍼の操作手順

の移動は鍉鍼を推動して行い，これを数回繰り返した後に，動作による痛みや引きつりの状態を確認する．また，効果を持続させるために最も圧痛の強い部位に銀粒を貼りつける．

Ⅱ．灸技術の練習法

1 艾炷灸の基本技術

灸法は瘢痕《はんこん》の有無によって有痕灸《ゆうこんきゅう》と無痕灸《むこんきゅう》に分類され，艾が皮膚面に直接接触するかしないかによって直接灸《ちょくせつきゅう》と間接灸《かんせつきゅう》に分類される．その他，道具の特徴に基づいて艾《がい》炷灸《しゅきゅう》，棒灸《ぼうきゅう》もしくは艾条灸《がいじょうきゅう》，温筒灸《おんとうきゅう》，薬物灸《やくぶつきゅう》に分類される．

艾炷灸の手技は有痕灸，無痕灸，直接灸，間接灸のすべてに用いられ，灸法の中で最も応用範囲が広い手技である．大きさは半米粒大《はんべいりゅうだい》，米粒大《べいりゅうだい》，小豆大《あずきだい》，大豆大《だいずだい》，空豆大《そらまめだい》などで表現され，一般的に直接灸には半米粒大・米粒大，間接灸には大豆大・空豆大のものが適当とされている．

艾炷灸の練習はマス目を書いた用紙の上に艾炷を立てて燃焼させることで行う（**図3·23**）．練習では，半米粒大もしくは米粒大の艾炷を**速く多く作り燃焼させる**ことを第一目標とし，艾炷の形や大きさ，立てることにこだわらない．短時間で多くの艾炷が作れるようになれば，軟らかい艾炷が作れるようになり，形は次第に整っていく．形にこだわった硬い艾炷を少数作るよりは，多少形が不細工でも軟らかい艾炷を速く作れるほうが臨床で使用できる灸となりやすい．艾炷を立てることにこだわる人もいるが，紙の上では必ずしもすべての艾炷が立つものではない．特に初学者は手に汗をかく人が多く，紙面は水分を吸収してたわみ，立てた艾炷がふとした拍子に跳ね上がることも少なくない．また，紙に穴が開《あ》いてはいけないと考える人もいるが，紙と紙の下に入れる板とが接触していなければ，艾が燃焼する熱を拡散しきれないために紙が燃えて穴が開くのは道理である．

これらのことから，艾炷灸練習の第一目標は短時間で艾炷を多く作り，燃焼させることだと心得る．また，臨床では患者と話をしながら施灸をすることが多いため，練習は

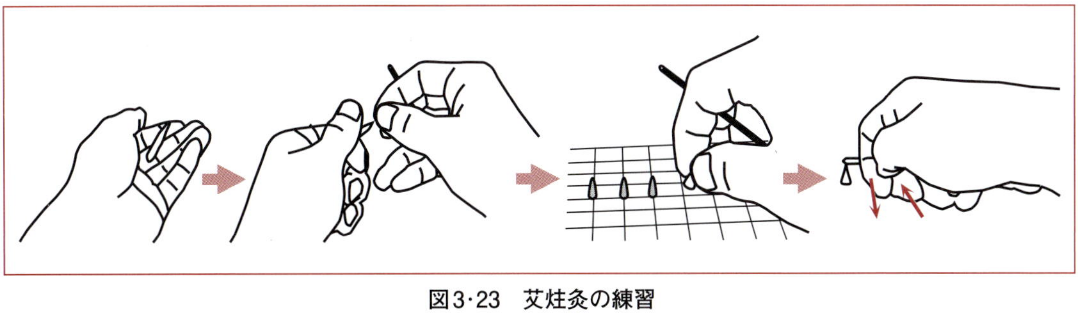

図3·23　艾炷灸の練習

できるだけ会話しながら行う.

a. 施灸部位

紙面上に11×11マスを描き, 10×10本の縦横《たてよこ》の線が交わる部位に艾炷を立てる. 紙の下には必ず段ボールやベニヤ板などを置いて練習する.

b. 灸の操作手順

第2章Ⅱ節「1. 艾炷灸」の項を参照する.

課題 今後, 各項目を進む前に必ず紙面上で透熱灸の練習を行い, 到達目標は「6. 灸点紙灸」の項までに5分間で最低30壮,「9. 透熱灸」の項までに5分間で最低50壮とする.

2 箱　灸

温筒灸《おんとうきゅう》の一種である.「箱灸《はこきゅう》」の名称は『灸頭鍼入門《きゅうとうしんにゅうもん》』(オリエント出版) で著者の田《た》中博《なかひろし》氏が命名した. 箱灸は製作が簡単であり, 使用方法が簡便《かんべん》で安全性が高い灸法である. 箱灸には国立函館《こくりつはこだて》視力障害センターで盲人用に考案された「せいろ灸」や小林老《ろう》舗《ほ》株式会社の「枡《ます》おんきゅう」などがある (**図3･24 (1) A**). 本項では箱灸製作の一例を紹介するが, これを見本に施灸部位や資材に合わせた箱灸を作っていただきたい.

a. 製作の手順 (図3･24 (1) B)

1) 資材と工具

木箱《きばこ》1箱, 割《わ》り箸《ばし》1組, ネットを用意する. 木箱のサイズは任意で問題はないが, 木《もく》材《ざい》は軽くかつ燃えにくいものを選択する. 中でも桐《きり》は燃えにくく, 軽い素材であり, 箱灸には最適である. 木箱のサイズは,『灸頭鍼入門』では縦14×横10×高さ8 cmと記載されている. 本項では, 10×16×7 cmの安価な桐MDラック (タヤ製作所, 105円) を用いる.

割り箸は一般的な2つに割る四角形のものよりも, 祝《いわ》い用割り箸のように円形のものが良い. ネットは燃焼した灰を皮膚に落とさないために, 120号程度の目の細かいステンレスネットを用い, 金切りばさみで約15×18 cmに切り, 2つに折って使用する.

工具にはペンチ, カッターナイフ, 金切りばさみ, 電動ドリル, 研磨《けんま》用のサンダもしくは紙ヤスリを使用する. また, 木箱が割れた場合は木工用ボンドで接着する.

2) 外枠の作製

まずMD仕切《しき》り用の板をすべてペンチで取り除く. その際に, 溝《みぞ》に板が残っても問題はない. 箱の底板は, 箱と底板のつなぎ目にカッターナイフで数ヵ所切り込みを入れ, 内側から押して剥《は》がす. 底板を蓋《ふた》として使用するのであればできるだけ丁寧に取り外

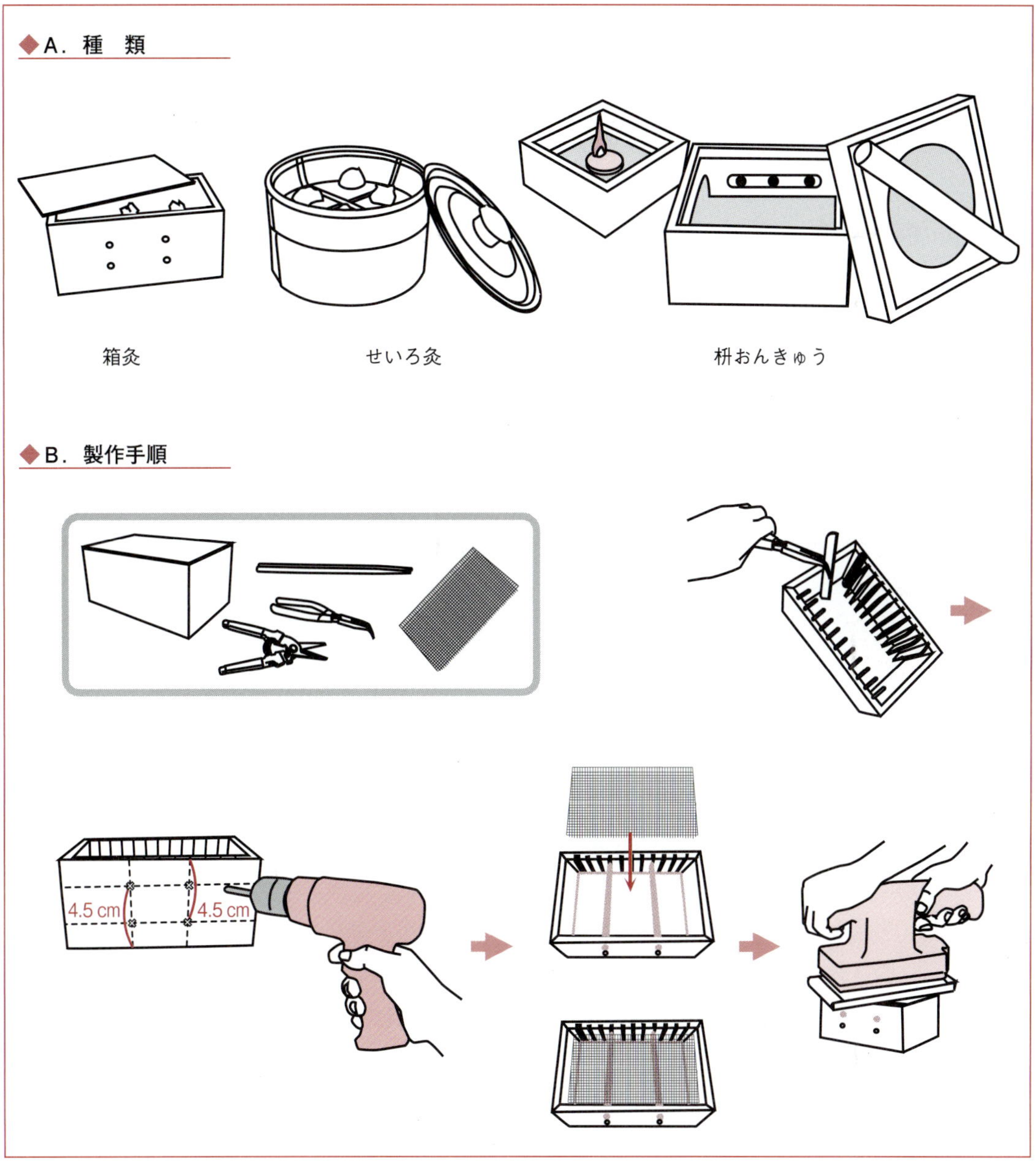

図3·24　箱灸 (1) 種類と製作手順

し，底板が割れた場合は別に蓋用の板を用意する．

底板を取り外した側は，面が粗く人体に接触させるのには不都合なため，取り外した側を上面にし，綺麗な面を人体に接触させる下面として使用する．

3) 加　工

割り箸を通す穴と空気を取り入れる穴を開ける．穴を開ける部位は，仕切り板を外した溝の外側から4つ目で，箱の下面から4.5 cmと上面から4.5 cmの部位である．穴を開けた後は，下面から4.5 cmの部位に割り箸を通し，箱よりも長く出た割り箸は金切りばさみで切り取るか，カッターナイフで切り目を入れて折る．上面（底板のついていた側）から4.5 cmの穴は空気を取り込む穴として塞《ふさ》がずに使用する．

割り箸を通した上に，上面からネットを箱の大きさに合わせて折りたたんで置き，上面（底板のついていた面）をサンダもしくは紙ヤスリで研磨する．

b．灸の操作手順

1） 準備（図3・24（2）A）

箱灸，艾，ライター，灰皿，消毒用綿花を用意し，艾は粗悪艾《そあくもぐさ》もしくは温灸用艾《おんきゅうようもぐさ》を使用する．施灸部位は腹部もしくは背部で，箱灸が安全に設置できる一定の広さを持つ平坦な部位とする．腹部に行う場合は被験者に仰臥位を指示し，背部に行う場合は腹臥位を指示する．

2） 艾の設置と点火（図3・24（2）B）

艾は棒状《ぼうじょう》もしくは球状《きゅうじょう》にし，**割り箸を避けて設置する**．点火はライターで箱灸上面（ⓐ）もしくは箱灸底面（ⓑ）から行う．底面から点火する場合は割り箸に火が当たらないように注意する．

3） 体表への設置と温度調節

施灸部位に点火した箱灸を設置する（**図3・24（2）C**）．皮膚と箱灸の隙間《すきま》が大きくあくときは手ぬぐいを利用する．また，艾が燃えたときのヤニが皮膚に対する刺激物となることがあるため，皮膚の過敏な患者には手ぬぐいを置いた上に箱灸を設置する．

温度・燃焼時間は艾の質や蓋で調節する（**図3・24（2）D**）．粗悪な艾は燃焼温度が高く，蓋を開けて酸素供給量を多くすると燃焼温度が高く，速く燃える．夾雑物の少ない艾は比較的燃焼温度が低く，蓋を閉めて酸素供給量を少なくすると燃焼温度は低く，燃焼時間は長くなる．

被験者が熱さを訴えた場合は蓋をして温度を下げる．それでも熱い場合は箱をつかんで持ち上げ，皮膚の温度を下げてから再び置く．

4） 後処置

施灸後はヤニが付着するため，消毒用綿花で体表を清拭《せいしき》する．

艾は燃焼している可能性があるので，灰皿もしくは水を入れた耐火性《たいかせい》で密封《みっぷう》できるたばこダスターなどのゴミ箱に廃棄する．完全消火後は，可燃物として処理する．

c．応用手技（図3・24（2）E）

箱灸に設置した棒状艾《ぼうじょうもぐさ》や球状艾《きゅうじょうもぐさ》をすべて一度に点火せずに，順番に点火することで温度と持続時間を調節する．また，単純に温灸として用いる以外に，置鍼した鍼の上に箱灸を置くことで灸頭鍼と同様の施術が簡便に行える．

その他，艾の火が消える前に艾を追加し，施術時間を長くする手法もある．灸頭鍼では燃焼順を変えることはできても，艾を追加することで燃焼を持続させることはできな

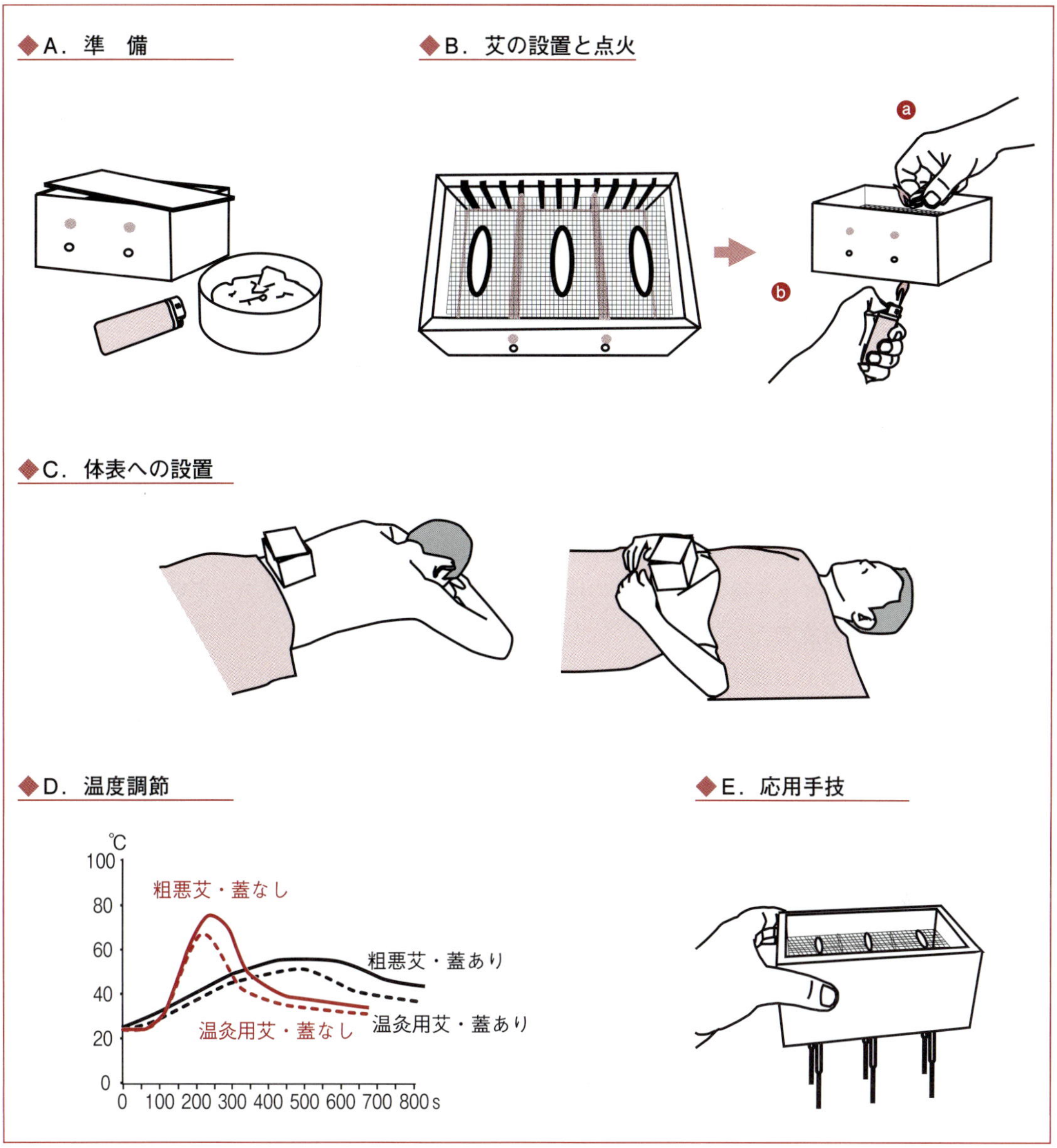

図3·24 箱灸（2）操作

い．したがって，鍼と箱灸を組み合わせることによって，灸頭鍼と同様の刺激を持続的に行える利点がある．

3 円 筒 灸

「円筒灸《えんとうきゅう》」は温筒灸の一種であり，範囲の狭い箱灸ともいえる灸用具である．金属の艾《もぐさ》受《う》けのついた円筒《えんとう》内に切艾《きりもぐさ》を設置して燃焼させる灸法で，箱灸同様に使用方法が簡便で安全性が高い．箱灸と比べると底面積が小さいため，斜面のように設置が不安定な部位ではテープなどで固定して使用する．

本項ではネット入りの円筒灸とネットなしの円筒灸を製作する．ネット入りの円筒灸は安全性が高く，ネットなしの円筒灸は鍼と併用することで，灸頭鍼《きゅうとうしん》と同様の効果が得られる利点がある．

a．製作の手順（図3･25（1））

1）資材と工具

紙の筒《つつ》，艾受け金具，ネット，ガムテープが基本資材となる．紙の筒はディスポーザブルのベッドカバーの芯《しん》に使用されている直径約40 mmの筒を使う．調理用ラップやアルミホイルの芯でも厚手《あつで》のものであれば使用できる．1つの円筒灸に紙の筒は下段と上段の2つが必要であり，下段の筒の高さは約20 mm，上段は20～30 mmの高さとする．また，ネット入りの円筒灸とネットなしの円筒灸を作るため，筒は上下段について2個ずつ用意する．艾受け金具は厚さ0.3 mmのステンレス板，ネットは120号のステンレスネットを用いる．工具には金切りばさみ，カッターナイフ，定規を用意する．

2）組み立て

ステンレス板を40 mm × 6 mmにカットし，艾を挿《さ》す突起を作り，艾受け金具とする．艾受け金具の突起部はやや尖《とが》っているほうが艾を設置しやすい．上段の筒にカッターナイフで艾受け金具用の切れ込みを作り，尖っているほうを中にして挿し入れる．

ネット入りの円筒灸はステンレス板をつけた筒にステンレスネットを被《かぶ》せ，下段の筒を重ね合わせ，筒からはみ出るネットを外側面に折り，ガムテープで固定する（ⓐ）．ネットなしの円筒灸はステンレス板をつけた筒にネットを被せずに，下段の筒を重ね合わせてガムテープで固定する（ⓑ）．ネット入りの円筒灸は艾に点火しにくく，鍼と同時に使用できないという短所があるが，ネットなしのタイプに比較して温度が低く，筒内での艾の落下を防ぐことができるため安全性が高い．不安定な部位用の円筒灸として，ネットなしのタイプと使い分ける．

b．施灸部位（図3･25（2））

腹部正中線上に，任脈《にんみゃく》の関元穴《かんげんけつ》から鳩尾穴《きゅうびけつ》までの経穴《けいけつ》をペンで描き入れて施灸を行う．

1）中脘穴《ちゅうかんけつ》（任脈）

胸骨体《きょうこつたい》下端と臍《さい》との間を8等分し，神闕穴《しんけつけつ》（臍）の上方4寸に取る．

2）関元穴（任脈）

神闕穴と恥骨結合《ちこつけつごう》との間を5等分し，神闕穴から下方3寸に取る．

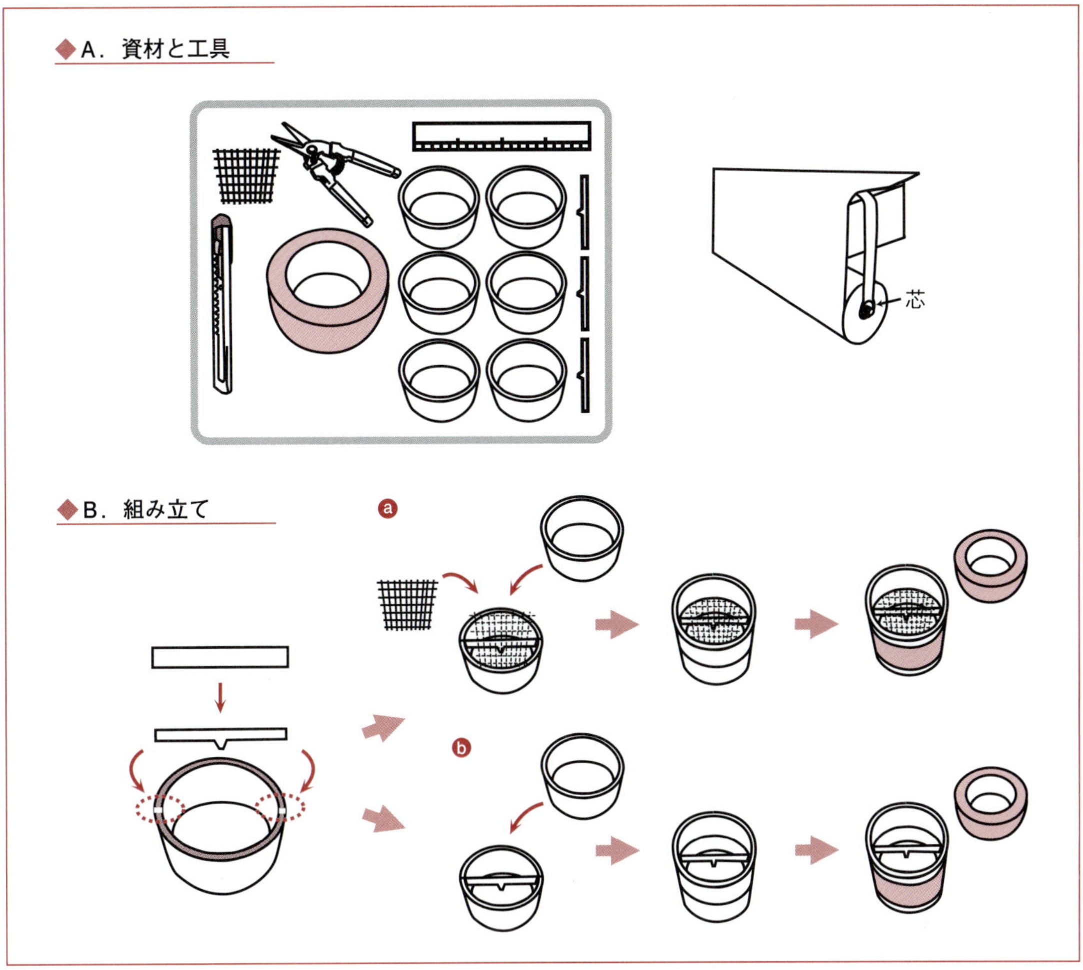

図3·25 円筒灸（1）製作

c．灸の操作手順（図3·25（2））

1） 準 備

円筒灸，灸頭鍼用切艾，綿花，ライター，灰皿，消毒用綿花を用意する．

2） 艾の設置と点火

切艾は，必ず**艾受け金具を下から押さえて設置する**．温灸用艾を硬い艾球《がいきゅう》にして使用する場合もある．切艾を挿す方向は縦でも横でも良い．横に挿して設置する場合は，切艾に開けられている穴を艾受け金具の突起部に合わせて入れる．

艾への点火は筒灸の底面からライターで行う．ネット入りの円筒灸では，底面からでは点火しにくいので切艾に点火してから艾受け金具に設置しても良い．また，ステンレスネットやステンレス板は熱伝導《ねつでんどう》が高く熱くなりやすいため，点火はステンレスネットやステンレス板には触れないように筒の紙の部分を持って行う．

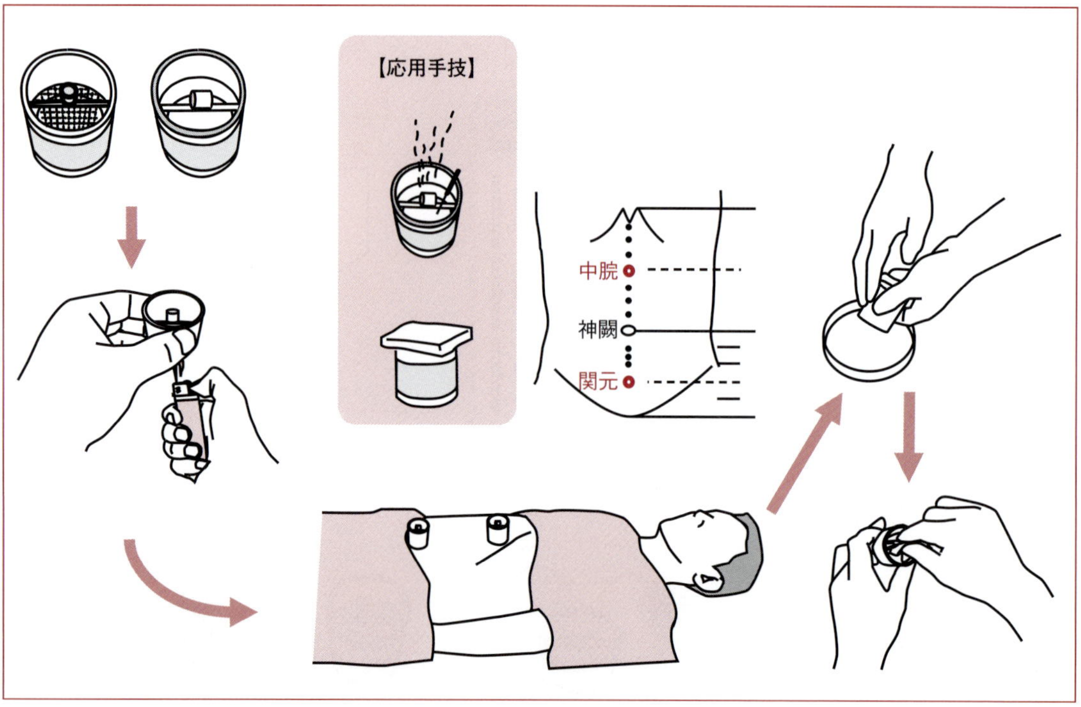

図3·25　円筒灸（2）施灸部位と操作

3）体表への設置と温度調節

点火した円筒灸を中脘穴と関元穴に設置する．ネットなしの円筒灸に大切艾《だいきりもぐさ》を使用する場合は燃焼温度が高いため，一部位で継続して燃焼させると火傷させる危険性がある．しかし，移動させることを前提で用いると複数の部位に対して温熱刺激を与えることができる利点をもった灸法となる．

施灸中は被験者には熱くないか尋ね，熱い場合は適宜移動させるか綿花で蓋をし酸素供給量を減らすことで燃焼温度を低くする．蓋は燃焼時間を延長させる方法でもある．

4）後処理

円筒灸を施灸部位から取り，施灸部位を消毒用綿花で清拭する．

円筒灸内の燃焼した艾は，筒を軽く叩いて灰皿に落とし，艾受け金具に残っている灰は綿花で拭いて取り除く．

d．応用手技

円筒灸は，箱灸と同様に蓋によって燃焼温度と燃焼時間を調節することができる．蓋には乾燥した綿花を用い，蓋を用いることによって燃焼温度は低く，燃焼時間は長くなる．また，置鍼した鍼の上に円筒灸を置くことで灸頭鍼と同様の施術が簡便に行える．

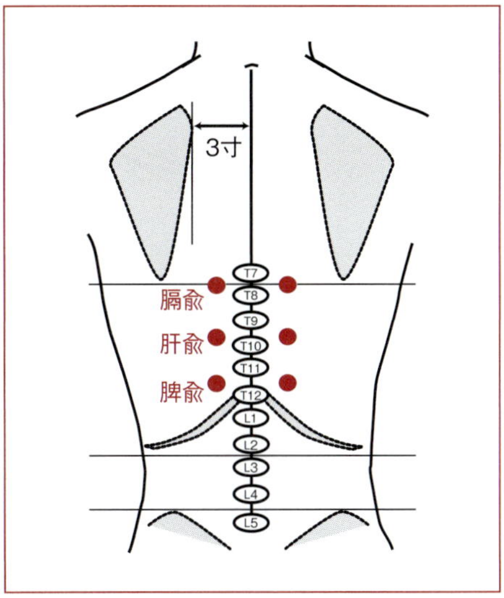

図3·26 温筒灸（1）施灸部位

4 市販の温筒灸

今日ではさまざまな種類・大きさの温筒灸《おんとうきゅう》が市販されている．温度調節がしやすく，比較的安全な灸法であることから，家庭でできるお灸として広く普及している．円筒灸よりもさらに限定した局所に対して温熱刺激を与えることができる灸法である．

a．施灸部位（図3·26（1））

胃の六《む》つ灸（六華《ろっか》の灸）に対して施灸を行う．ヤコビー線から第4・5腰椎棘突起，肩甲骨下角から第7胸椎棘突起を探し，第7胸椎（T7）から第5腰椎（L5）までの棘突起をペンで描く．また，棘突起と肩甲骨内側縁は3寸であることから，その中間点を外方1寸5分として取穴する．

1）膈兪穴《かくゆけつ》（足太陽膀胱経《あしたいようぼうこうけい》）

第7・第8胸椎棘突起間の外方1寸5分に取る．

2）肝兪穴《かんゆけつ》（足太陽膀胱経）

第9・第10胸椎棘突起間の外方1寸5分に取る．

3）脾兪穴《ひゆけつ》（足太陽膀胱経）

第11・第12胸椎棘突起間の外方1寸5分に取る．

b．灸の操作手順（図3·26（2））

1）準　備

温筒灸，押《お》し出《だ》し棒《ぼう》，ライター，線香，糊《のり》，ピンセット，灰皿を用意する．

2）体表への設置と点火

温筒灸の艾を押し出し棒で押し出し，施灸部位に設置する．糊のついているタイプも

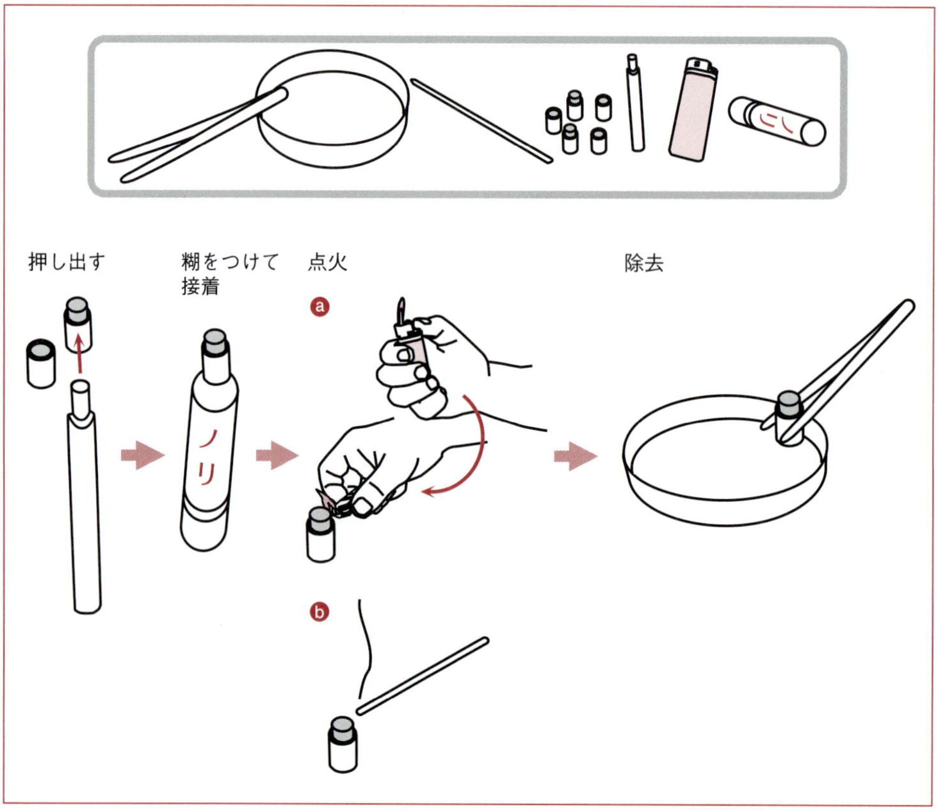

図3·26　温筒灸(2)操作

あるが，糊のついていないタイプやついている糊だけでは安定して設置できない場合は糊をつけて貼る．施灸部位に温筒灸を設置した後に火力を弱めたライター（a）もしくは線香（b）で点火を行う．ライターで点火する場合は，患者の体の上でライターの火をつけずに，少し離れた部位で火をおこしてからライターを円筒灸に近づける．**ライターは親指が横もしくは下にくるようにして持つ．**

灸の体感温度は施灸部位の皮膚温や被験者の感受性によって異なるため，施灸は熱くないか尋《たず》ねながら行う．燃焼中に温筒灸を除去する場合は施灸部位の近くに灰皿を持っていき，温筒灸を手でつかんで素早く灰皿に移動する，もしくはピンセットを用いて灰皿に移動する．

3）　後処理

施灸後は消毒用綿花で施灸部位の糊とヤニを拭き取る．使用した温筒灸は火が完全に消えてから可燃物として廃棄する．

5　生姜灸・大蒜灸

代表的な隔物灸《かくぶつきゅう》で，生姜《しょうが》と艾，大蒜《にんにく》と艾を組み合わせて行う灸法を「生姜灸《しょうがきゅう》」，「大《にん》

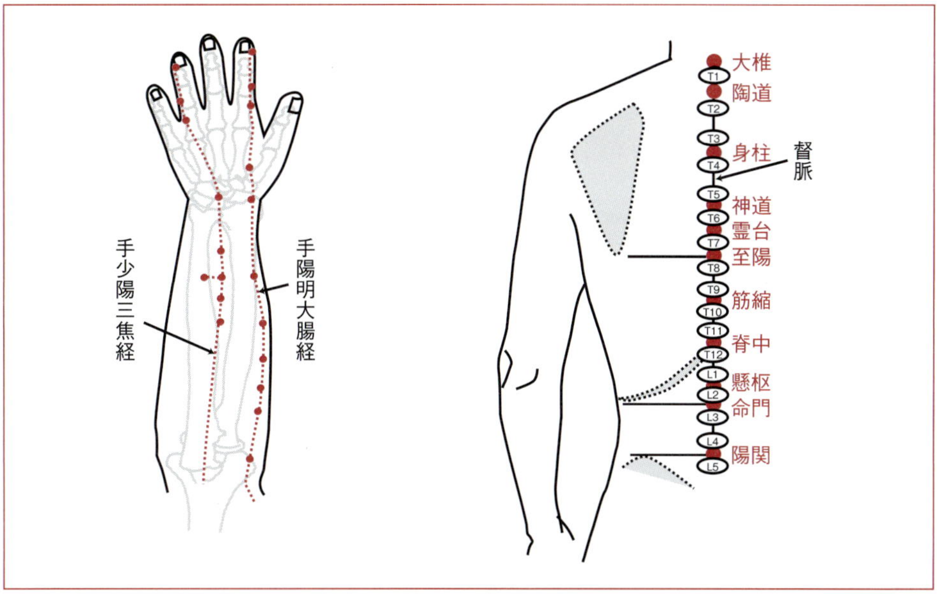

図3･27　生姜灸・大蒜灸（1）施灸部位

蒜灸《にくきゅう》」という．灸台として使用する生姜や大蒜の薬理《やくり》効果を期待する考え方が古来からあるが，その効果については十分に解明されていない．

a．施灸部位（図3･27（1））

1）　自分の体への施灸

他人へ施灸を行う前に，自分の肘から末端の手陽明大腸経《てようめいだいちょうけい》・手少陽三焦経《てしょうようさんしょうけい》に施灸して，温度の確認を行う．

① 手陽明大腸経

示指橈側面，腕関節《わんかんせつ》背面橈側《とうそく》の母指と示指を張ってできる陥凹部と肘を曲げ横紋の外端と上腕骨外側上顆との間の部位とを結んだ線上を循《めぐ》る．

② 手少陽三焦経

腕関節背面，総指伸筋腱《そうししんきんけん》と小指伸筋腱《しょうししんきんけん》との間と肘頭《ちゅうとう》を結んだ線上を循る．

2）　他人の体への施灸

背部の督脈《とくみゃく》の経穴に対して施灸を行う．督脈は会陰部から起こり，脊柱に沿って上がる．督脈の経穴に施灸するために，施灸前には棘突起を触診して印をつけておく．

b．灸の操作手順（図3･27（2））

1）　準　備

灰皿，生姜，大蒜，ライター，温灸用艾を用意する．

生姜は3～5 mmの厚さに切る．厚めに切って，竹串《たけぐし》などで数ヵ所穴を開けて行う場

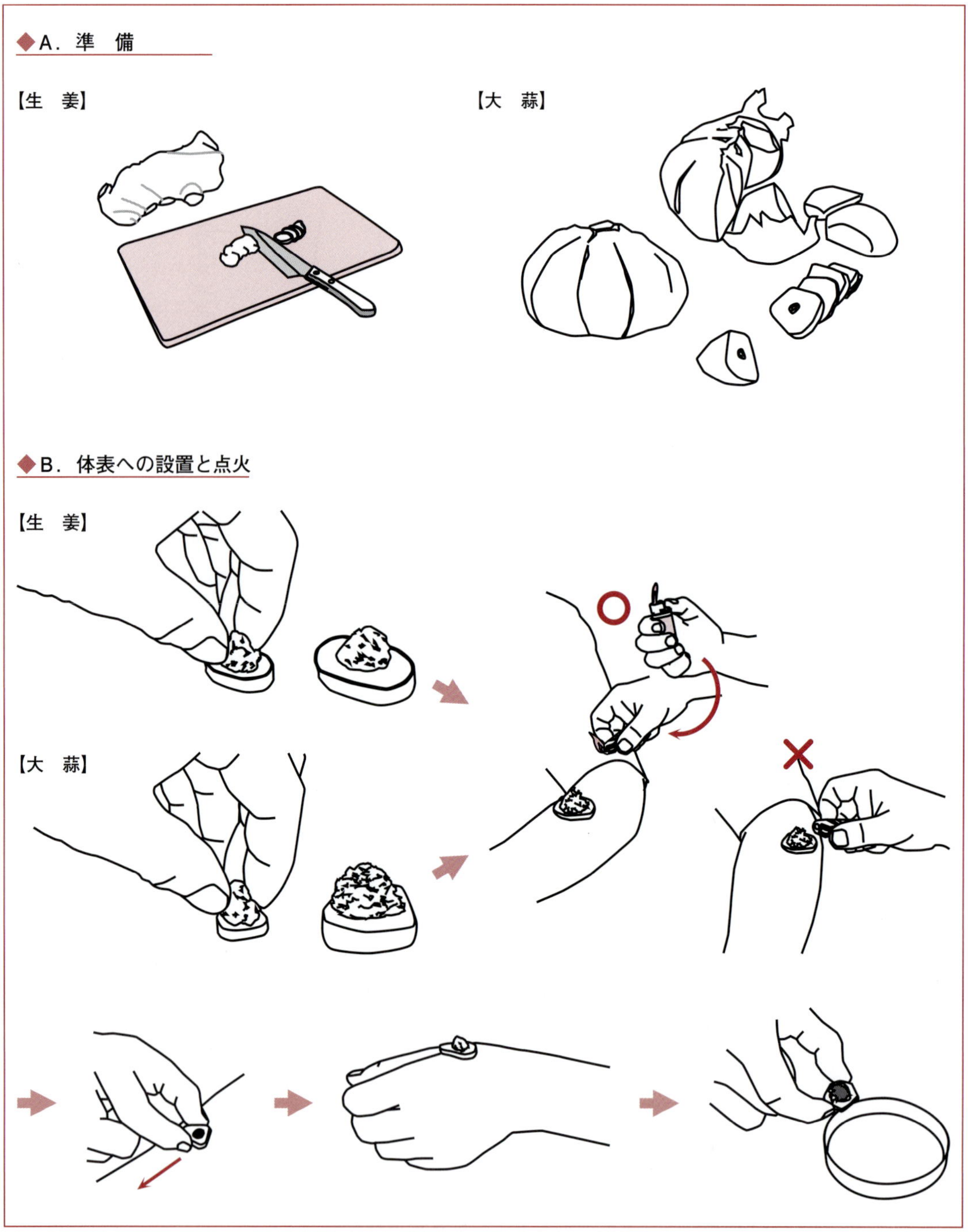

図3·27　生姜灸・大蒜灸（2）操作

合もある．大蒜（大鱗茎《だいりんけい》）を剥《む》き，小片（小鱗茎《しょうりんけい》）を3～5 mmの厚さに切る．

2）　体表への設置と点火

灸台とする生姜もしくは大蒜の上に，灸台からはみ出ない程度の艾炷をのせる．大きさは灸台の大きさや厚さによって異なるが，大豆大《だいずだい》，空豆大《そらまめだい》を一つの目安とする．

点火はライターで行う．ライターは火力を調整し，**患者の体の上ではなく少し離れたところで点火してから**，移動させて艾に火をつける．患者の体の上でライターを点火することやターボライターを使用した点火は危険なので行ってはならない．

熱くて我慢できない場合は灸台となっている生姜や大蒜毎《ごと》移動する．灸台が乾燥すると火傷の危険が高くなるため，2〜3壮毎に取り替える．

6 灸点紙灸

透熱灸《とうねつきゅう》は皮膚の火傷《やけど》を最小にし，最大の熱感を与えることが理想とされている．また，家庭でもできる治療法であることから，鍼灸師が灸点《きゅうてん》を下《お》ろし，患者自身もしくは家族が施灸するように指示することもある．しかし，素人が作る艾炷《がいしゅ》は大きいため無用の熱痛を起こしやすく，壮数を重ねるときは施灸点が移動しがちなため灸痕《きゅうこん》を増やすことも少なくない．このような，素人が据《す》える灸で起こる弊害《へいがい》を防ぐために考案された灸道具の一つが「灸点紙《きゅうてんし》」(大喜多商会，実用新案登録，第1537268号)である．

箱灸や筒灸のように皮膚表面全体を温めるような灸と比較して，透熱灸は熱が身体の内部に浸透するような局在性の明らかな熱痛があり，紅斑性火傷によって熱感が長く持続する．灸点紙を用いた灸は隔物灸《かくぶつきゅう》に分類されるが，熱刺激は透熱灸に類似《るいじ》し，同様の刺激を感覚できる．

a．施灸部位（図3·28（1））

1）腰　部

① 胃兪穴《いゆけつ》(足太陽膀胱経《あしたいようぼうこうけい》)

第12胸椎棘突起と第1腰椎棘突起間の外方1寸5分に取る．

② 腎兪穴《じんゆけつ》(足太陽膀胱経)

第2・第3腰椎棘突起間の外方1寸5分に取る．

2）背　部

① 風門穴《ふうもんけつ》(足太陽膀胱経)

第2・第3胸椎棘突起間の外方1寸5分に取る．

② 肺兪穴《はいゆけつ》(足太陽膀胱経)

第3・第4胸椎棘突起間の外方1寸5分に取る．

b．灸の操作手順

1）一般的な手順（図3·28（2）A）

艾，線香，灰皿，ライター，灸点紙を用意する．施灸点を消毒し，消毒部位が乾燥した後に，銀膜中央の小孔を施灸点に合わせて灸点紙を貼付する．

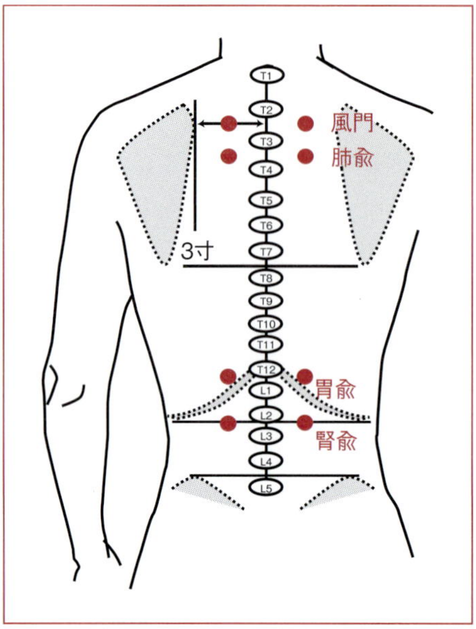

図3·28　灸点紙灸 (1) 施灸部位

線香に火をつけ，利き手の示指と中指で挟持《きょうじ》する．その際に**線香が指背《しはい》より長く出過ぎないように注意する**．反対の手に艾を持ち母指と示指で棒状にした後に，円錐形《えんすいけい》の艾炷を作り出す．利き手の母指と示指で米粒大《べいりゅうだい》の艾炷をつまみ取り，灸点紙の銀膜中央の小孔の上に立て，点火する．熱痛の緩和は，施灸を行っている部位の両側を，母指と示指で艾炷の燃焼に合わせて圧することで行う．

2壮目以降は燃焼した艾の灰を取り除き，3，5，7，9という陽の数の壮数を行う．終了後は灸点紙を剥がし，消毒用綿花で施灸部位を清拭消毒する．

2)　腰部への施灸 (図3·28 (2) B)

被験者には腹臥位を指示し，施灸する腰部が広く露出される状態で衣服をタオルで固定する．下腹部に丸めたタオルや枕を入れると腰部が平坦になり施灸しやすい．

課 題　胃兪穴，腎兪穴に5分間で各5壮施灸する．施灸は左右交互に行い，2壮目以降は灰を除去して行う．

3)　背部への施灸 (図3·28 (2) C)

被験者は座位となり，膝の上に枕をのせた状態で両肘と両手首を揃《そろ》えて手掌に顎《あご》をのせるように指示する．これを「開甲《かいこう》姿勢」という．上背部への施灸は開甲姿勢を指示して行う．

課 題　被験者に開甲姿勢を指示し，風門穴，肺兪穴へ5分間で各5壮の施灸を行う．施灸は左右交互に行い，2壮目以降は灰を除去して行う．

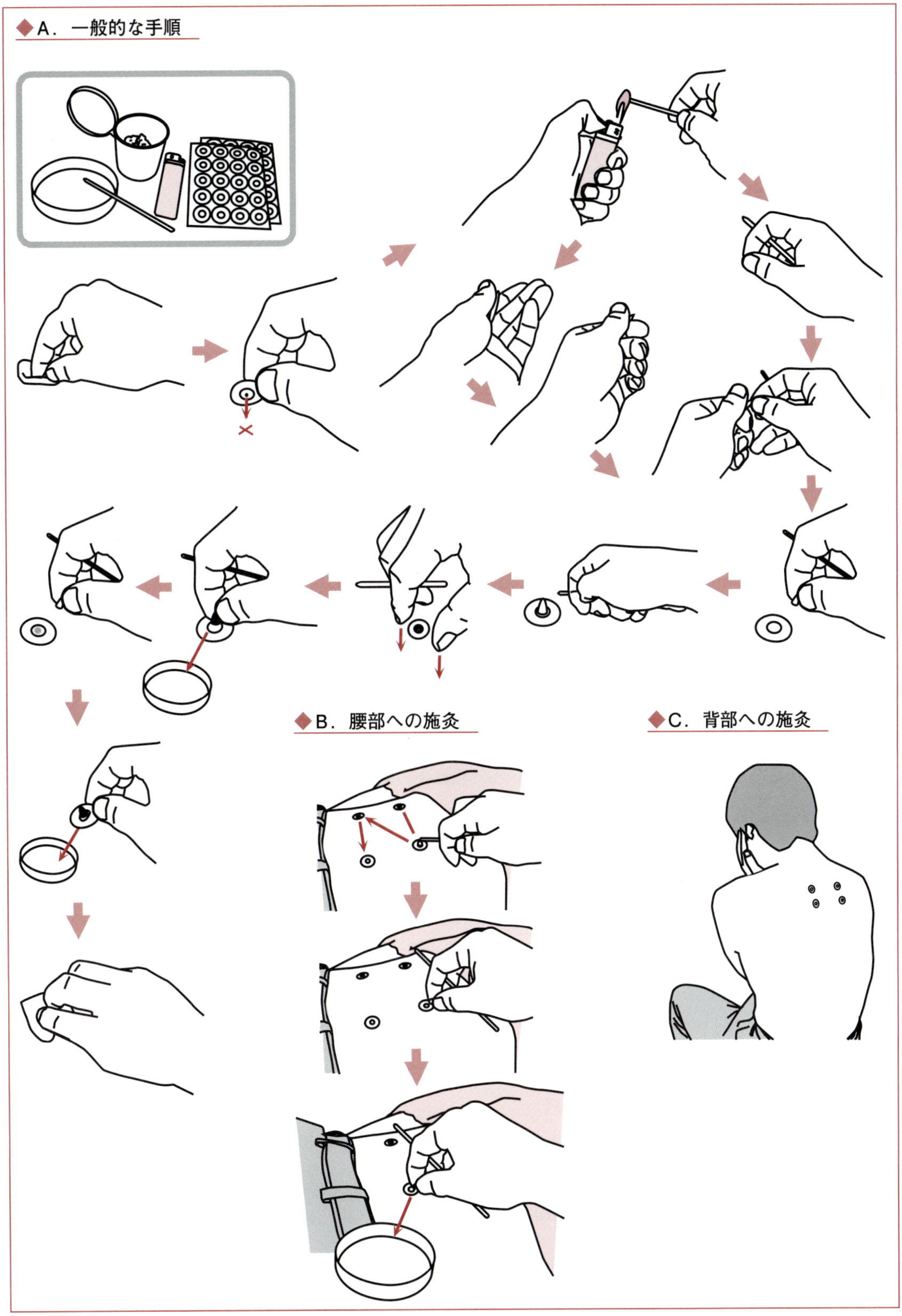

図3·28　灸点紙灸（2）操作

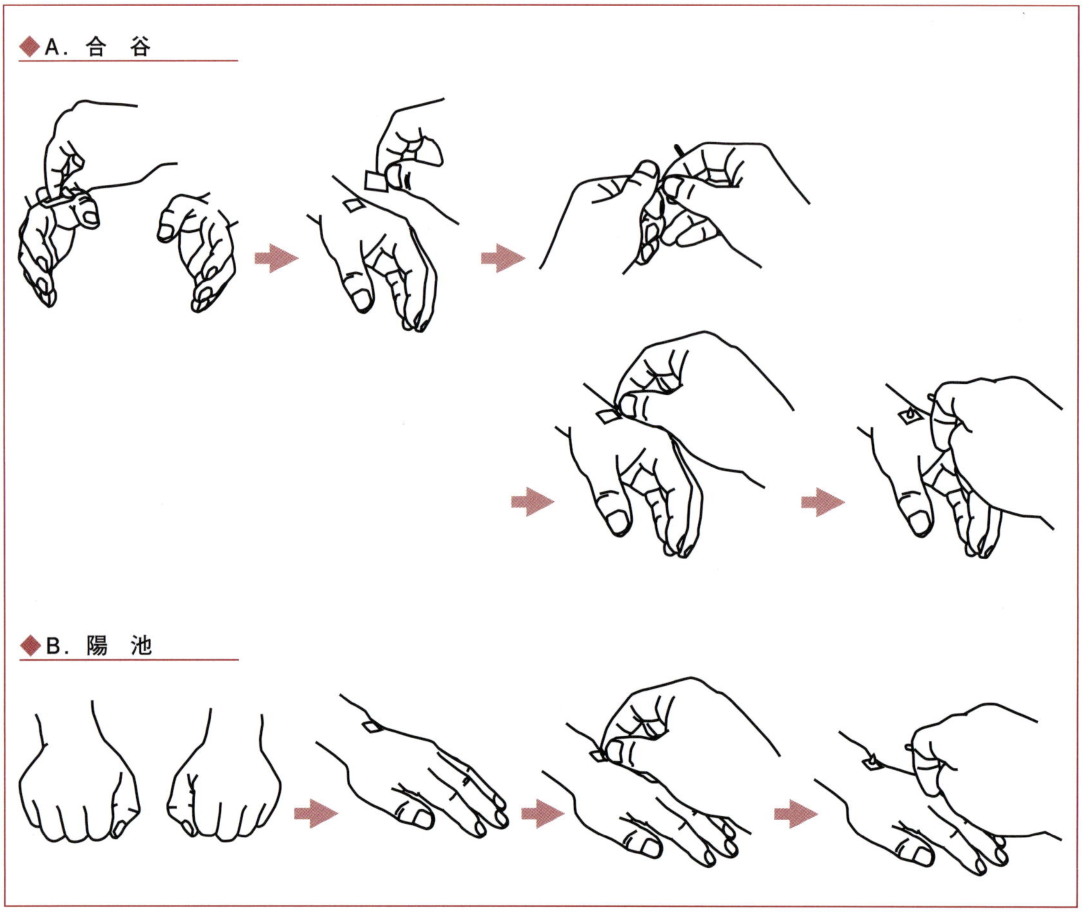

図3·29　和紙灸の操作

7 和 紙 灸

和紙灸《わしきゅう》には乾熱《かんねつ》と湿熱《しつねつ》による2種類の方法があるが，水を含ませた和紙を介在させて湿熱効果を期待する方法が一般的である．熱刺激の感覚は透熱灸《とうねつきゅう》に類似している．

a．施灸部位

1)　**合谷穴《ごうこくけつ》（手《て》陽明大腸経《ようめいだいちょうけい》）**

第1・第2中手骨骨底《ちゅうしゅこつこつてい》間の下，陥凹部，第2中手骨寄りに取る．

2)　**陽池穴《ようちけつ》（手少陽三焦経）**

手関節後面横紋《おうもん》のほぼ中央にあり，総指伸筋腱《そうししんきんけん》と小指伸筋腱《しょうししんきんけん》の間に取る．

b．灸の操作手順（図3·29）

艾，線香，灰皿，ライター，和紙を用意する．和紙は1.5〜2.0 cm幅の四角形に切って使用する．施灸点を消毒し，和紙の**2/3を水に濡らして**施灸点に貼付する．

被験者の手の下にタオルを入れ，手の位置を高くして施灸を行う．半米粒大《はんべいりゅうだい》もしくは米粒大《べいりゅうだい》の艾炷を作り，和紙の中央に立て，燃焼させる．2壮目以降は灰を取り除いた後に，和紙が湿潤していることを確認して艾炷を立てる．乾燥している場合は，水分を含んだ和紙に交換する．施灸は左右交互に行い，施灸後は灰と和紙を取り除き，局所を清拭消毒する．

課題
① 合谷穴に左右交互に2分間で各5壮行う．
② 陽池穴に左右交互に2分間で各5壮行う．

8 知熱灸

完全燃焼直前に艾炷を除去もしくは消火する手法の艾炷灸《がいしゅきゅう》で，灸痕を残さないことから無痕灸《むこんきゅう》に属する．

患者が温感を知覚したら直《ただ》ちに母指と示指で艾炷をつかみ取る方法と，示指頭《じしとう》もしくは中指頭で艾炷を押しつぶして消火する方法があり，前者を「知熱灸《ちねつきゅう》」，後者を「瞬間《しゅんかん》灸《きゅう》」と呼び分ける．また，艾炷が70％燃えたときに消火する場合を「七分灸《しちぶきゅう》」，80％で消火する場合を「八分灸《はちぶきゅう》」という．70％の燃焼率で艾炷を除去する灸は七分知熱灸《しちぶちねつきゅう》，80％の燃焼率で艾炷を押しつぶして消火する灸は八分瞬間灸《はちぶしゅんかんきゅう》という呼び方になる．大きな艾炷による知熱灸も存在するが，本項では米粒大～麦粒大《ばくりゅうだい》の艾炷による知熱灸を行う．

a．施灸部位（図3･30A）

1） 太衝穴《たいしょうけつ》（足厥陰肝経《あしけついんかんけい》）

足背《そくはい》にあり，第1・第2中足骨骨底間の前，陥凹部に取る．

b．灸の操作手順（図3･30B）

施灸部位を消毒し，米粒大の艾炷を作る．艾炷が小さいと消すタイミングを逸《いっ》して全《ぜん》灸《きゅう》となることがあるので艾炷は**米粒大もしくは麦粒大**とする．施灸後は施灸部位を消毒用綿花で清拭消毒して終了する．

1） 知熱灸

知熱灸では，燃焼率7分もしくは8分で艾炷をつかみ取る．

2） 瞬間灸

瞬間灸では燃焼率7分もしくは8分で，艾炷を示指で上から押して消火する．消火した艾は灰皿に取り，次壮を据《す》える．

◆A．施灸部位

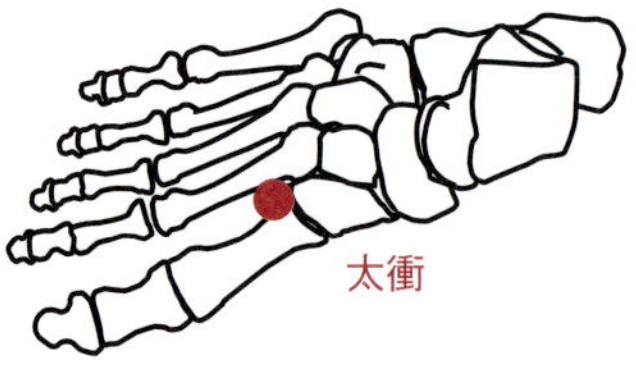

◆B．操　作

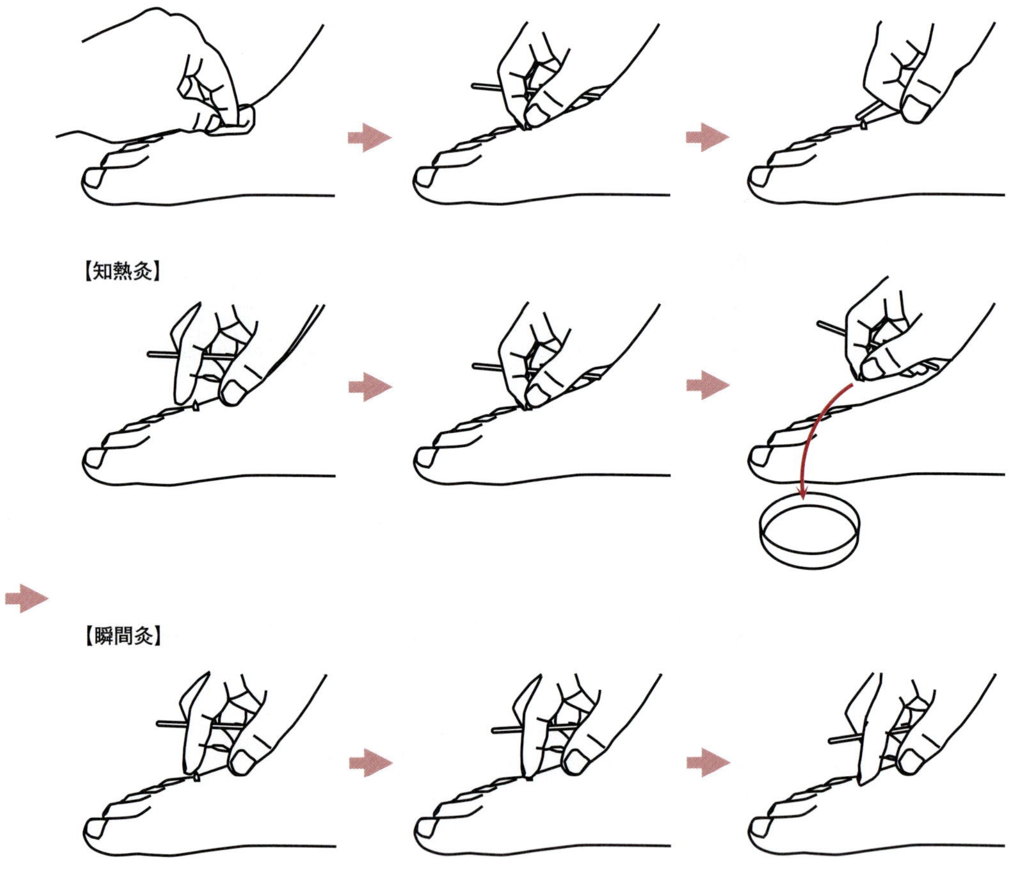

図3·30　知熱灸

課　題

① 太衝穴に八分知熱灸を2分で左右交互に各3壮行う．

② 太衝穴に八分瞬間灸を2分で左右交互に各3壮行う．

9 透熱灸

これまでの項では，艾を皮膚上で直接燃焼させない間接灸《かんせつきゅう》を行ってきた．本項では

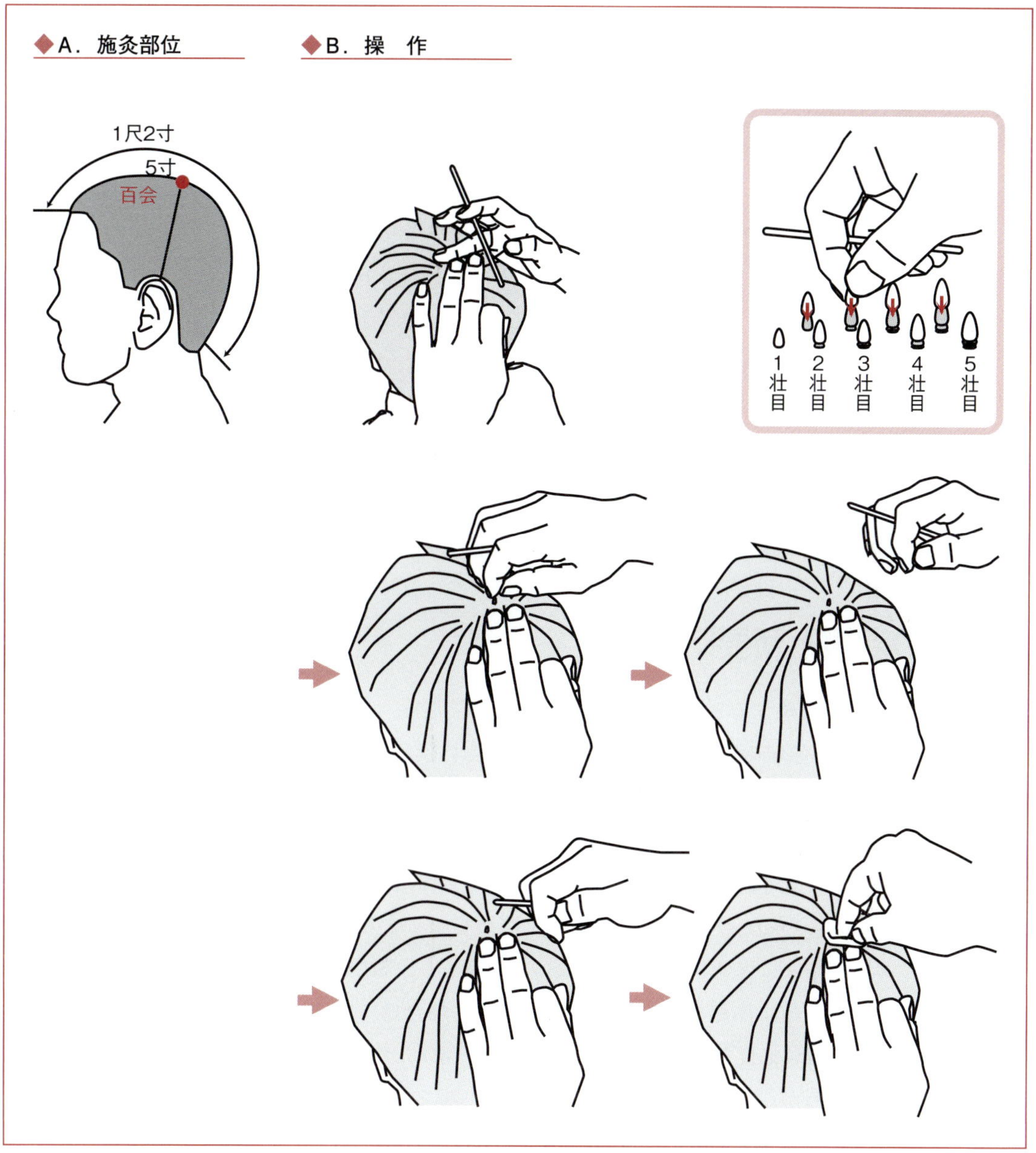

図3·31　透熱灸

艾を皮膚の上で直接燃やす直接灸《ちょくせつきゅう》を行う．頭部は髪があるため灸点紙や灸台を設置することができず，知熱灸のように艾炷を途中で取り去ることも容易ではない．したがって，頭部への施灸には透熱灸《とうねつきゅう》が第一選択肢と考えられる．

a. 施灸部位（図3·31A）

1）百会穴《ひゃくえけつ》（督脈《とくみゃく》）

前髪際《ぜんはっさい》を入《はい》ること5寸，正中線《せいちゅうせん》上に取る．または，左右の耳尖《じせん》の上端を結ぶ線と正中線が交わる点に取る.

b. 灸の操作手順(図3･31B)

百会穴を取穴し，アルコール綿花などで周囲の毛髪を除《よ》ける．毛髪がどうしても邪魔になる場合は，最小限を線香で焼き切る．施灸は，頭髪が不用意に跳ね上がらないように髪を押さえて行う.

艾炷は7分，8分で取り去らず全焼《ぜんしょう》させ，燃焼させた艾炷は取り去らず灰の上に次の艾炷を重ねる．艾炷は灰が多くなるに従い，大きくしていく.

施灸後は消毒用綿花で灰をつまみ取り，消毒した後に，髪の毛を整える.

課題　百会穴に透熱灸を2分間で5壮行う．灰は取り除かず，艾炷は灰の上に重ねる．また，髪は手で押さえ，**押さえた手は施灸中に離さない**．そのため，左手には5壮分の艾を握っておく.

10 灸の温度と所要時間

艾《もぐさ》が燃焼するときの熱量は①皮膚の初期温度，②温度の変化速度，③(刺激を受ける)皮膚領域の広さの3要因によって決定する．皮膚の初期温度が低い人は燃焼の熱が皮膚に奪われるため，初期温度が高い人に比較して熱量は少ない．温度が緩《ゆる》やかに上がり緩やかに燃焼する場合に比較し，急激に上がり，急激に下がる場合は全体の熱量が少ない．皮膚の刺激領域が狭い場合は広い場合に比較し，全体の熱量は少ない.

これらのことから，熱量を増やし刺激を強くする場合は皮膚の温度をあらかじめ高め，緩やかに燃焼させるために艾の量を増やし，粗悪艾を用い，皮膚との接触面積を広くする．逆に熱量を減らし刺激を弱くする場合は，皮膚の温度を下げ，艾の量を減らし，急激に温度を上昇・下降させる手法を用い，皮膚との接触面積を狭くする.

ところが，熱量は熱感覚とは一致せず，熱さは艾が局所で急激に燃焼するときに感じやすい．良質艾を用いる透熱灸は，2〜3秒間で43〜47℃といわれる熱痛覚閾を超える急激な上昇と下降のスパイク様温度曲線を示す．そのため熱痛覚を起こす．一般に熱痛覚を発現させる良質艾底面の皮膚の最高温度は60〜100℃の範囲にあるといわれている.

本項では，これまで練習した灸法の温度と所要時間を測定し，それぞれの灸法の特徴をつかむ．測定器には株式会社辰巳製作所製の灸温度計《きゅうおんどけい》を使用する．温度と所要時間を測定するだけであればデジタルマルチメーターが1,200円(2007年10月現在)から販売されている．コンピュータに接続して温度曲線を表示する機能がついたマルチメーターはWENS社などの製品が日本円で6,000円(2007年10月現在)から販売され，その他にPico Technology社のUSB接続8 ch熱電対データロガーは日本円で44,500円

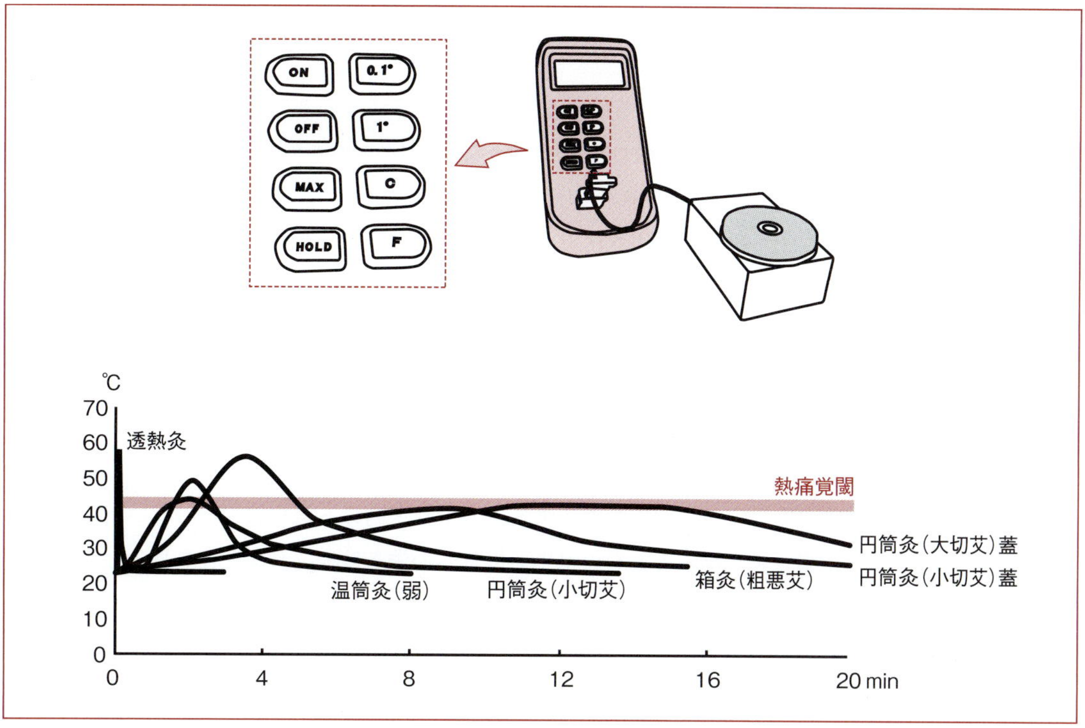

図3·32　灸の温度・所要時間の測定

(2007年10月現在)で販売されている.

a. 測定手順

1)　測定対象

米粒大透熱灸, 半米粒大透熱灸, 米粒大灸点紙灸, 半米粒大灸点紙灸, 温筒灸, 蓋《ふた》あり円筒灸, 蓋なし円筒灸について測定を行う. また, 艾の質の比較を行っても良い.

2)　測定方法

センサーを測定器本体につなぎ,「ON」ボタンを押し電源を入れる(**図3·32**). アルコール綿花で測定部分を拭き, 測定対象の灸を置いて温度と所要時間を計る.

b. 代表例

図3·32のグラフは, 紙の上に温度センサーを置き, 測定した結果である. 生体に施灸した場合にはグラフよりも低い温度となることが多い. しかし, 温度曲線の形は大きく異ならないことから, 各灸法の温度特性や所要時間を把握するための参考とし, 実際の温度は温度計を用いて各自で確認する.

11 紫雲膏灸

紫雲膏《しうんこう》は漢方の軟膏《なんこう》として最もよく用いられているもので，華岡清州《はなおかせいしゅう》が考案した，当帰《とうき》：30，紫根《しこん》：60，黄蝋《きろう》：170〜200，胡麻油《ごまあぶら》：500が配合された漢方処方である．肌の乾燥，荒れ，潰瘍，増殖性《ぞうしょくせい》の皮膚異常に用いるが，必ずしも乾燥した部位に使用するとは限らず，排膿《はいのう》やかゆみにも効くといわれている．また，脱肛《だっこう》にもしばしば用いられる．特に火傷に用いると，痛みがすぐに止まり，2度の水疱性火傷程度なら傷痕《きずあと》は残らず治るとされている．この紫雲膏を灸台《きゅうだい》として用いる灸法を「紫雲膏灸《しうんこうきゅう》」という．

これまでは水平な面に対する施灸を行ってきたが，人体の多くは曲面《きょくめん》であり，斜面《しゃめん》に施灸することを避けることはできない．斜面に対し，灸台を使用しないで施灸することも少なくないが，未熟な技術のために燃焼している艾炷を転落させることを考えれば，粘着性のある灸台を用いた紫雲膏灸は安全性を高める選択肢の一つといえる．

本項は紫雲膏灸を学ぶとともに水平面以外への施灸技術を養うことを目的とする．

a．施灸部位（図3･33A）

1）三陰交穴《さんいんこうけつ》（足太陰脾経《あしたいいんひけい》）

内果の上方3寸，脛骨内側縁の骨際に取る．

2）足三里穴《あしさんりけつ》（足陽明胃経《あしようめいいけい》）

膝を立て，膝蓋骨下縁にできる外側の陥凹部の下方3寸に取る．

3）太谿穴《たいけいけつ》（足少陰腎経《あししょういんじんけい》）

内果の最も尖ったところの高さで，内果とアキレス腱の間の陥凹部，動脈拍動部に取る．

4）太衝穴《たいしょうけつ》（足厥陰肝経《あしけついんかんけい》）

足背《そくはい》にあり，第1・第2中足骨《ちゅうそくこつ》骨底間の前，陥凹部に取る．

b．灸の操作手順（図3･33B）

艾，線香，灰皿，ライター，紫雲膏を用意する．

施灸点を消毒し，紫雲膏を適量塗布《とふ》する．塗布量は，艾炷の大きさに合わせて調節する．多量に塗布すると熱感を与えられないだけではなく，紫雲膏に熱が蓄積して，急激に温度が上昇することで火傷させる危険性がある．そして，艾炷を立てる指に紫雲膏が付着すると，次壮からの操作に支障をきたすため，紫雲膏は必要以上に塗布しない．塗布後は施灸操作の邪魔にならないように，手指についた紫雲膏を綿花で拭《ぬぐ》い去る．

灸台を設置した後に，線香に火をつけ，利き手の示指と中指で挟持《きょうじ》する．艾炷は米粒大もしくは半米粒大で通常より長く作る．艾炷を取るときは，**つまみ取る母指と示指の先よりも艾炷を長く取り**，艾炷を立てるときに紫雲膏が指につかないようにする．つまみ取った艾炷は紫雲膏に軽く接触させて立て，燃焼させる．

◆A．施灸部位

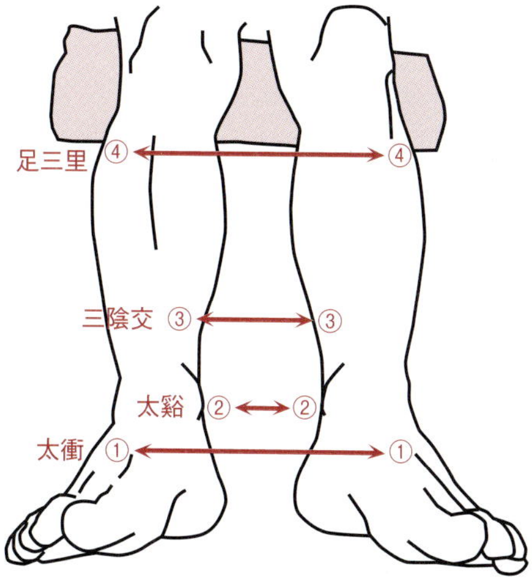

◆B．操　作

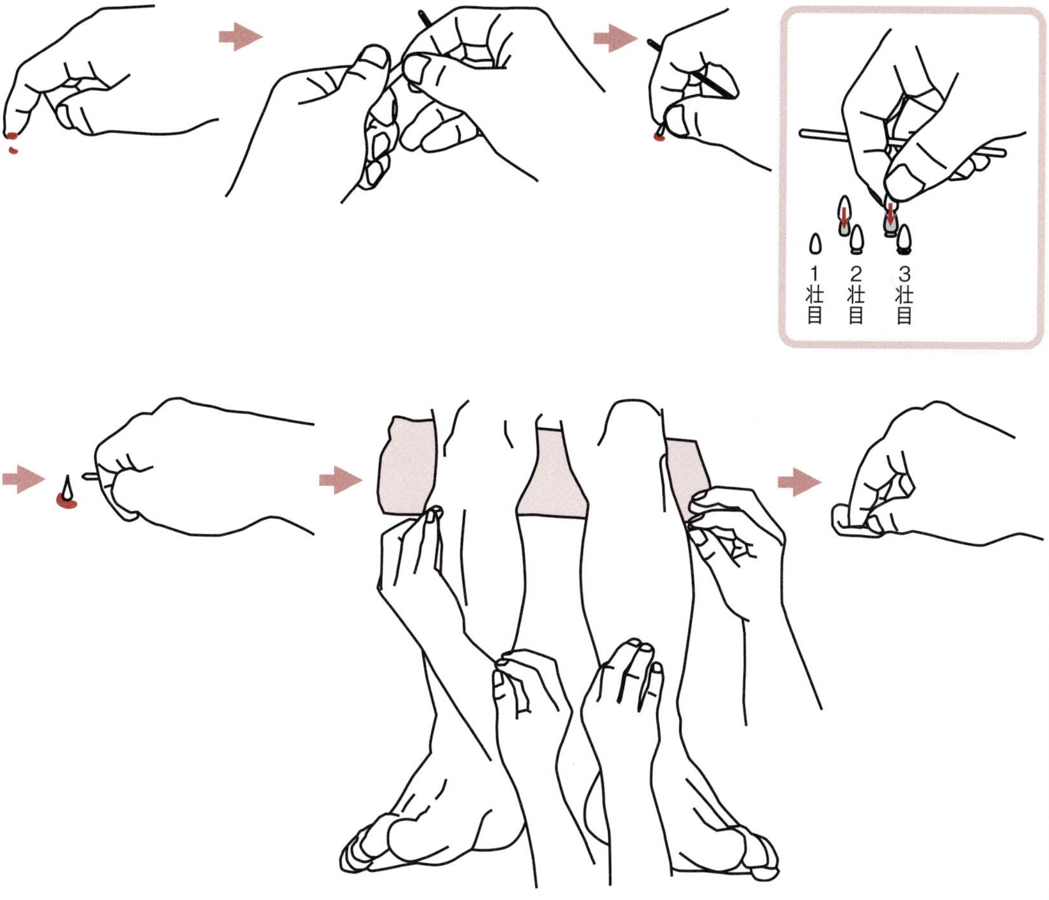

図3·33　紫雲膏灸

燃焼させた艾炷は取り去らず，灰の上に次の艾炷を重ねる．灰が多くなるに従い，艾炷も大きくする．

施灸後は，灰と紫雲膏を消毒用綿花で取り除き，消毒する．

課題　本課題はさまざまな面へ施灸するための練習の意味も持つ．そのため，被験者は下肢を動かさず，施術者は被験者の側面もしくは下面に立ち，立ち位置を変えずに施灸する．

太衝穴に八分瞬間灸《はちぶしゅんかんきゅう》，太谿穴に紫雲膏灸，三陰交穴に灸点紙灸《きゅうてんしきゅう》，足三里穴に紫雲膏灸を左右交互に各3壮行い，8ヵ所に対する施灸を4分間で完了するように練習する．施灸は太衝穴，太谿穴，三陰交穴，足三里穴の順に行う．

12 指圧触診

あん摩《ま》マッサージ指圧師《しあつし》，はり師・きゅう師に関する法律である「あはき法」第一条では，医師以外の者であん摩マッサージ指圧，はり，きゅうを業《ぎょう》としようとする者は，あん摩マッサージ指圧師免許，はり師免許，きゅう師免許を受けなければならないとしている．あん摩マッサージ指圧業とは，あん摩マッサージ指圧行為を反復継続《はんぷくけいぞく》の意思を持って行うことであると解釈すると，あん摩マッサージ指圧師免許保持者《ほじしゃ》もしくは医師免許保持者以外の者が，指圧やマッサージを賃金を受け取ることの有無を問わず反復継続して行うことは違法《いほう》となる．したがって，法律的にあん摩マッサージ指圧を業とする場合は，はり師・きゅう師の免許があってもあん摩マッサージ指圧師の免許を取得しなければならない．

一方，鍼灸治療では選穴《せんけつ》を行う場合や施術部位を決定する場合に体表に圧を加えて触診し，刺鍼前には前揉法《ぜんじゅうほう》を行い，刺鍼後には後揉法《こうじゅうほう》を行う．前揉法は皮膚や筋の緊張を緩和《かんわ》させ，刺激に慣れさせることなどを目的とし，後揉法は抜鍼《ばっしん》後の違和感，小出《しょうしゅっ》血《けつ》，突発性の皮膚膨隆《ひふぼうりゅう》などを減少または消失させることと，施術前後の反応（圧痛《あっつう》・硬《こう》結《けつ》など）の変化を確認するために行う．これらの行為は痛みや緊張を緩和させることや体表反応の取得が目的であり，はり，きゅう業務に付随するとみなされる行為である．そのため，あん摩マッサージ指圧行為の揉《も》み・押圧手技と厳密に区別することができない部分がある．

本項の「指圧触診《しあつしょくしん》」は体表を押すことで痛みや緊張を緩和させる前揉法の目的を果たしつつ，体表の硬い部位や痛い部位を把握する触診の意義を持つ手技である．また，施術終了後に行えば，鍼による遺感覚《いかんかく》を予防し，施術による効果が確認できる．これをメインとした単にあん摩マッサージ指圧のみの施術は，あはき法の規定に違反するため推奨しないが，次項の温灸器《おんきゅうき》を使用した灸法の基礎技術となるため，紹介の場をここに設定した．

指圧しながら触診を行う方法にはさまざまな手技や手順があり，本項はその一例を示すものである．

a．施術の操作手順

施術者の立ち位置は施術所のベッドの配置によって変わるが，ここでは被験者の左側面から施術を開始するものとして説明を行う．

1）後頭骨下縁《こうとうこつかえん》への母指押圧《おうあつ》（図3･34（1）A）

被験者の左側面に頭部方向を向いて立ち，天柱穴《てんちゅうけつ》，風池穴《ふうちけつ》，完骨穴《かんこつけつ》を4秒程度の漸《ぜん》増圧《ぞうあつ》で押すことを2回繰り返す．手の力で押すのではなく，上半身を倒し，肘を曲げて体重をやや前方にかけた状態から，肘を伸ばしながら上半身を起こしていくときに上半身の重さを手に伝えていく．

2）頸部僧帽筋側縁《けいぶそうぼうきん》，頸椎横突起《けいついおうとっき》，僧帽筋上縁，脊柱傍点《せきちゅうぼうてん》への母指押圧

後頭部の完骨穴に対する2回目の押圧を終えた後に，母指と示指で風池穴をつかみ，そのまま頭部へ立ち位置を移動し，患者の足の方向に向いて立つ．

① 頸部の僧帽筋上部線維側縁を4分割し，4秒の漸増圧で外側から内側へ押圧していくことを1～2順繰り返す（**図3･34（1）B**）．

② 頸椎横突起部を4分割し，4秒の漸増圧で押圧していくことを1～2順繰り返す（**図3･34（1）C**）．

③ 肩の僧帽筋上部線維上縁を4分割し，4秒の漸増圧で上方から下方へ押圧し，次いで押圧部位を後方に移し，4秒間の漸増圧で後方から前方に押圧することを1～2順繰り返す．押すときは両指の間を広げるように行う（**図3･34（1）D**）．

④ 胸部脊柱の傍《かたわ》らを母指で，4秒の漸増圧で押圧する．第1胸椎から第6胸椎の傍らを上方から下方へ順に押圧することを1～2順繰り返す．押圧は手の力で行うのではなく，上半身を倒し，肘を曲げた状態から，肘を伸ばしつつ上半身の重さを指に伝えるように行う（**図3･34（2）E**）．

3）胸部脊柱起立筋《せきちゅうきりつきん》の手刀《しゅとう》・豆状骨《とうじょうこつ》押圧（図3･34（2）F）

左小指根《しょうしこん》から第5中手骨《ちゅうしゅこつ》尺側の手刀部位を左脊柱起立筋に対し垂直もしくはやや斜めに当てた状態で圧をかけ，手刀で1/4の円を描《えが》きながら圧を豆状骨に移動する．豆状骨に圧を移動したときに肘は伸び，肘窩横紋が前方へ向くように肩関節を外旋《がいせん》させる．それにより上半身の重みが上腕から前腕を通って一直線に豆状骨へ伝わる．

手技は肩甲間部を縦に3～4分割し，下部から上部に向かって行い，最後は僧帽筋上部線維上縁を豆状骨で上方から下方へ圧する．

右脊柱起立筋に対して手技を行うときは右手を用い，僧帽筋上部線維上縁を左豆状骨で上方から下方へ圧した後に，左手で僧帽筋上部線維を押さえて立ち位置を被験者の頭部から側面へ移動する．

4）僧帽筋上縁の下方押圧と肩甲間部の脊柱起立筋への手技（図3･34（3）G）

被験者の側面に立ち，頭部を向いて手技を実施する．僧帽筋上縁を右手の示指，中

◆A．後頭骨下縁への母指押圧

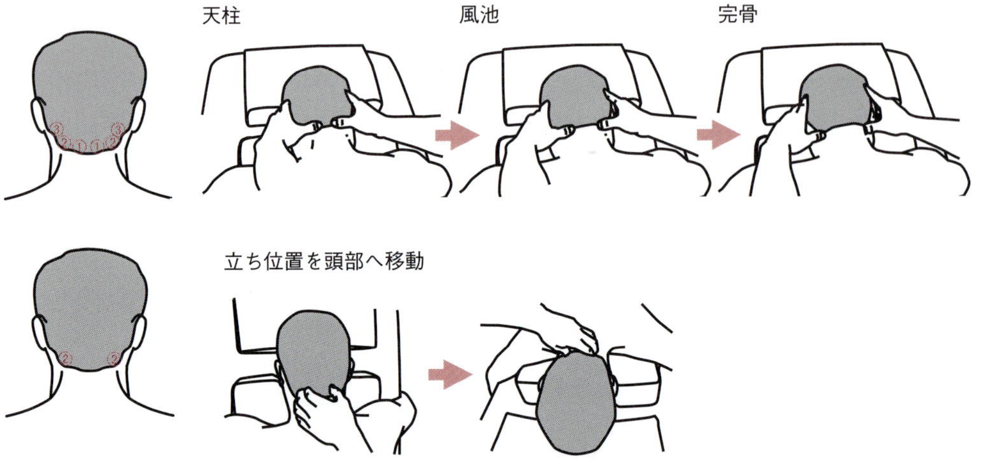

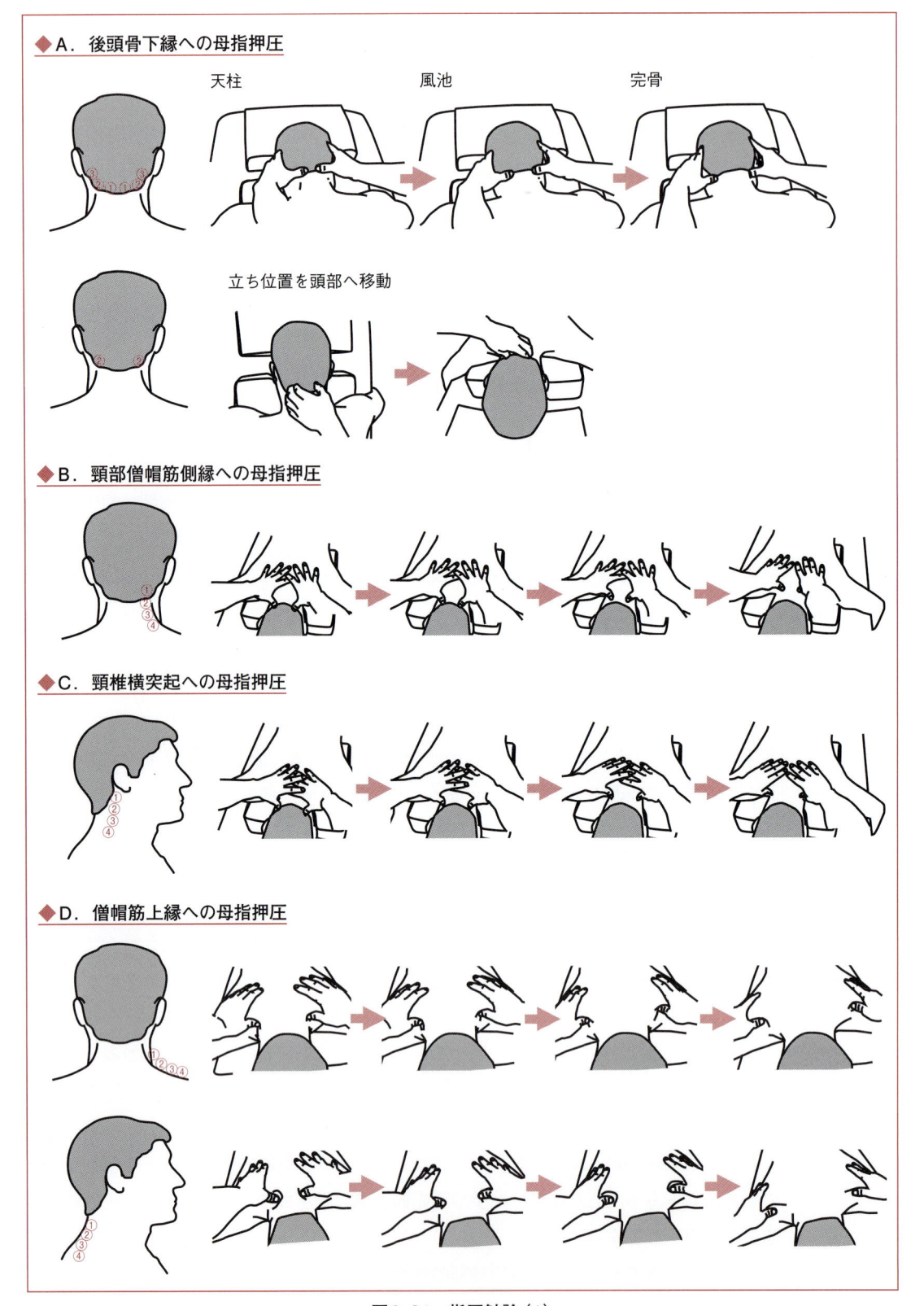

◆B．頸部僧帽筋側縁への母指押圧

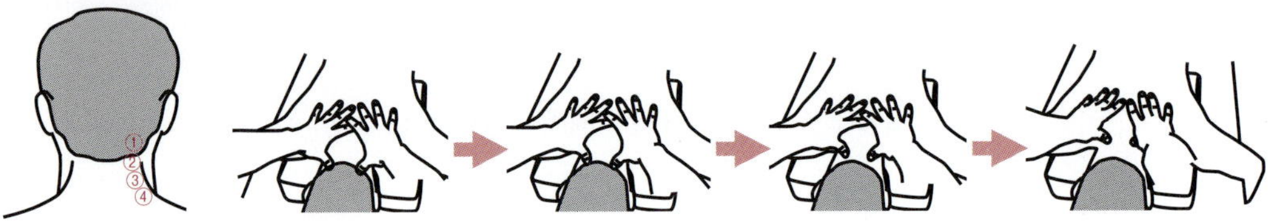

◆C．頸椎横突起への母指押圧

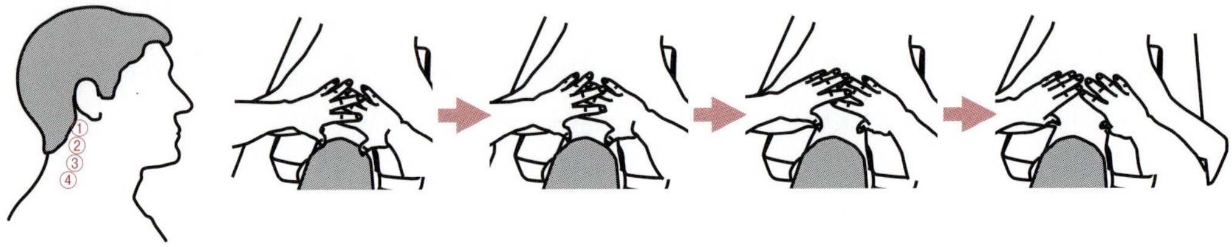

◆D．僧帽筋上縁への母指押圧

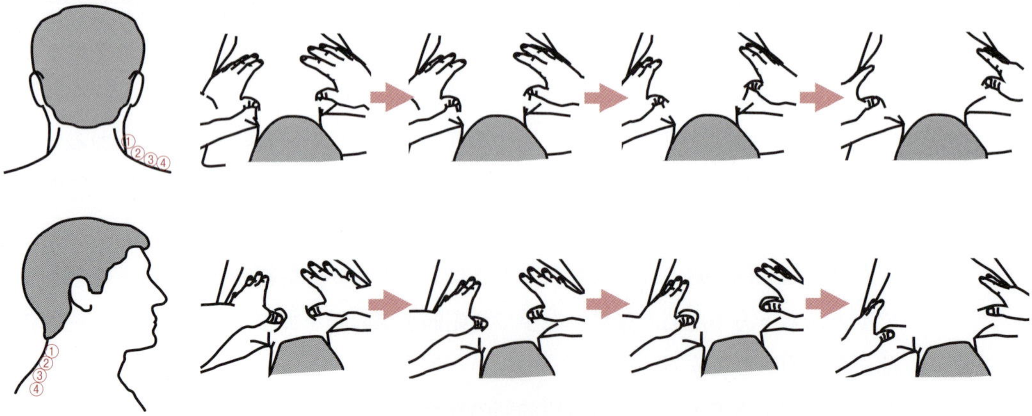

図3·34　指圧触診（1）

◆E．脊柱傍点への母指押圧

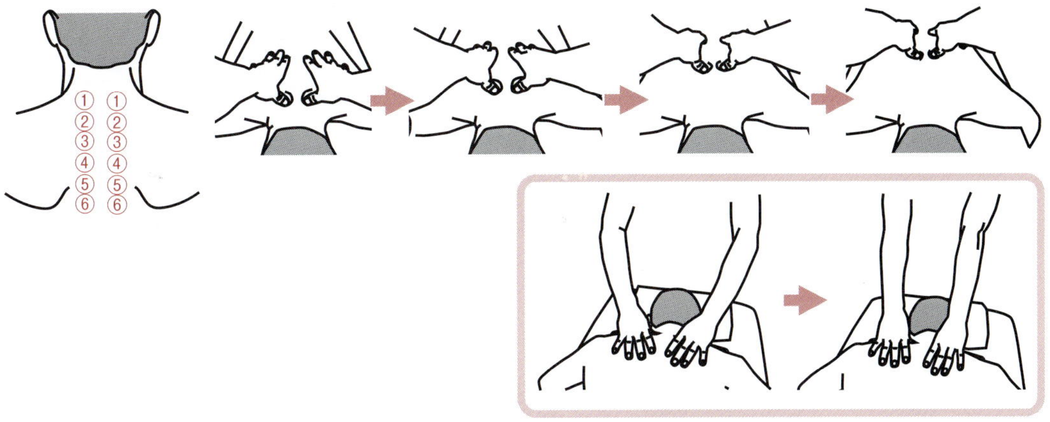

◆F．胸部脊柱起立筋の手刀・豆状骨押圧

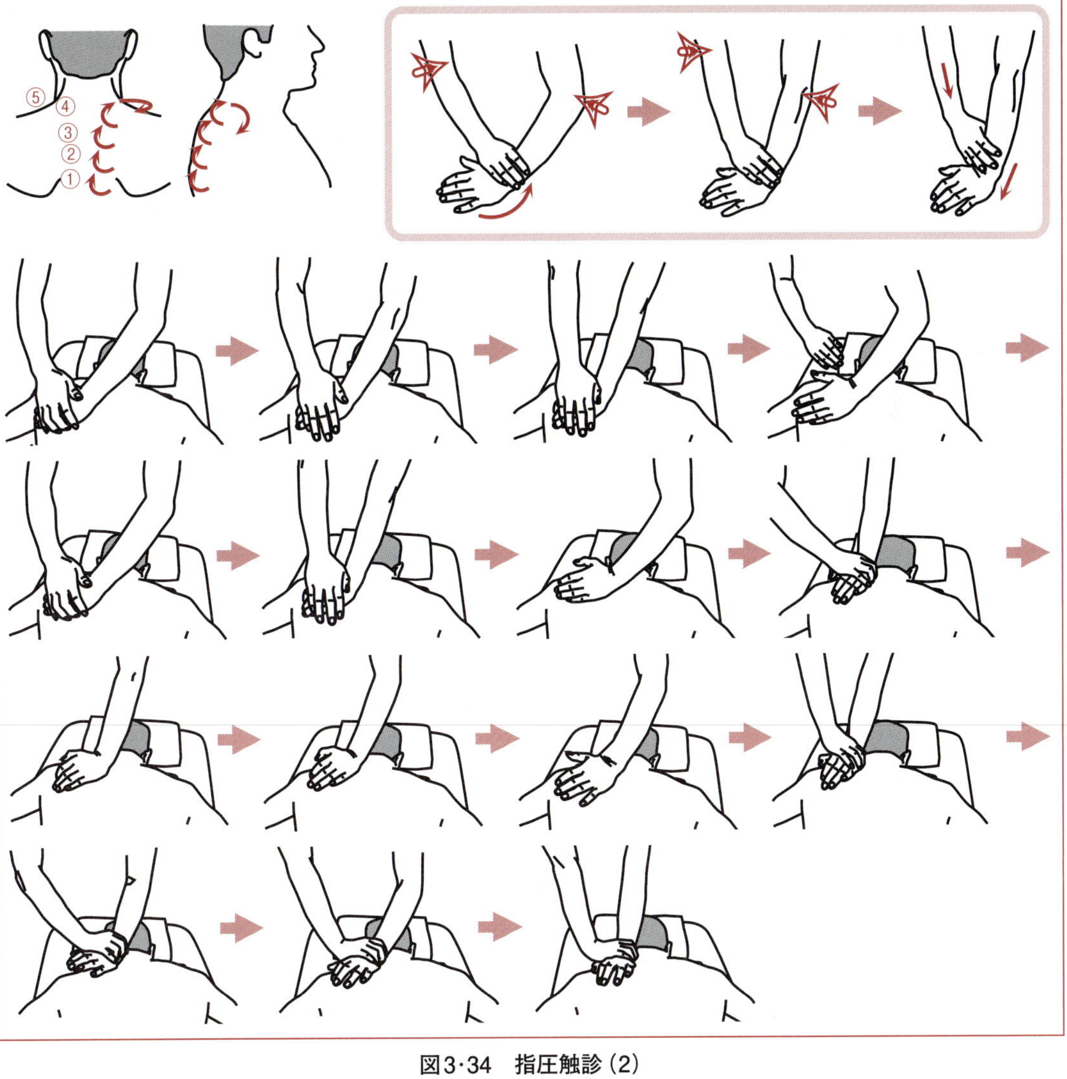

図3·34　指圧触診（2）

◆G．僧帽筋上縁の下方押圧と肩甲間部の脊柱起立筋への手技

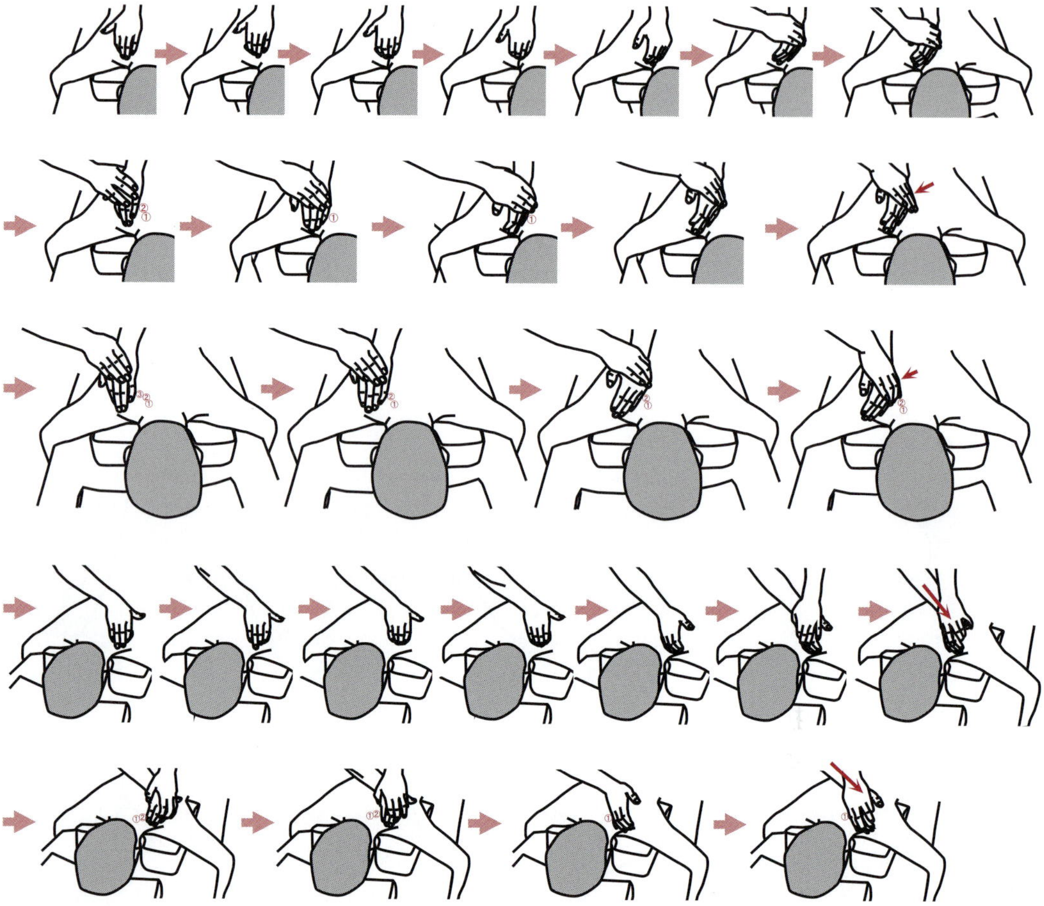

◆H．僧帽筋上部への母指押圧

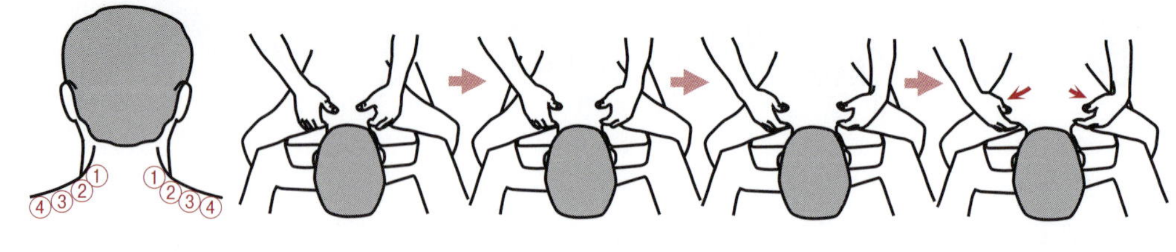

◆I．軽　擦

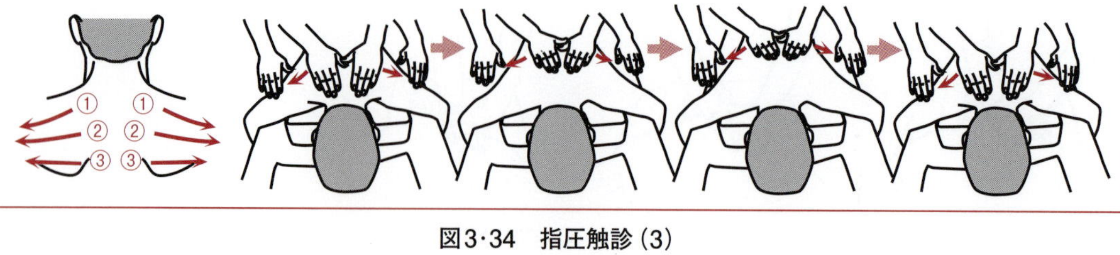

図3·34　指圧触診（3）

指，薬指，小指，手刀の順に下方に圧し，脊柱に沿って手刀から豆状骨の順に圧を移動する．脊柱と肩甲骨の間を2～3分割した部位の内側から順番に手刀が接するように行い，最後は肩甲骨内側部を脊柱から離すように押圧する．反対側は左手で行う．力の弱い施術者は反対側の手を添え，肘を閉じ体重をかけるように行う．

5) 僧帽筋上部への母指押圧（図3·34（3）H）

僧帽筋上部を横に3～4分割して，両側の母指で4秒の漸増圧をかける．

6) 軽擦《けいさつ》（図3·34（3）I）

肩から肩甲骨下角付近までを3分割し，上部，中部，下部，上部の順で軽擦を行って終了する．

13 温 灸 器

「温灸器《おんきゅうき》」とは，金属の先端部と木でできた筒《つつ》の中に，艾《もぐさ》を入れる構造の治療器具で，艾の火によって熱せられた金属の先端で温熱刺激と同時に圧迫などのあん摩マッサージ指圧に類似した施術を行うことができる．本項では鈴木医療器株式会社製のMT式温灸器と棒状の練《ね》り艾を用いる．

a．温灸器の基本手技（図3·35（1））

1) 使用器具

消火のために少量の水を入れた灰皿，ライター，MT式温灸器，練り艾を使用する．

① 持ち方

圧を強く加える操作では，筒の入り口を手掌《しゅしょう》で先端へ向かって押すように握り（ⓐ），滑《すべ》らせる操作では筒の柄《え》を握る（ⓑ）．細かい操作を必要とする手技は柄を握るほうが動かしやすい．強い圧で細かい操作を行うときは一方の手で筒の入り口を先端に向かって押し，もう一方の手で柄を握って操作を行う（ⓒ）．

② 注 意

施術は**温灸器先端の温度を確認しながら行う**．温度が高いときには，金属部分を温度の低い部位に接触させるか，練り艾を一時抜き取って温度を下げる．燃焼した練り艾を温灸器に入れたまま放置すると思わぬ火傷の原因となるので，使用間隔があくときは練り艾を抜き取っておく．

2) 基本手技

① 推動法《すいどうほう》

片方の手で皮膚を押さえ，押さえた反対方向に比較的軽い力で温灸器を滑《すべ》らせる．温度が皮膚に伝わるように，ゆっくりと操作する．

② 押圧法《おうあつほう》

温灸器の温度を伝えるために，ゆっくり漸増圧《ぜんぞうあつ》で押圧する．押圧は温灸器の温度に応

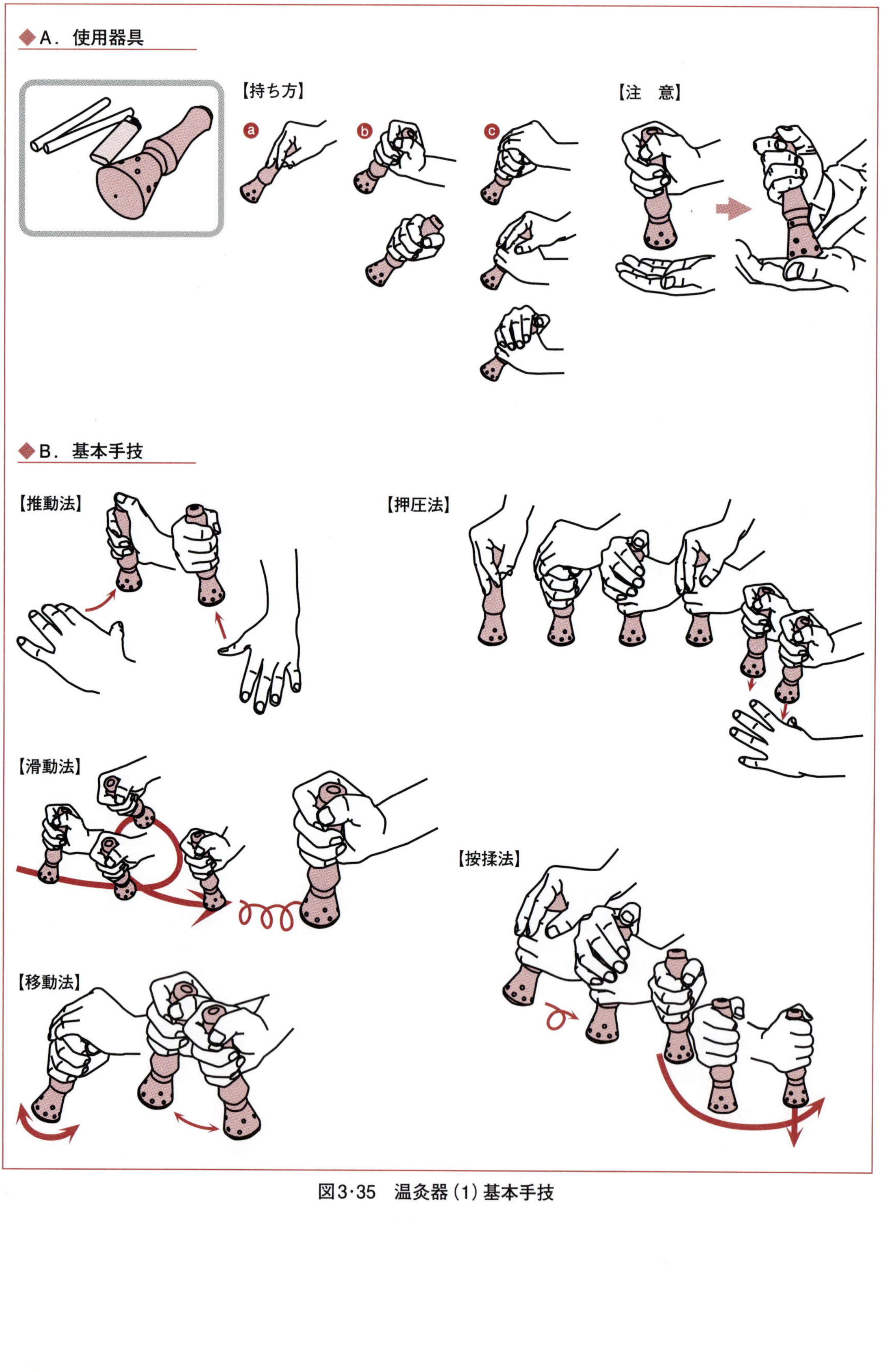

図3·35　温灸器（1）基本手技

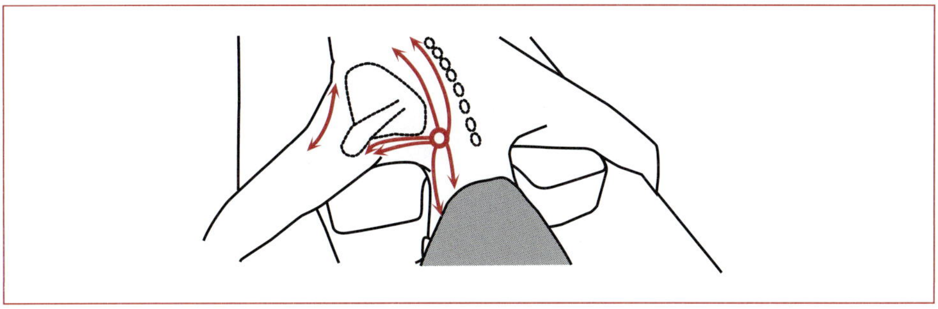

図3·35　温灸器（2）施術部位

じて4～10秒の間で調節する．指圧触診法で行った押圧手技と同様に腕の力ではなく体の重さを伝えることで圧を調節する．温灸器の握り方は施術部位によって異なるが，圧を伝えやすいように工夫する．

③ 滑動法《かつどうほう》

手首の返しを利用して，先端を旋回《せんかい》させながら移動する．力を入れすぎると滑らかに旋回できないため，比較的軽い力で小さな円を描くように行う．表層組織を温め，ほぐすつもりでゆっくり操作する．

④ 按揉法《あんじゅうほう》

押圧法と滑動法を合わせた手法で，押圧しながら温灸器を回転させ，押圧の反動を利用して除圧のときに移動する．金属先端の辺縁部で施術することで，弱い力で押圧を強くできる．

⑤ 移動法《いどうほう》

強めに圧をかけ，上下左右に動かす．筋肉の走行に対して垂直になるように動かすことを基本とする．按揉法と同様に金属先端の辺縁部を使用して操作を行い，筋肉を切り，弾《はじ》くように動かす．

b．施術部位（図3·35（2））

施術は肩中兪穴《けんちゅうゆけつ》を中心に頸部，肩部，肩甲間部のラインに対して行う．肩中兪穴（手太陽小腸経《てたいようしょうちょうけい》）は第7頸椎と第1胸椎棘突起間の外方2寸に取る．

1） 頸　部

① 僧帽筋外縁《そうぼうきんがいえん》ライン

② 頸椎横突起《けいついおうとっき》ライン

2） 肩　部

① 足少陽胆経《あししょうようたんけい》ライン

② 手少陽三焦経《てしょうようさんしょうけい》ライン

3） 肩甲間部

① 傍脊柱《ぼうせきちゅう》ライン

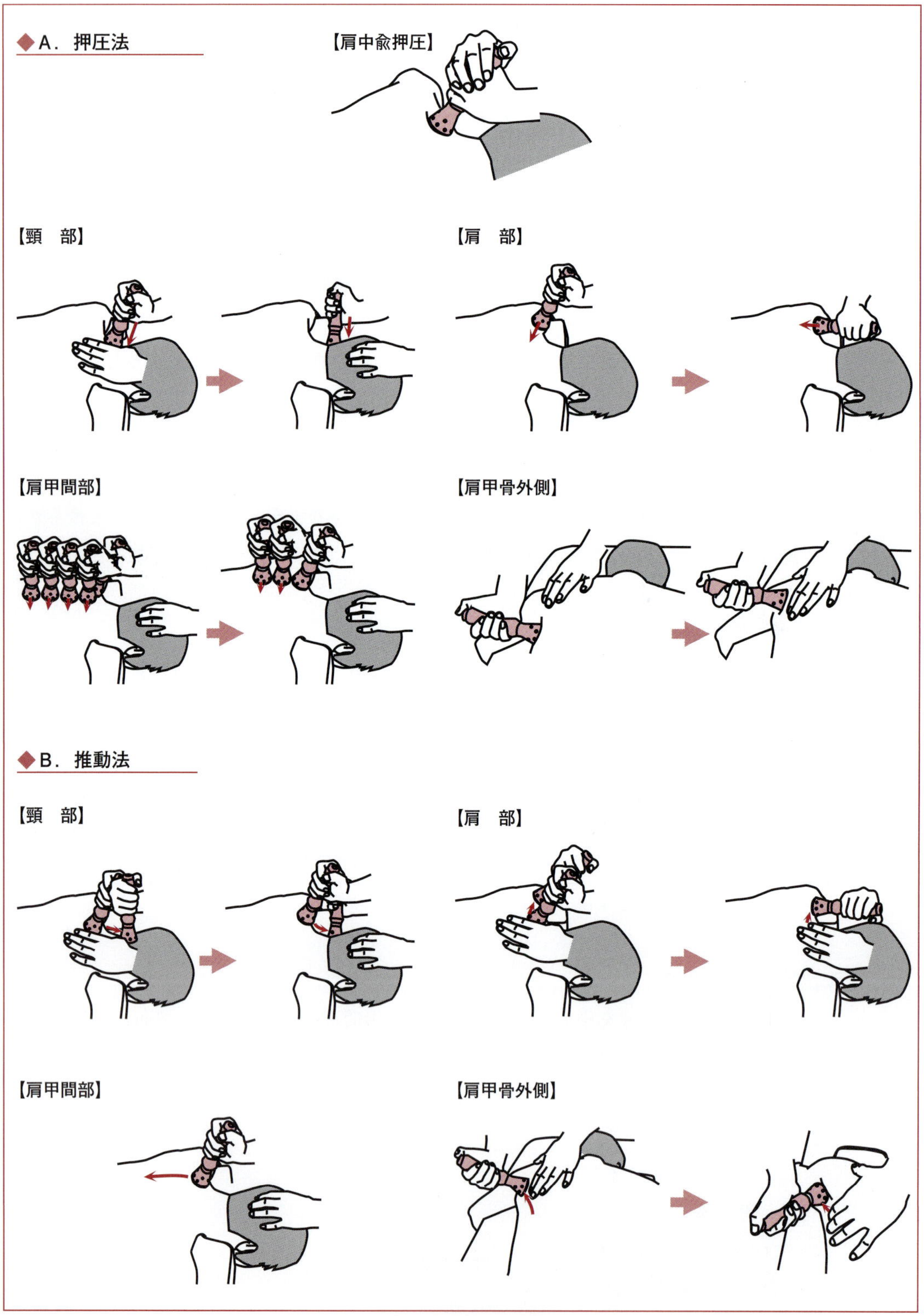

図3･35　温灸器(3)操作①

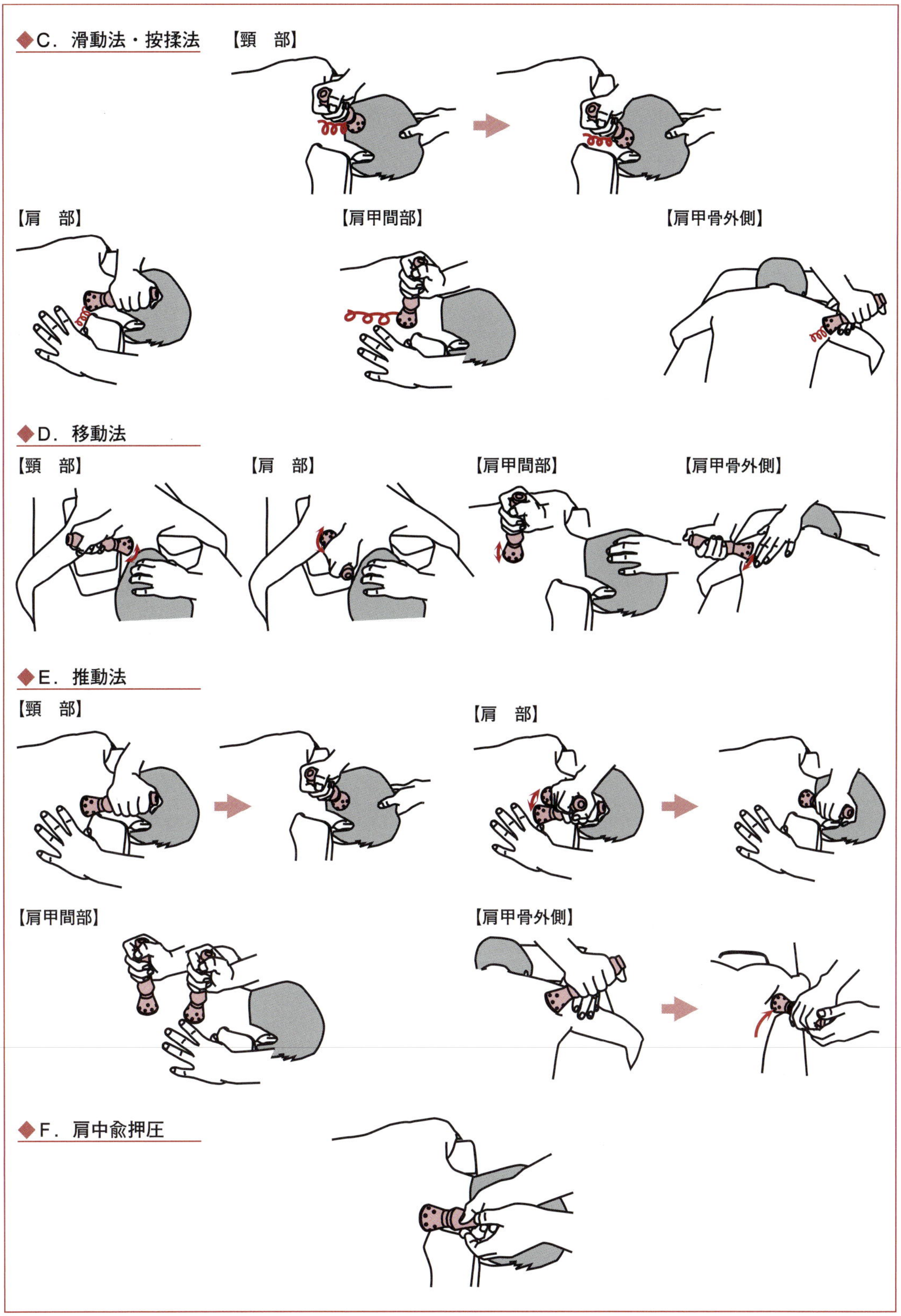

図3･35　温灸器（3）操作②

② 足太陽膀胱経《あしたいようぼうこうけい》1行線

4） 肩甲骨外側

① 大円筋《だいえんきん》・小円筋《しょうえんきん》ライン

c．施術の操作手順（図3･35（3））

施術は各基本手技毎に，頸部，肩部，肩甲間部，肩甲骨外側の施術を左右ともに行っていく．

1） 押圧法

あん摩マッサージ指圧術の基本は「軽擦《けいさつ》に始まり軽擦に終わる」ことである．温灸器は温熱刺激と押圧刺激を与える灸法であるが，あん摩マッサージ指圧術の基本に従い，軽い押圧法で施術部位に温度を伝え温めることから行う．施術は患者が温かさを感じるように，ゆっくり行う．

2） 推動法

傍脊柱ラインは骨に当たるため行わない．

3） 滑動法・按揉法

ライン毎に滑動法を行った後，按揉法を行う．頸椎横突起ラインは弱めに筋のみをほぐすように行い，傍脊柱ラインは骨に当たるため行わない．

4） 移動法

筋を横切り，弾くように行う．頸椎横突起ラインは筋を切るように前後に動かし，傍脊柱ラインは骨に当たるため行わない．

5） 推動法

強めの推動法を傍脊柱ライン以外のラインに行う．

6） 肩中兪押圧

肩中兪穴の上方で僧帽筋上縁部をこれまでの手技の中で最も時間をかけて下方に向かい，強めに押圧する．手の力で押圧を行うのではなく，体重をのせ続けるようにして行い終了する．

14 MT式温灸器

MT式温灸器の施術方法に，決まった手順は定められていない．手順は施術者自らが構築するものである．

本項ではMT式温灸器の基本的な操作方法に則った下腿と足底への施術手順の一例を示す．

a．施術部位（図3･36（1））

施術は下腿前面，下腿後面，足底の順に行う．

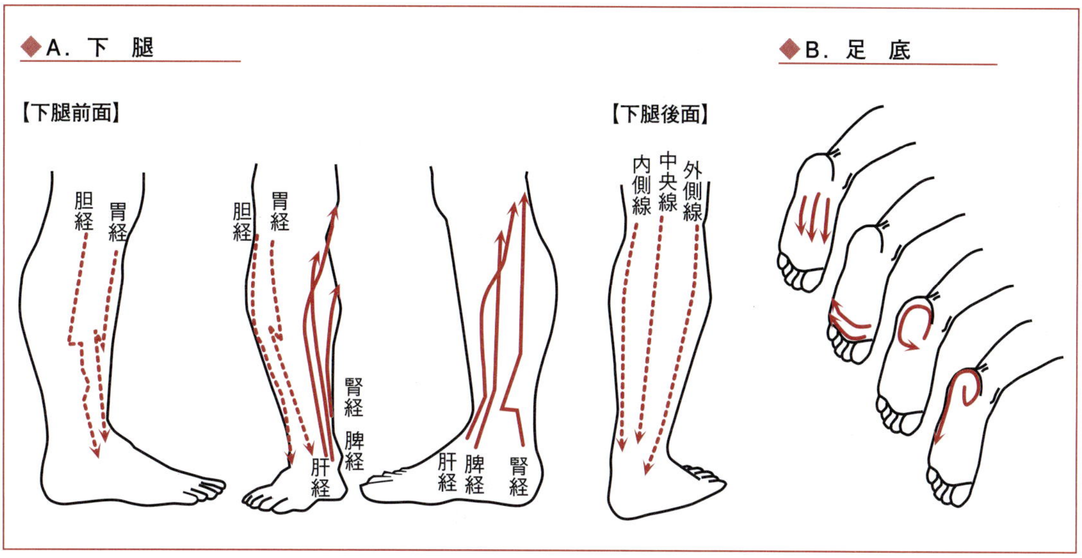

図3·36 MT式温灸器(1)施術部位

1) 下腿前面

下腿の経脈の走行を理解して，経脈に沿って手技を行う．初学者は経脈の走行を誤らないように，下腿に経脈を描き入れて施術する．

① 足陽明《あしようめい》胃経《いけい》

脛骨《けいこつ》の外側《がいそく》で前脛骨筋《ぜんけいこつきん》および長趾伸筋《ちょうししんきん》上を通る．

② 足少陽胆経《あししょうようたんけい》

腓骨《ひこつ》の外側面で長腓骨筋《ちょうひこつきん》上を通る．

③ 足厥陰肝経《あしけついんかんけい》

脛骨内側面上を通る．

④ 足太陰《あしたいいん》脾経《ひけい》

脛骨内側の骨際《こつさい》を通る．

⑤ 足少陰腎経《あししょういんじんけい》

下腿内側でヒラメ筋と腓腹筋の間を通る．

2) 下腿後面

下腿後面を3分割し，内側線，中央線，外側線の3行線に施術を行う．内側線を施術した後は太谿穴《たいけいけつ》を押圧し，外側線を施術した後は崑崙穴《こんろんけつ》を押圧する．

① 太谿穴(足少陰腎経)

内果の最も尖ったところの高さで内果とアキレス腱との間の陥凹部で動脈拍動部に取る．

② 崑崙穴(足太陽膀胱経《あしたいようぼうこうけい》)

外果の後ろ5分の陥凹部，外果とアキレス腱との間に取る．

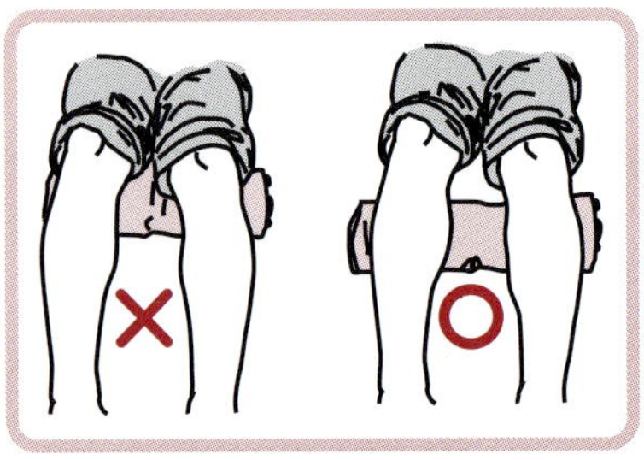

◆A．押圧法・推動法（弱）

【胃　経】

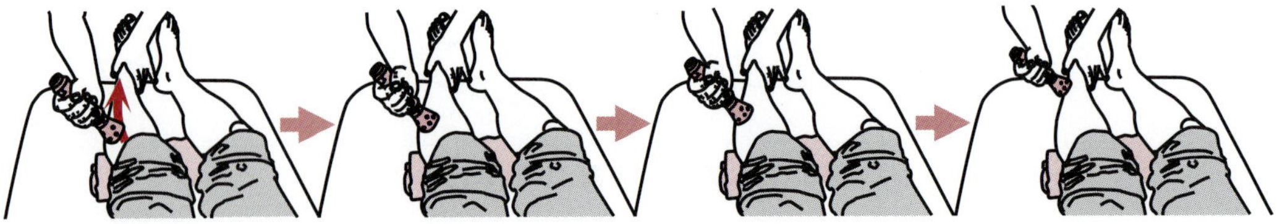

【胆　経】

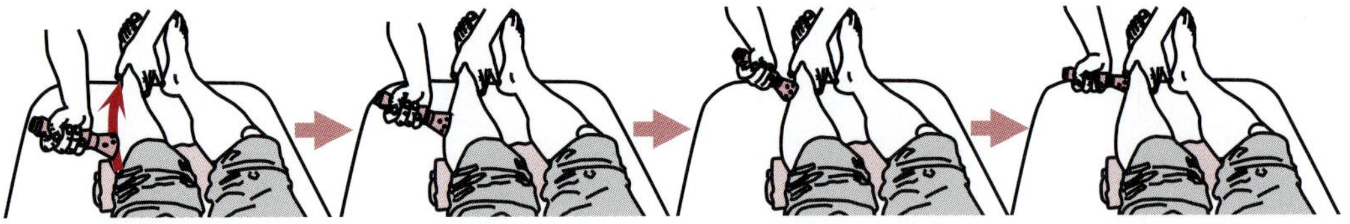

【肝　経】

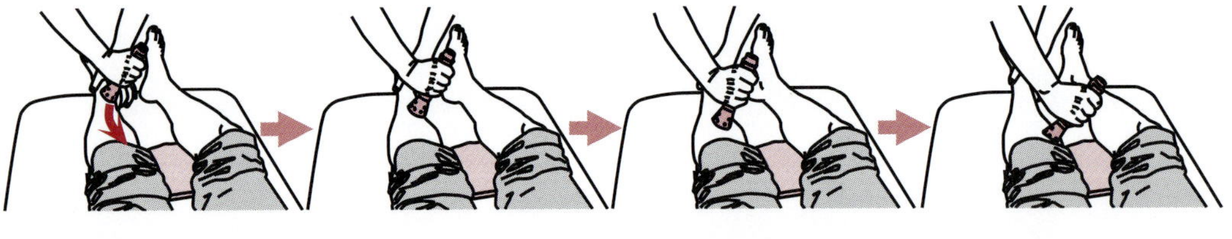

【脾　経】

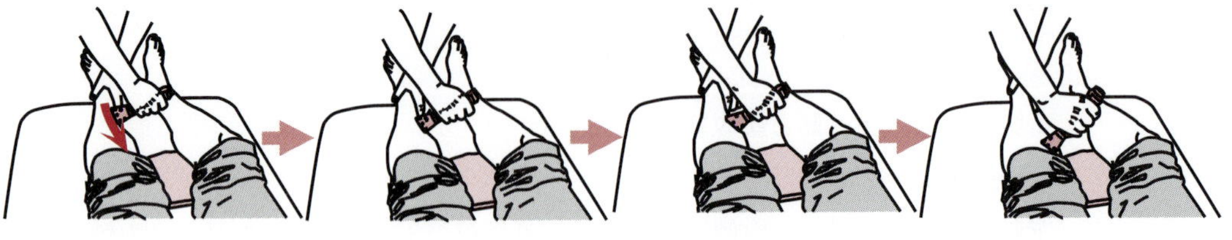

【腎　経】

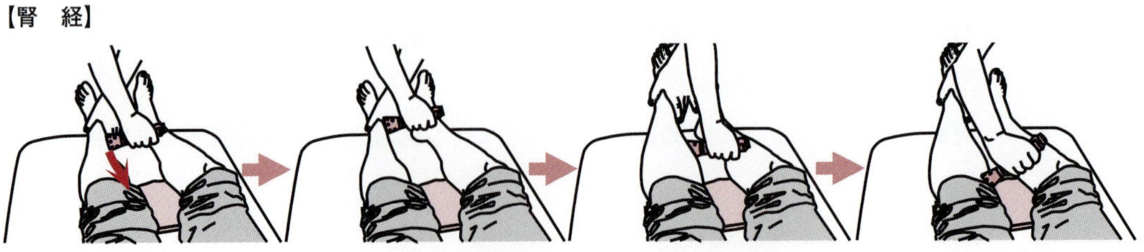

図3･36　MT式温灸器（2）操作（下腿前面）①

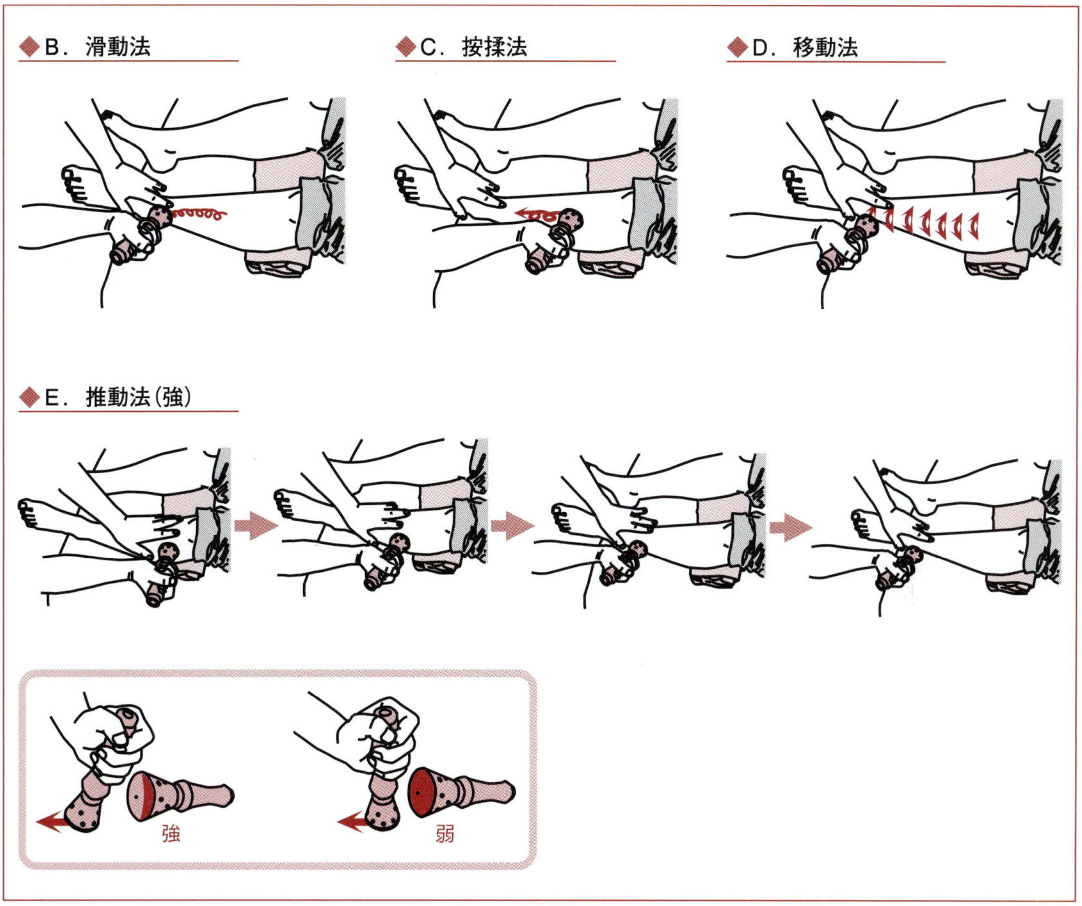

図3·36　MT式温灸器（2）操作（下腿前面）②

3）足　底

土踏《つちふ》まずの部位を縦3行に分けた土踏まずライン，趾球《しきゅう》部位を横2行に分けた趾球ライン，踵《かかと》を丸く囲む踵ライン，踵中央から外側に向かって円を描き小趾《しょうし》に至る踵-外側ラインに施術を行う．

① 湧泉穴《ゆうせんけつ》（足少陰腎経）

足底中央のやや趾尖寄りで，足趾《そくし》を屈して最も陥凹するところに取る．

b．施術の操作手順

施術にはエチレンオキサイドガスで滅菌した温灸器を用いるのが最も良い．滅菌を行っていない場合は，金属部を消毒用綿花で清拭《せいしき》し，消毒洗浄した薄い布や手ぬぐいを施術部に被《かぶ》せて行う．布や手ぬぐいの使用は衛生的な利点だけではなく，摩擦を減らし施術しやすくする利点や煙を少なく抑える利点などがある．温灸器を直接皮膚に接触させて施術する場合は，すべての施術部位を施術前に消毒する．

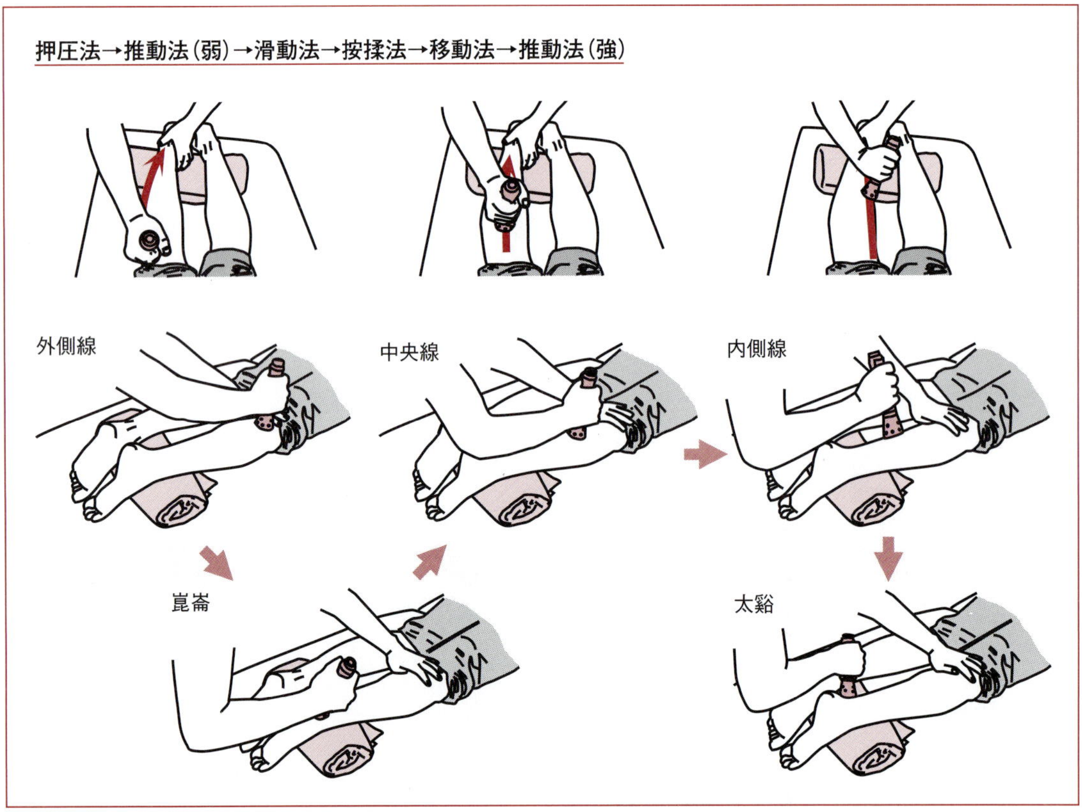

図3･36　MT式温灸器(3)操作(下腿後面)

1)　下腿前面(図3･36(2))

被験者には仰臥位を指示し，下腿内側部，特に腎経《じんけい》の施術を行いやすくするために腓腹筋の筋腹の下に枕もしくはタオルを入れる．施術は(陽経《ようけい》)胃経→胆経→(陰経《いんけい》)肝経→脾経→腎経の順で行い，陽経は上から，陰経は下から施術する．施術法は押圧法《おうあつほう》→推《すい》動法《どうほう》(弱)→滑動法《かつどうほう》→按揉法《あんじゅうほう》→移動法《いどうほう》→推動法(強)の順に行う．

① 押圧法・推動法(弱)

熱を伝えるようにゆっくり丁寧に押圧した後，温灸器の金属面全体を接触させ，軽い圧で温度を伝えるように推動法を行う．下肢が冷えている被験者には特にゆっくりと行う．

② 滑動法・按揉法・移動法

滑動法，按揉法，移動法を胃経，胆経，肝経，脾経，腎経について行う．肝経は脛骨面上なので移動法を行わない．

③ 推動法(強)

ここまでの施術で局所は十分に温められているため，ここでの推動法は温熱刺激よりも押圧刺激を優先する．速度は①で行った推動法よりもやや速く，温灸器は面全体ではなく**面の3分の1を使用して行う**．推動法では先端子の接触角度が急になるほど圧は強

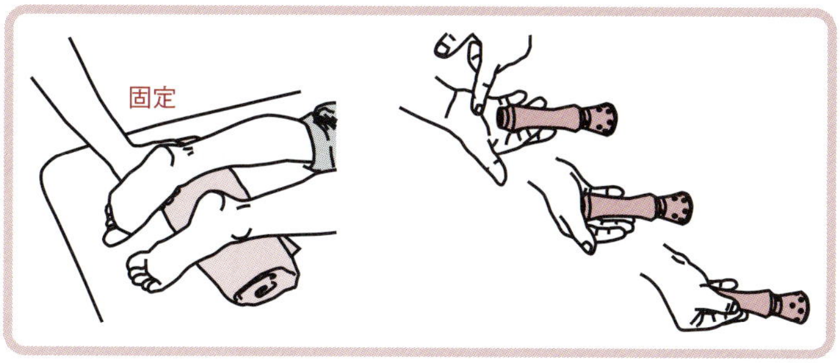

◆A．土踏まずライン

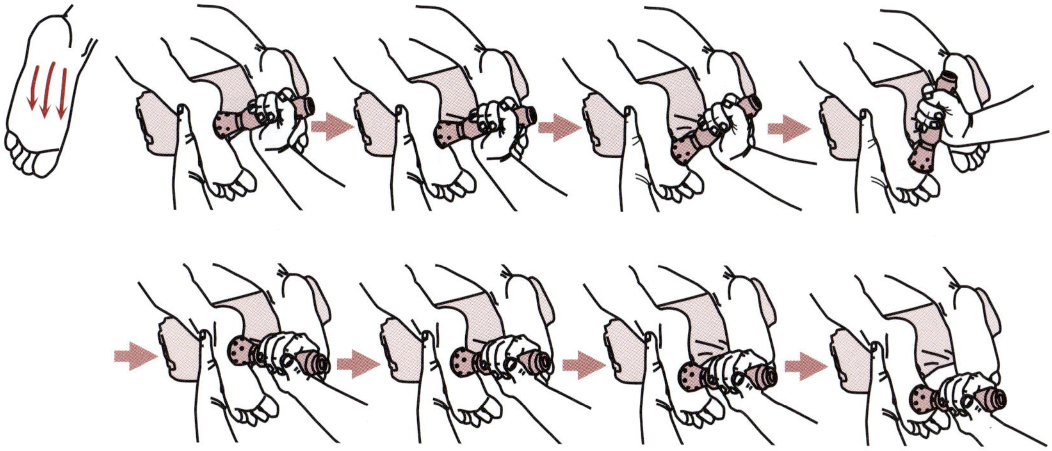

◆B．趾球ライン

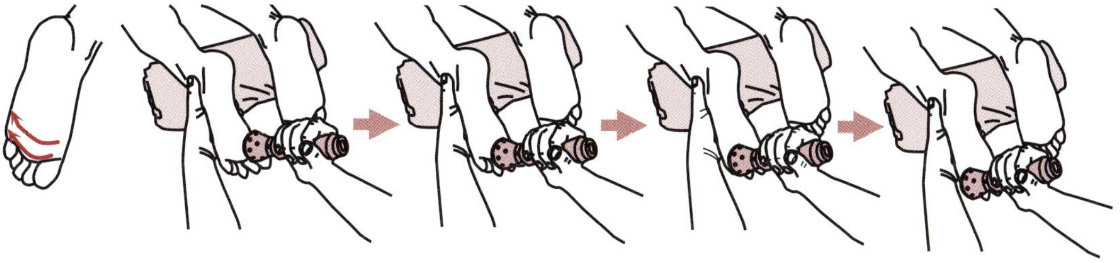

◆C．踵ライン

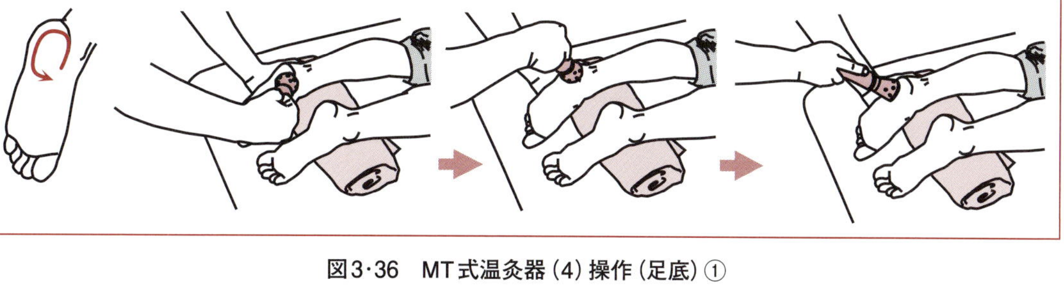

図3·36　MT式温灸器（4）操作（足底）①

◆D．踵-外側ライン

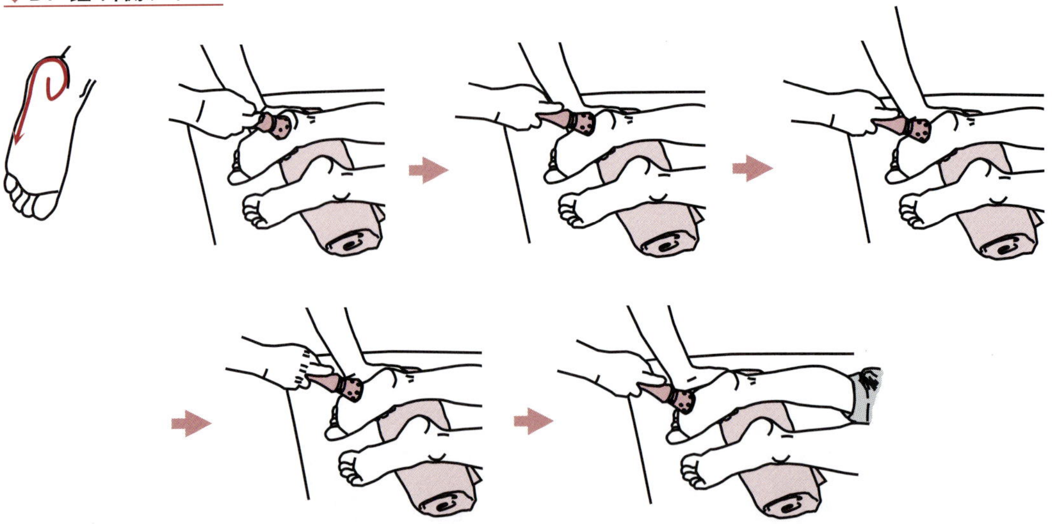

◆E．湧　泉

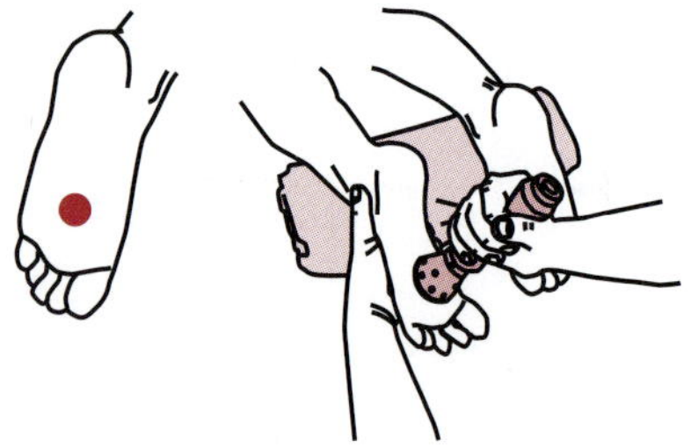

図3·36　MT式温灸器（4）操作（足底）②

まる．按揉法，移動法でも先端子の辺縁を使用して行うと弱い力でも力強い施術が行える．

2）　下腿後面（図3·36（3））

被験者には腹《ふく》臥《が》位《い》を指示し，足首にタオルもしくは足枕を入れる．施術は外側線，中央線，内側線に対して上から下へ，押圧法→推動法（弱）→滑動法→按揉法→移動法→推動法（強）の順で行う．各手技の最後には太谿穴，崑崙穴に温灸器を長めに接触させて温度を伝える．太谿穴と崑崙穴の深部には動脈が走行し，この部位を温めることで末梢へ流れる動脈血を温め，足先の温度を上げることができる．

①　押圧法

皮膚を温めるために，ゆっくり手技を行い，温度を伝えるように圧する．

② 推動法（弱）

皮膚を温めることを主目的として，軽い圧でゆっくりと行う．

③ 滑動法・按揉法・移動法

温灸器の押圧刺激を段階的に強くしていく．

④ 推動法（強）

これまでの施術で局所は温められているため，温熱刺激よりも押圧刺激を優先する推動法を行う．速度は②で行った推動法よりもやや速く，温灸器は面全体ではなく接触面の3分の1を使用し圧を強める．

3) 足底（図3･36（4））

施術前には足の洗浄や消毒を行い，薄い布や手ぬぐいを介在させて行う．

足底への施術は，**すべて強いはっきりした圧で行う**．圧を逃さないために，片側の手で足首を前から支え，手掌に温灸器の後端がくるように持ち，肘・手首・温灸器が一直線となるように体重を伝える．

施術は土踏まずの3行線，趾球部位の2行線，踵ライン，踵-外側ラインの順に行う．はじめに足を温めるための押圧法と強い推動法を行う．足底では温めるための推動法であっても強い圧で行う．

その後，押圧刺激を優先した按揉法・移動法，強い推動法を行い，最後に湧泉穴の押圧を行う．

15 棒灸と押灸

「棒灸《ぼうきゅう》」とは，艾を和紙で硬く巻き，棒状にしたものを燃焼させる治療用具のことを示し，また棒灸を使用して輻射熱《ふくしゃねつ》を与える施灸方法を示す言葉でもある．

治療用具である棒灸を使用した施灸方法には，皮膚に接触させず輻射熱を利用する方法，紙やビワの葉などを介在物として燃焼している棒灸を押しつける方法，フードを利用して手軽に移動できる温筒灸《おんとうきゅう》とする方法がある．

本項では，皮膚に接触させずに輻射熱によって温熱刺激を与える方法と紙を介在物として棒灸を押しつける押灸法《おしきゅうほう》を行う．棒灸は円筒形の紙筒の中に艾を押し固め，コルクで栓《せん》をし，他方に消火用キャップを被《かぶ》せたカマヤペット（株式会社釜屋もぐさ製）を使用する．

a．基本手技

1) 棒灸の基本手技（図3･37）

棒灸と皮膚の間隔は10〜15 mm離し，推動法，雀啄法《じゃくたくほう》，滑動法，移動法によって温熱刺激を与える．操作に慣れない間は小指を伸ばし，距離を測りながら行う．

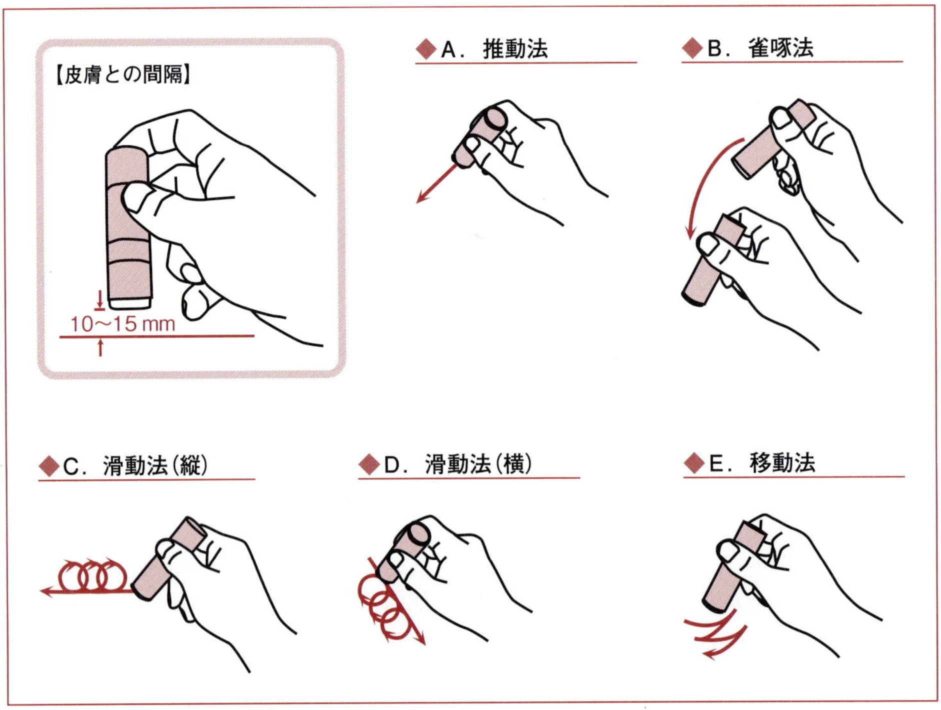

図3･37　棒灸の基本手技

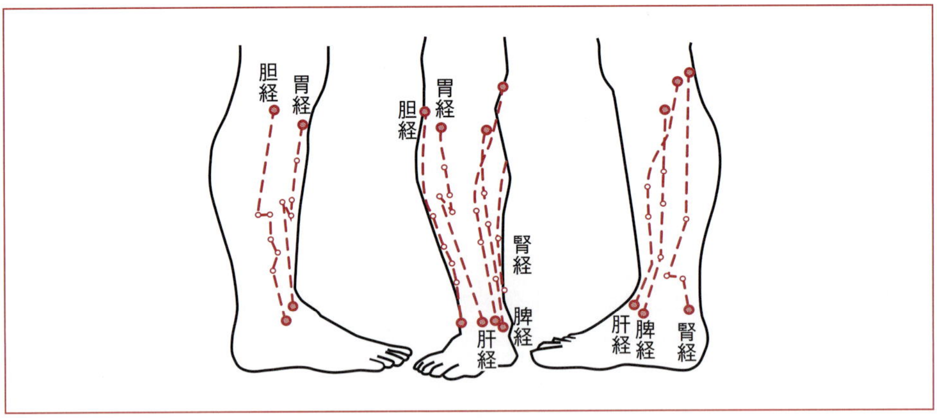

図3･38　棒灸と押灸（1）施灸部位

① 推動法

皮膚からの距離を保ちながらゆっくりと動かす．

② 雀啄法

皮膚から10〜15 mmの距離に近づけ，2〜3秒毎に離すことを繰り返す．

③ 滑動法

縦方向にゆっくりと回転させながら動かす縦の滑動法と，横方向にゆっくりと回転させながら動かす横の滑動法がある．

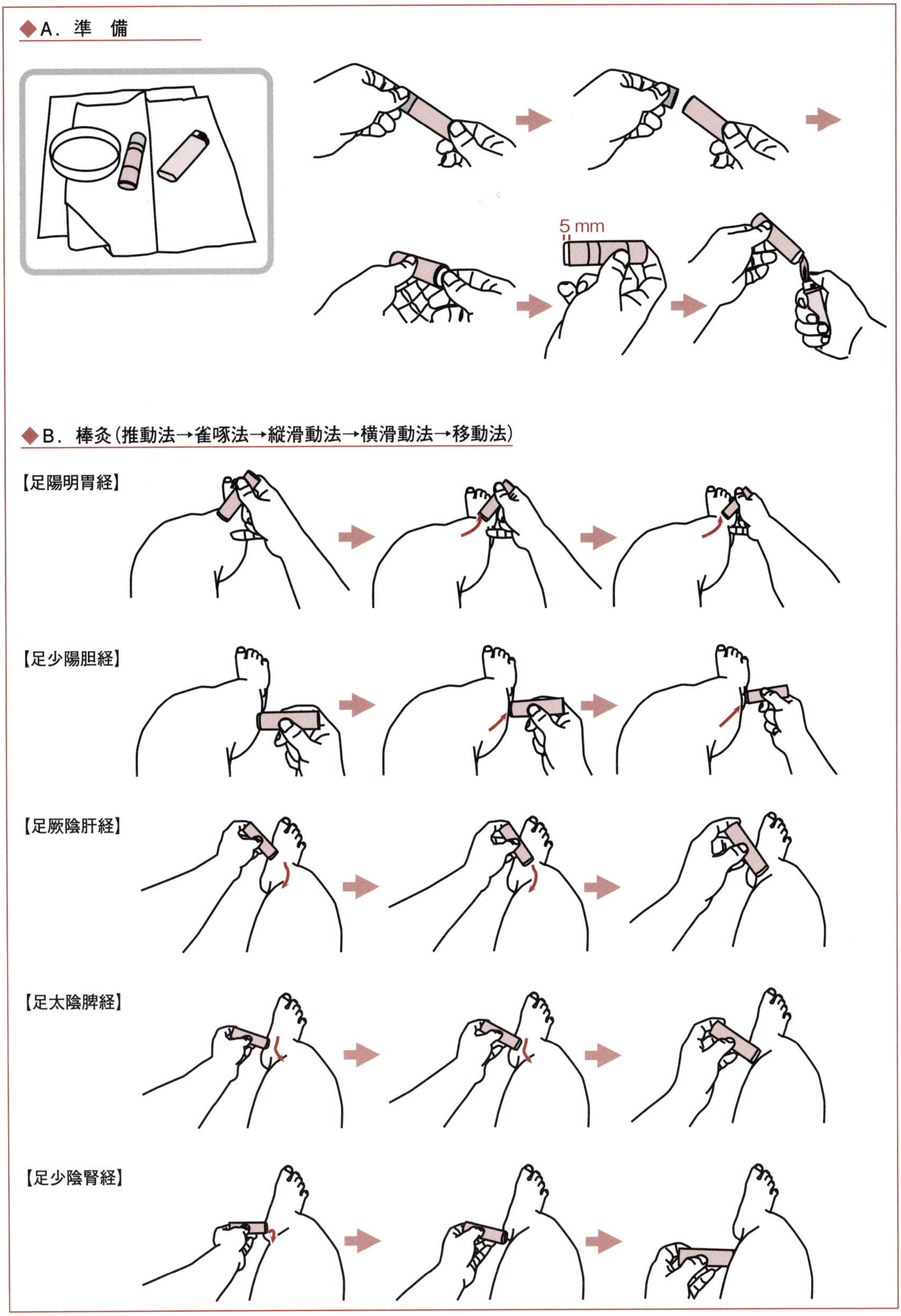

図3·38 棒灸と押灸（2）操作①

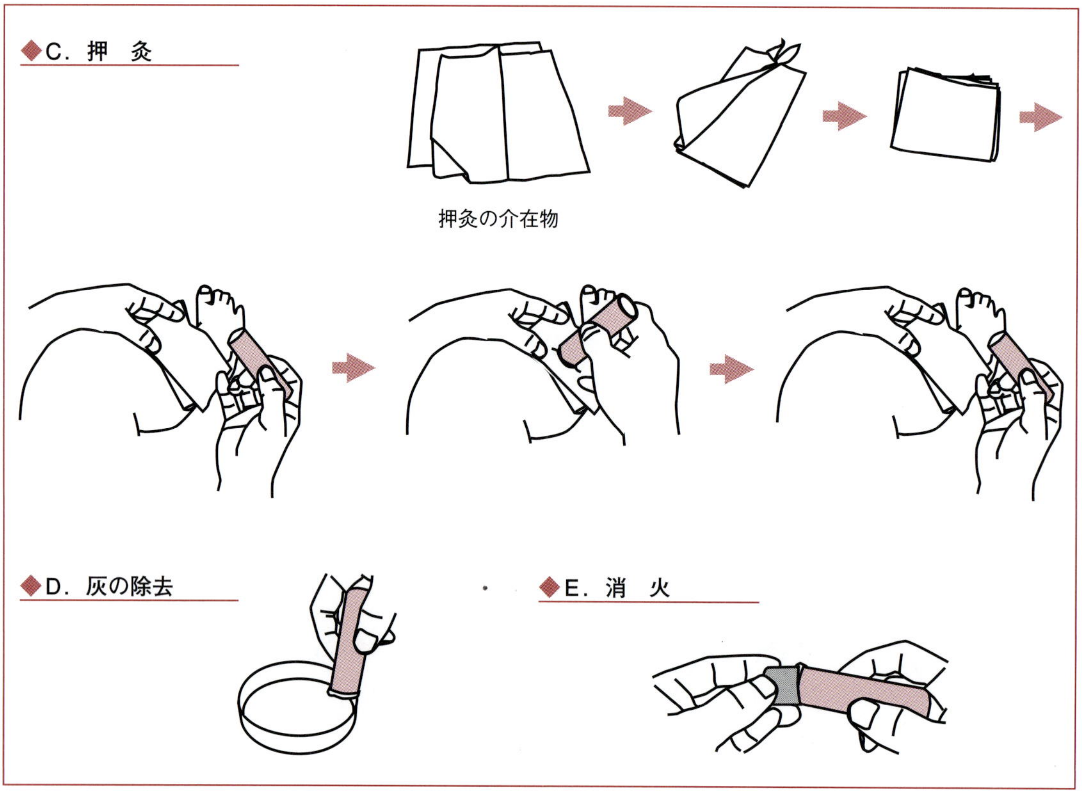

図3·38　棒灸と押灸 (2) 操作②

④ 移動法

上下左右に動かしながら輻射熱を伝える．

2)　押灸法

施灸部位に紙を置き，その上から棒灸で2〜3秒間押して温熱刺激を与える．押しつけ続けると火が消えるため，火を確認しながら操作を行う．押しつけた後は，燃焼部を空気に触れさせるために，**その都度，手首を大きく返す**．

b．施灸部位 (図3·38 (1))

下腿に足陽明胃経，足少陽胆経，足厥陰肝経，足太陰脾経，足少陰腎経の経絡と経穴を描き，棒灸は経脈に沿って施灸を行い，押灸は各経穴部位に行う．

c．施灸の操作手順 (図3·38 (2))

カマヤペット，ライター，灰皿，ペーパータオルを用意する．棒灸を行った後に，ペーパータオルを介在物とした押灸を行う．

カマヤペットはキャップを外し，筒を支え，コルクを押して艾を5 mm程度出し，点火する．

1） 棒　灸

推動法，雀啄法，縦滑動法，横滑動法，移動法を足陽明胃経→足少陽胆経→足厥陰肝経→足太陰脾経→足少陰腎経の順に行う．

2） 押　灸

ペーパータオルを用意し，1枚を4つに折り，介在物として使用する．押灸は下腿の足陽明胃経，足少陽胆経，足厥陰肝経，足太陰脾経，足少陰腎経の経穴部に行う．

3） 灰の除去と消火

灰を除去するときは燃焼している艾を落とさないように，灰皿の縁で灰のみを取り去る．

消火はキャップを被せることで行う．被せた後の金属キャップは，温度が高くなるので火傷に注意して取り扱う．

16 押灸とフード灸

金元医学《きんげんいがく》を主体とし『難経《なんぎょう》』の陰陽五行説《いんようごぎょうせつ》・五運六気《ごうんろっき》の運気論《うんきろん》や『黄帝内経素問《こうていだいけいそもん》』・『黄帝内経霊枢《れいすう》』を基礎とした臓腑経絡説《ぞうふけいらくせつ》に基づき腹部を五臓に分類して診察する内経系《だいけいけい》（後世方《こうせいほう》）の学派の中で，夢分流鍼術《むぶんりゅうしんじゅつ》は腹部を診て，腹部に打鍼《だしん》を行うことで病《やまい》を治療するものであった．また，同学派の中の一つである積聚《しゃくじゅ》治療は，気の異常の診断には腹診《ふくしん》を第一とし，腹部を施術部位として重視している．**図3･39**は夢分流鍼術で使用される腹部の臓腑配当と人体投影図《じんたいとうえいず》である．このように人体全体を腹部に投影させ，気をうかがい，腹部の診察と腹部への施術で治療を完結させる考え方がある．腹部への押《おし》灸《きゅう》やフード灸はこれらの流派とは異なる手法ではあるが，腹部を治療対象とし，身体全体の気の調整を行う意味で一定の臨床意義を持つ手法である．

a．施灸部位（図3･40（1））

腹部は関元穴《かんげんけつ》より上，鳩尾穴《きゅうびけつ》までを施灸範囲とし，任脈《にんみゃく》，足少陰腎経《あししょういんじんけい》，足陽明胃《あしようめいい》経《けい》，足太陰脾経《あしたいいんひけい》の経穴に対して施灸を行う．施灸の前に施灸対象となる経穴を腹部に描き入れておく．

b．施灸の操作手順（図3･40（2））

施灸は，経脈の流れに従い，任脈・腎経・脾経は下から上に，胃経は上から下に行う．

1） 押　灸

棒灸，灰皿，ライター，はさみ，ペーパータオル，アルミホイルを用意し，紙の間にアルミホイルを折り込む．

火傷させないように棒灸を押し当てる時間に注意する．また，押し当てることで棒灸の火力は弱まるため，押し当てる毎に紙から離し，酸素を送り火力を確認する．

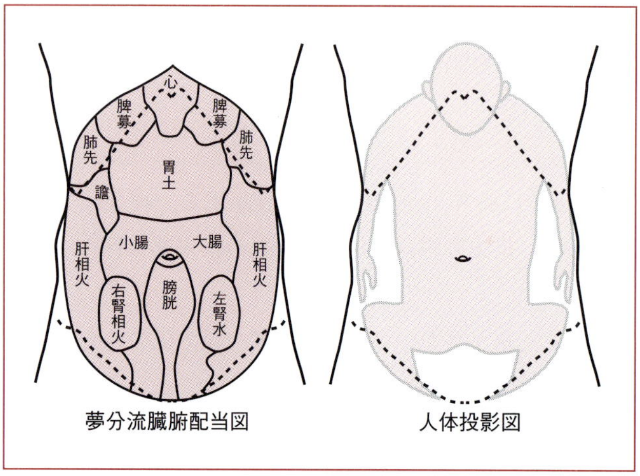

図3·39　夢分流鍼術で使用される腹部の図

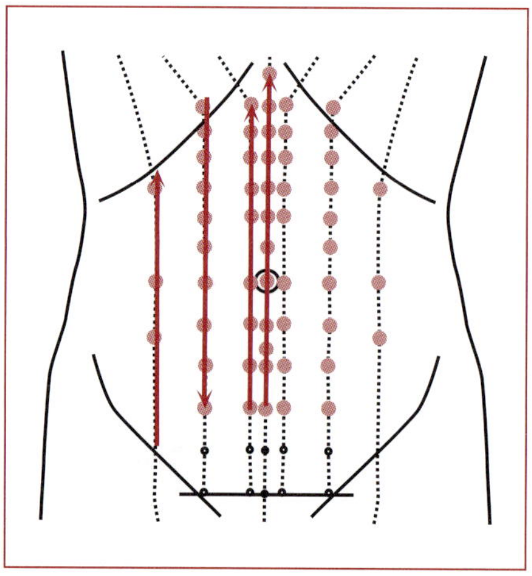

図3·40　押灸とフード灸（1）施灸部位

棒灸は先端が燃焼していなくても中でくすぶっていることが少なくない．そのため，棒灸を消火するときは，**燃焼部分をはさみで切り取り確実に消火する**．

2）　フード灸

一般的な棒灸に使うフードの他に，棒灸のサイズに合わせたフードが販売されている．前項で使用したカマヤペットにも専用のフードがある．

フード灸を行うときは，フードに棒灸を挿し込んだ状態で火をつけて使用する．フードへ**棒灸を挿すときは，必ず，フードの下から行う**．また，棒灸を巻いている和紙の外側にある装飾用紙は燃焼することで剥がれ，燃えた紙が落下し，火傷の原因となることがあるため外して使用する．

フード灸の消火は，フードに付属している火消しつぼに燃焼している棒灸がつけられているフードを一定時間被《かぶ》せることで行う．

17　灸頭鍼

「灸頭鍼《きゅうとうしん》」は鍼の刺激と艾《もぐさ》の燃焼による輻射熱《ふくしゃねつ》とを同時に与える施術方法で，表面が虚の反応を示し，深部が実の反応にある部位に対し表面に補法，深部に瀉法を同時に行うことができる．

a．施術部位

1）　脾兪穴《ひゆけつ》（足太陽膀胱経《あしたいようぼうこうけい》）

第11・12胸椎棘突起間の外方1寸5分に取る．

2）　三焦兪穴《さんしょうゆけつ》（足太陽膀胱経）

第1・2腰椎棘突起間の外方1寸5分に取る．

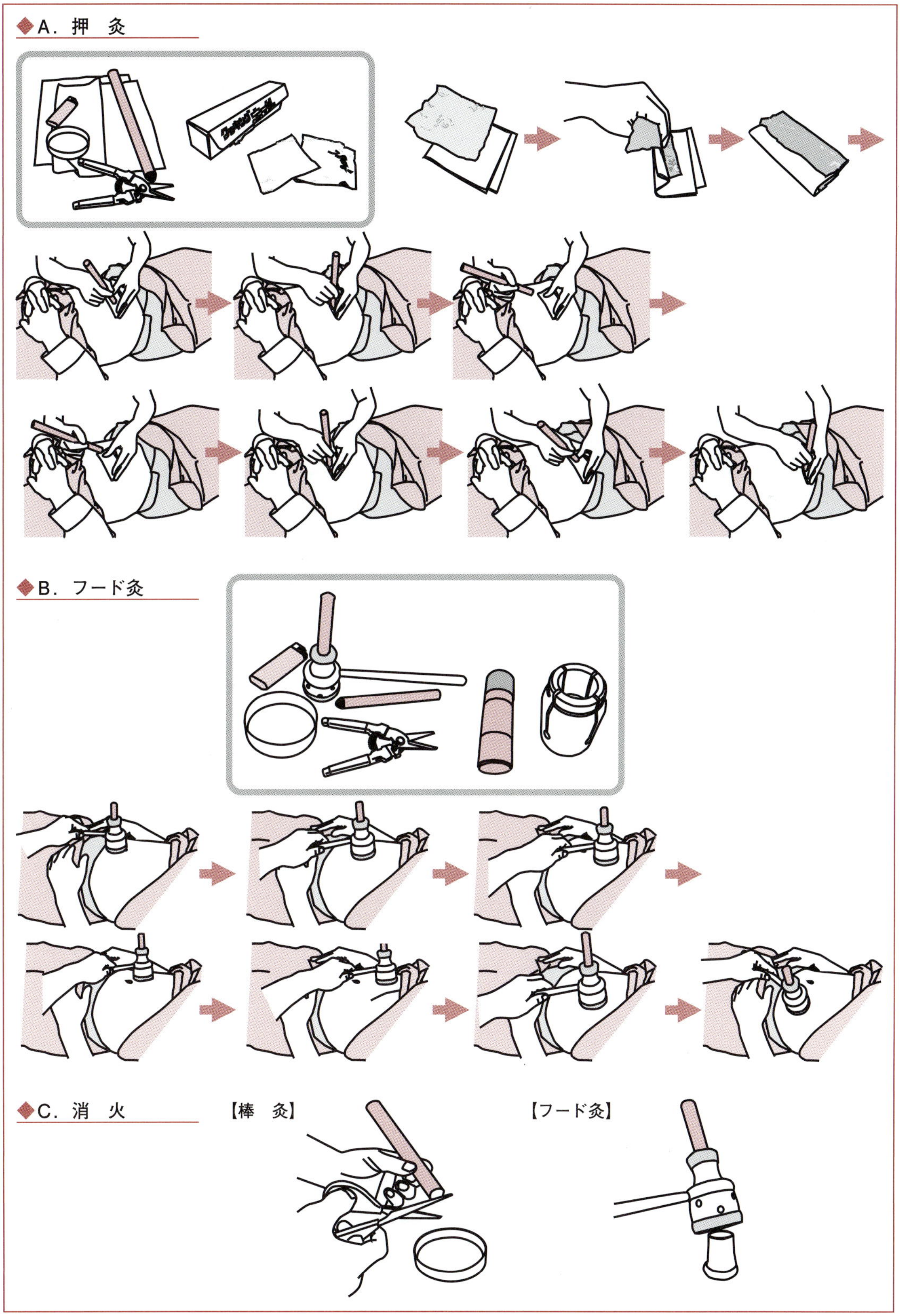

図3·40 押灸とフード灸（2）施灸の手順

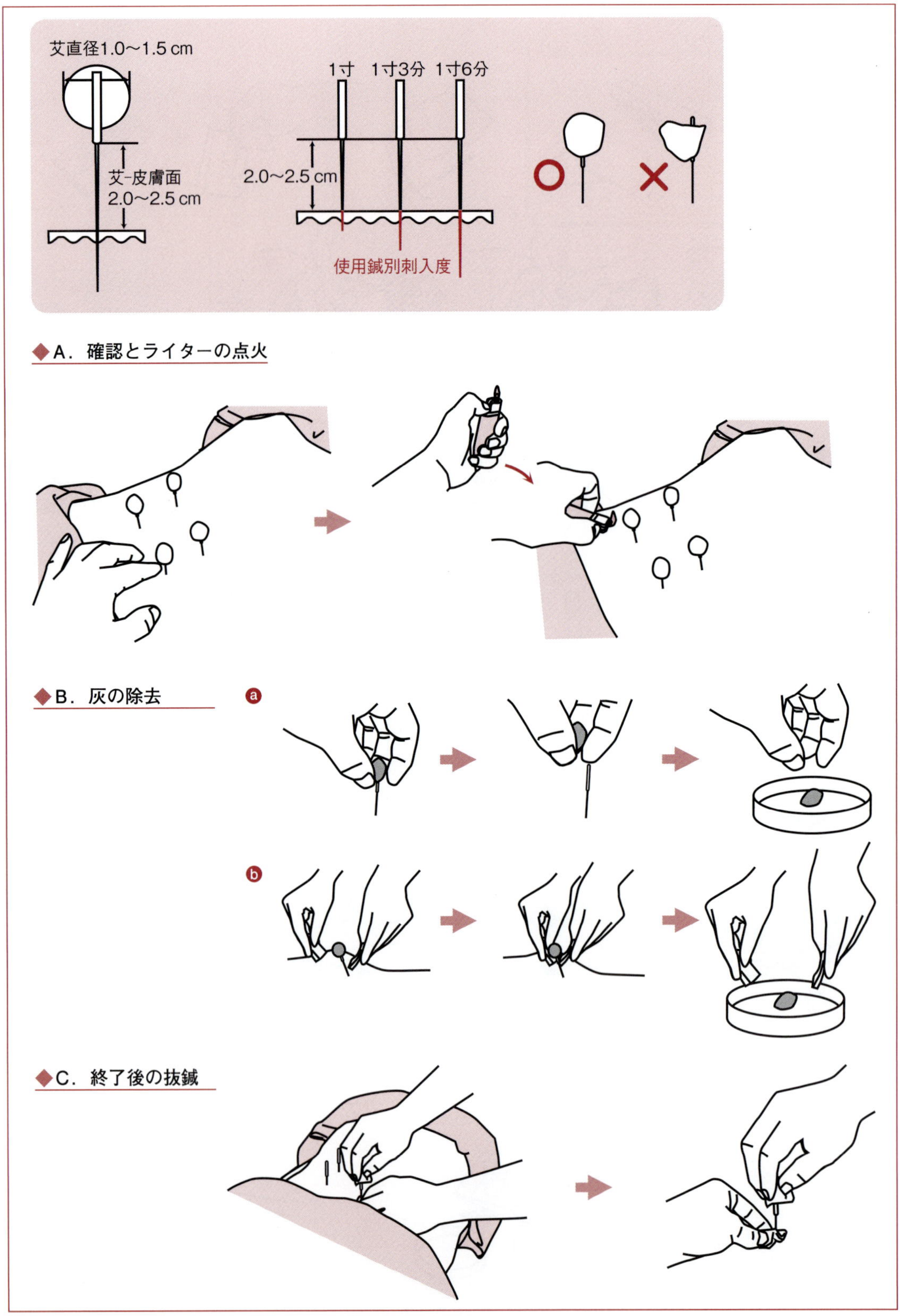

図3·41　灸頭鍼の刺入と艾球の設置

b．刺入と艾球《がいきゅう》の設置（図3･41）

皮膚に対して垂直に鍼を刺入し，鍼柄《しんぺい》下部と皮膚面との距離は2.0〜2.5 cmに設定する．直径約1.5 cmの艾球を作り，鍼柄に挿し固定する．このとき**艾球から鍼柄頭が飛び出さないようにする**．

燃焼した艾球が落下しないように艾球の固定を確認し，灰皿とピンセットを施術部位の近くに用意して点火する．ライターの点火は皮膚上で行わず，火をつけたライターを艾球下部に移動させる．

被験者の皮膚の色に気をつけ，温度の確認を行い，熱い場合は鍼柄の下部をピンセットで挟《はさ》み上げて皮膚との距離を離す．もしくは，抜鍼する．

艾の中心まで確実に燃焼したことを確認して灰を除去する．完全燃焼後の灰は粘着性が低いため，弱い力で軽くすくい上げ（ⓐ），近くに持ってきている灰皿に素早く廃棄する．もしくは綿花で挟んですくい取る（ⓑ）．

次壮を設置するときは鍼柄の温度に気をつけ鍼体を持って行う．施灸は3壮行う．

終了時は鍼柄の温度が高いため，鍼柄を消毒用綿花でつかんで抜鍼する．

18 仙骨部の灸

仙骨《せんこつ》は脊柱《せきちゅう》の最も下に位置し，“体重を支える”という生体構造上の基礎としての重要な役割を果たす．土台となる仙骨が不安定な状況は，身体へさまざまな面で影響を及ぼすことが知られている．仙骨部は姿勢制御に重要な部位であることから固有受容器《こゆうじゅようき》が多く存在していると考えられ，同部位への機械的刺激《きかいてきしげき》（鍼灸，マニュピレーション，ストレッチなど）は神経・筋・骨格系の障害の治療手段の一つとして確立されている．また，東洋医学では仙骨部への施術は総《そう》じて腰痛を治し，腸，膀胱，帯下《たいげ》，月経《げっけい》病などの病も治すと考えられている．

a．施灸部位（図3･42）

腸骨稜《ちょうこつりょう》をたどり，上後腸骨棘《じょうごちょうこつきょく》を正確に触知して行う．

1）上髎穴《じょうりょうけつ》（足太陽膀胱経《あしたいようぼうこうけい》）

第1仙骨孔《せんこつこう》部に取る．上後腸骨棘最突出部より約1横指内側で探す．

2）次髎穴《じりょうけつ》（足太陽膀胱経）

第2仙骨孔部に取る．男性は上後腸骨棘下端を結ぶ水平線上で探す．骨盤は男女で大きさ・形態が異なるため，女性は上後腸骨棘下端を結ぶ水平線上のやや上方に取穴する．

b．施灸の操作手順（図3･42）

被験者には腹臥位を指示し，腹部に枕もしくはタオルを丸めて入れる．体表に腸骨

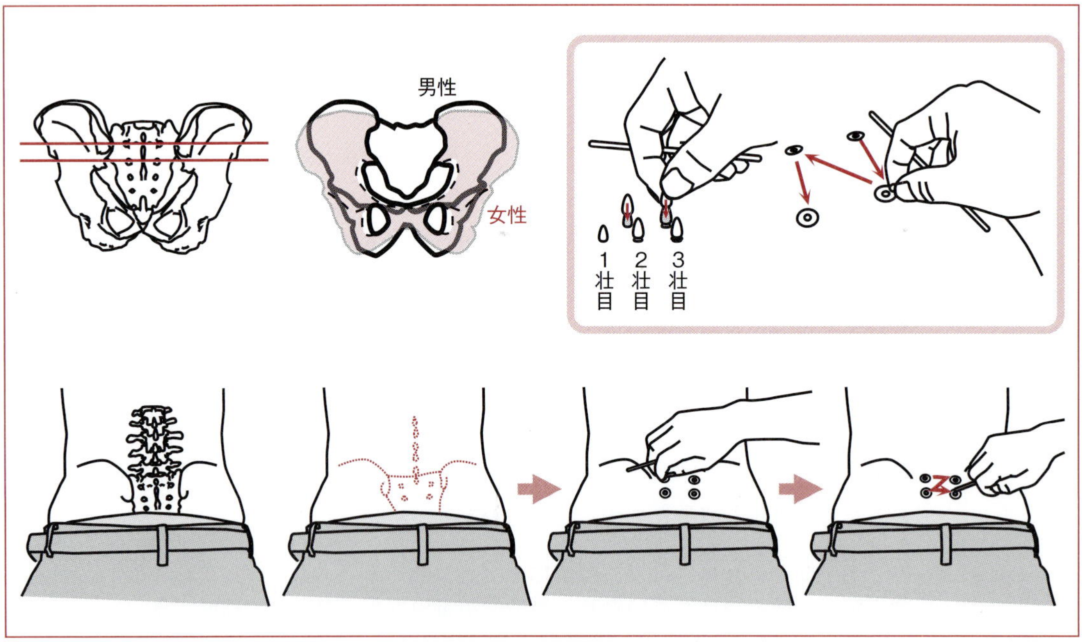

図3·42　仙骨部の灸

稜，上後腸骨棘を描き，次髎穴，上髎穴を取穴する．

消毒後に灸点紙を貼り，線香に点火し，施灸を行う．施灸は左上髎穴，右上髎穴，左次髎穴，右次髎穴の順に行う．2壮目以降は，燃焼した灰を完全につぶさずに次の艾炷を軽くのせ，艾炷を徐々に大きくして9壮施灸する．終了後は，灸点紙を取り除き，局所を消毒する．

課題　5分間で4ヵ所×9壮の施灸を完了できるように練習する．

19 糸状灸

「糸状灸《しじょうきゅう》」は糸状《いとじょう》の艾炷を紫雲膏《しうんこう》などの灸台《きゅうだい》を用いて立てる施灸方法で，水腫に効果が高いことが経験的に知られている．

a．施灸の操作手順（図3·43）

灰皿，ライター，艾，紫雲膏，線香を用意する．被験者には仰臥位もしくは座位を指示し，膝蓋骨上縁を消毒した後，紫雲膏を幅1～3 mm程度で薄く塗布《とふ》する．

糸状灸を作り，紫雲膏上に片側で20～30個立てる．糸状灸の作製には，母指の指腹を幅広く使う．母指は示指の近位指節間関節までの**長いストロークで，粘土を伸ばすよ**

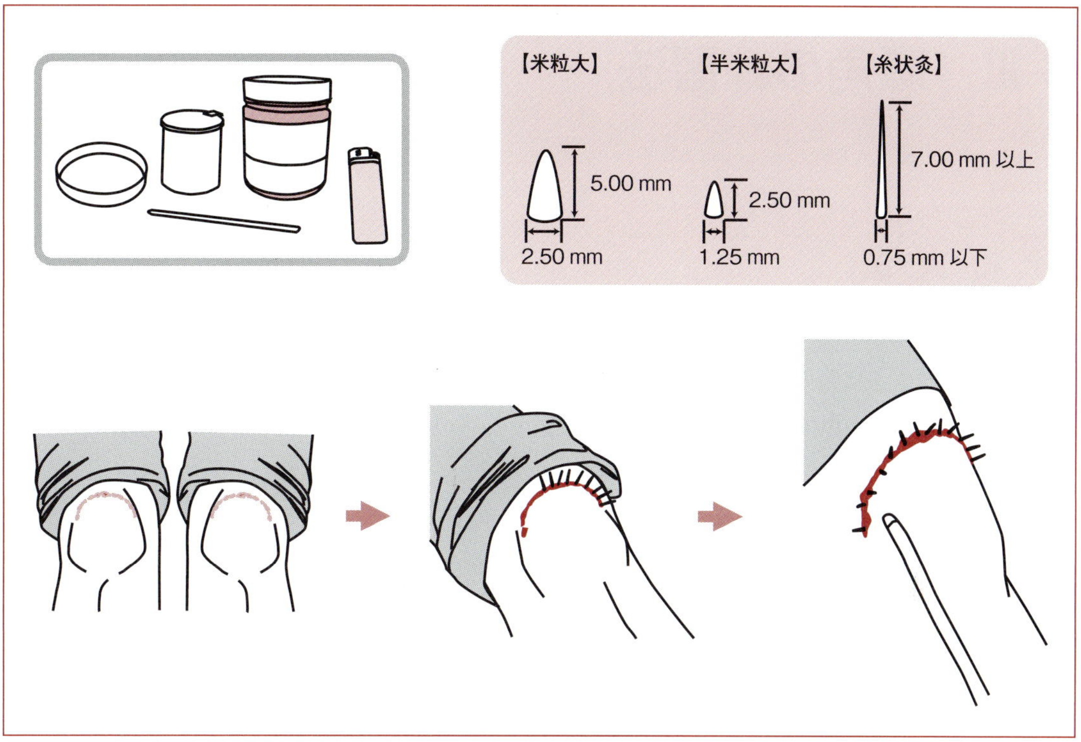

図3·43　糸状灸の操作

うに軟らかくリズミカルに動かす．示指は動かさず，母指だけが動くように意識し，前腕を回外・回内や外旋・内旋させないように注意する．

艾炷を両膝に立て終えたら，すべての糸状灸を連続で点火していく．均一の長さ，太さの糸状灸が作れていれば，一定の間隔で熱感を与えることができる．

課題　長さが7 mm以上で，施灸に使うことができる糸状灸を5分間で35個以上作ることを目標に練習する．

Ⅲ．吸角の練習法

1 投 火 法

火罐法《かかんほう》で行う吸角《きゅうかく》療法は機械刺激と温熱刺激を同時に与える治療方法である．特に投火法《とうかほう》は吸角内で火を燃焼させる手法で，火罐法の他の手法と比較して吸着部位は限定されるが温熱刺激効果が高い．

a．吸角の操作手順

まず，綿球投火法《めんきゅうとうかほう》の操作を自分の大腿部で確かめ（**図3･44A**），その後，筒内着火《とうないちゃっか》法《ほう》の燃焼源《ねんしょうげん》を作製する（**図3･44B**）．被験者には，腰部と下腿部を露出させた状態の腹臥位を指示する．筒内着火法を腰部に行い，吸引力を確認した後に，腰部の筒内着火法と同時に下腿側面の綿球投火法を行う．

吸角を無理に引き剥《は》がす行為は皮膚が裂ける原因となるため，吸角を外す起罐《きかん》操作は一方の手で吸角を持ち，もう一方の手で吸角に近い皮膚を押さえて吸角内に空気を入れて行う．片手で外す場合は，示指もしくは中指で皮膚を押し，吸角内に空気を入れる（**図3･44C**）．

1） 綿球投火法（図3･44A）

吸角，ライター，アルコール綿花，ピンセット，灰皿を用意する．厚手の綿花の場合は1/2を切り取り，アルコールを軽く絞って使用する．

吸角を施術部の側に持っていき，ピンセットでつまんだアルコール綿花にライターで火をつけて吸角の中に投げ込み，速《すみ》やかに所定の部位に吸着《きゅうちゃく》させる．**綿花に火をつける行為は患者の上で行ってはならない．**また，綿球投火法は側面部の施術に用い，燃えた綿球が吸角から皮膚に落下する部位には用いない．

2） 筒内着火法（図3･44B）

吸角，ライター，ティッシュペーパー，コイン4枚を用意する．ティッシュを1枚に剥がし，1/4に切って使用する．切り取ったティッシュでコインをくるみ，燃焼源とする．施術は腰背部の脊柱起立筋上や督脈《とくみゃく》上とし，設置は4ヵ所に行う．

ライターでティッシュに点火した後，吸角を被《かぶ》せる．火力が弱いと吸着せず，火力が強すぎる場合は皮膚が裂ける原因となる．吸着させた吸角を**軽く上に引いて取れない程度の圧**になるように火力を調節する．

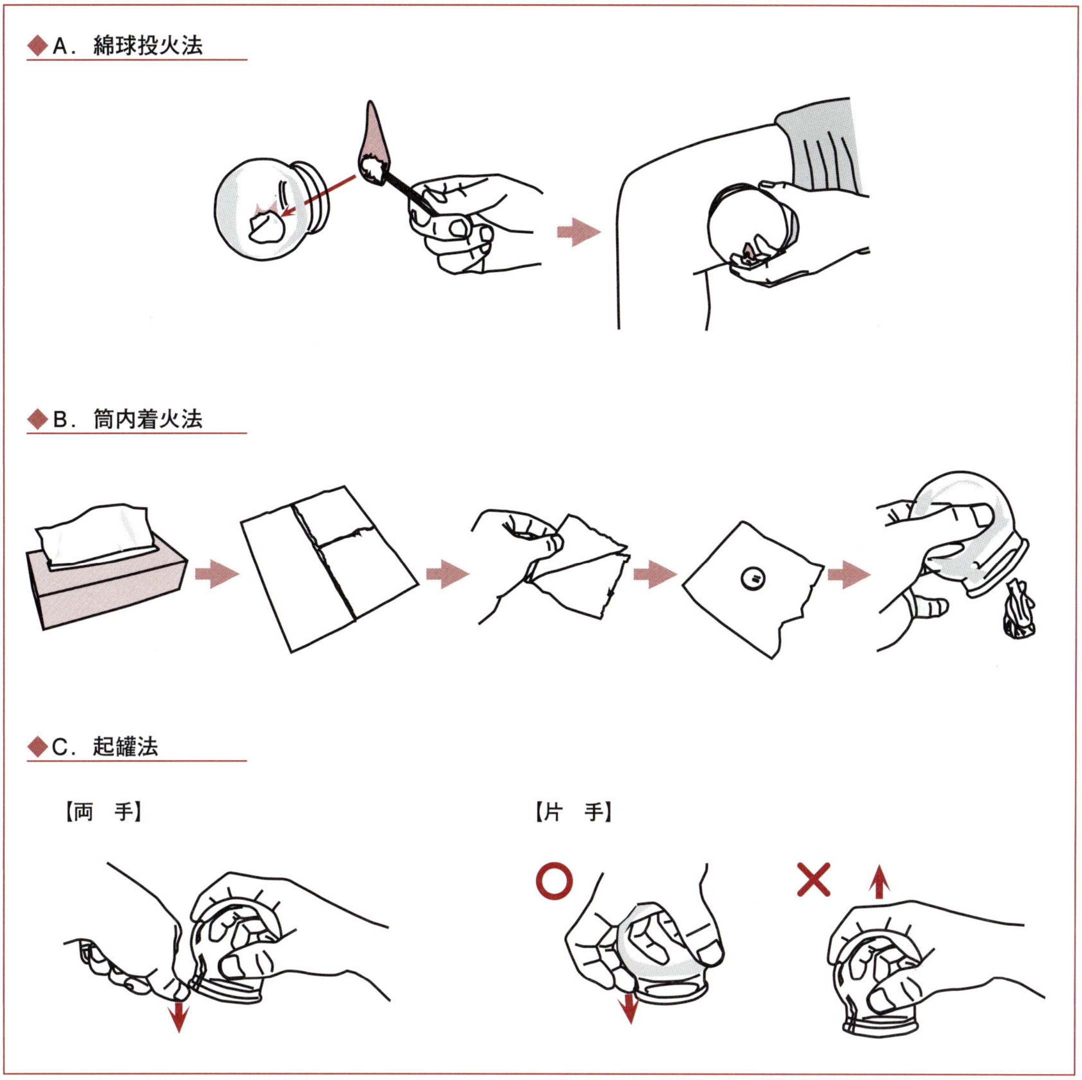

図3·44　投火法

2 閃 火 法

ピンセットでつまんだアルコール綿球《めんきゅう》，点火棒《てんかぼう》，アルコールランプなどの炎を吸角内に入れた後に，素早く所定の部位に吸着させる方法を閃火法《せんかほう》という．さまざまな部位の施術に使用でき，応用手技を用いやすい．

本項では点火棒を作製し，ピンセットでつまんだアルコール綿球を使用した閃火法と点火棒を使用した閃火法を行う．

a．点火棒製作の手順（図3·45A）

割り箸1組もしくは1本，包帯15～20 cm，針金15～20 cm，アルミホイルを用意す

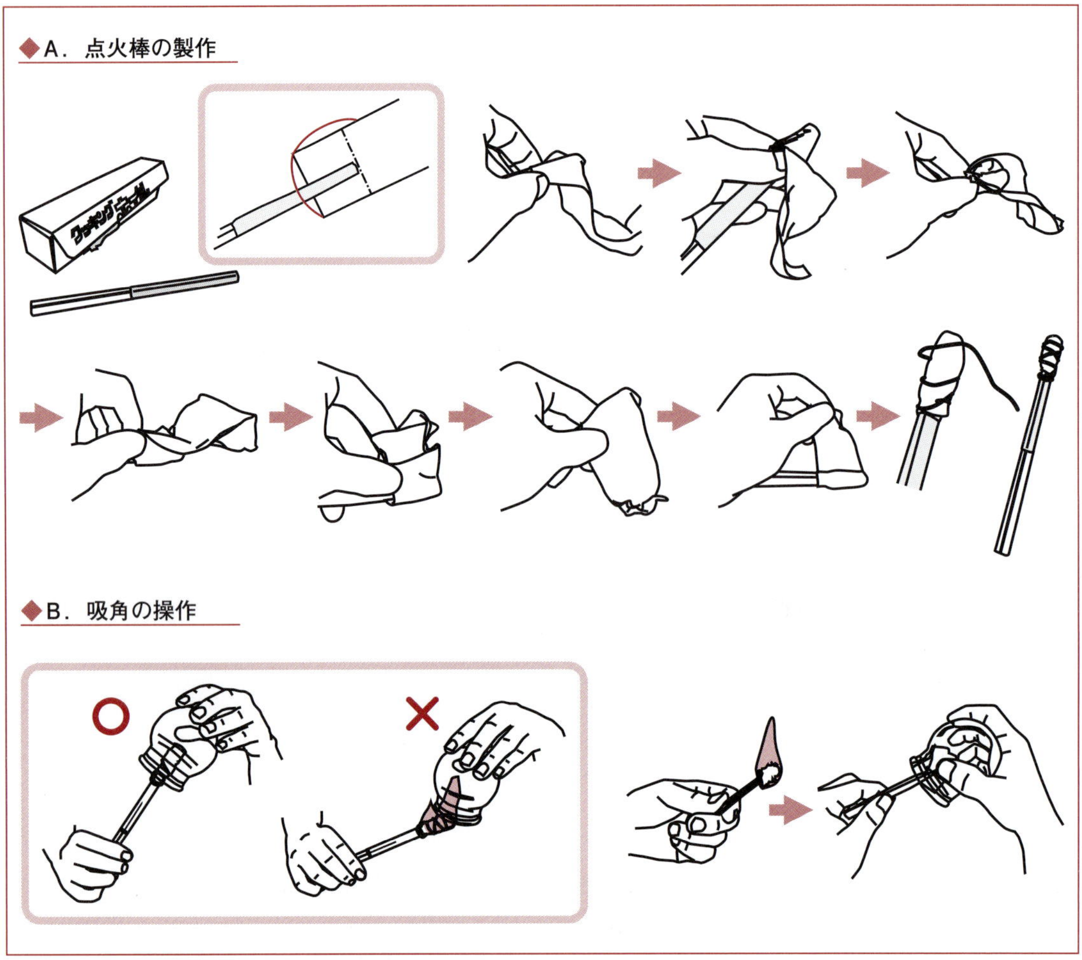

図3·45　閃火法

る．割り箸が燃えるのを防ぐために割り箸の片側にアルミホイルを巻く．アルミホイルを巻いた割り箸を巻いた側が上にくるように縦に持ち，包帯を縦にかける．包帯をかける長さは，包帯の横幅よりも短くし，反対側に折り，前面と同じ長さで折り返し，残りの包帯を横方向に巻く．すべてを巻いたら，針金で固定する．

b．吸角の操作手順（図3·45B）

吸角の縁《ふち》を炎で焼くと火傷をさせるため，**吸角の縁を焼かない**ように操作する．吸着力は火力と吸角内での燃焼時間によって調節する．火力が強く，吸角内での燃焼時間が長いほど，吸着力は強くなる．

施術は腰部に対して行うため，被験者には腹臥位を指示する．

1）　ピンセットでつまんだアルコール綿球

薄い綿花の場合は1/4に折りたたみ，厚手の綿花の場合は1/2に薄く剥がして折りたたんで，アルコールを軽く絞って使用する．ピンセットでつまんだアルコール綿花にライターで火をつけ，燃焼している綿球を吸角内に入れ，内面で1周させて引き出し，素早く吸着させる．

2）点火棒

点火棒を立てるためのステンレスや陶器などの不燃性《ふねんせい》のつぼとアルコールを入れた容器を用意する．点火棒にアルコールを含ませて火をつけ，アルコールランプ内を1周させて素早く吸着させる．火力が強いため，短時間で強い吸着力を持つ吸角を設置できる．

消火は炎を息で吹き消すことで行う．**点火棒を振って火を消す行為は危険である．**

3 吸角手技

吸角手技には単罐法《たんかんほう》，多罐法《たかんほう》，留罐法《りゅうかんほう》，走罐法《そうかんほう》などがあり，閃火法はこれらの手技を応用しやすい吸着方法である．本項ではアルコールランプによる閃火法を用い，吸角手技を応用した吸角治療の手順の一例を提示する．

a．吸角の操作手順（図3･46）

アルコールランプの火力は芯《しん》の長さで調整する．弱い火力で行うときは吸角内での燃焼時間を長くし，強い火力で行うときは吸角内での燃焼時間を短くする．

アルコールランプの持ち方は吸角とランプが接触して割れないように，**ランプ上方を示指と母指で覆うように把持する**．ランプが割れるとガラス片が危険なだけではなく，アルコールに引火して重大な事故を引き起こす．また，他の閃火法と同様に吸角の縁を焼かないように気をつけ，火のついたランプは放置せずこまめにキャップを使用して消す．

1）腹部への吸角手順

吸角は2つ使用する．被験者には仰臥位を指示し，走罐法を行うため腹部もしくは吸口にワセリンなどの潤滑用クリームを薄く塗る．腹部を9分割し，吸角を**図3･46B**のように移動する．移動毎に吸角を起罐《きかん》し，最後は臍中央に留罐した状態で，矢印の部位に走罐法を2回行う．

2）背部への吸角手順

吸角は2つもしくは3つ使用する．被験者には腹臥位を指示し，走罐法を行うため背部にはワセリンなどの潤滑用クリームを薄く塗る．背中を上下方向に6分割し，吸角を**図3･46C**のように移動する．体の細い被験者には①の吸角は行わない．移動毎に吸角を起罐させ，矢印部位は走罐法で移動を行う．

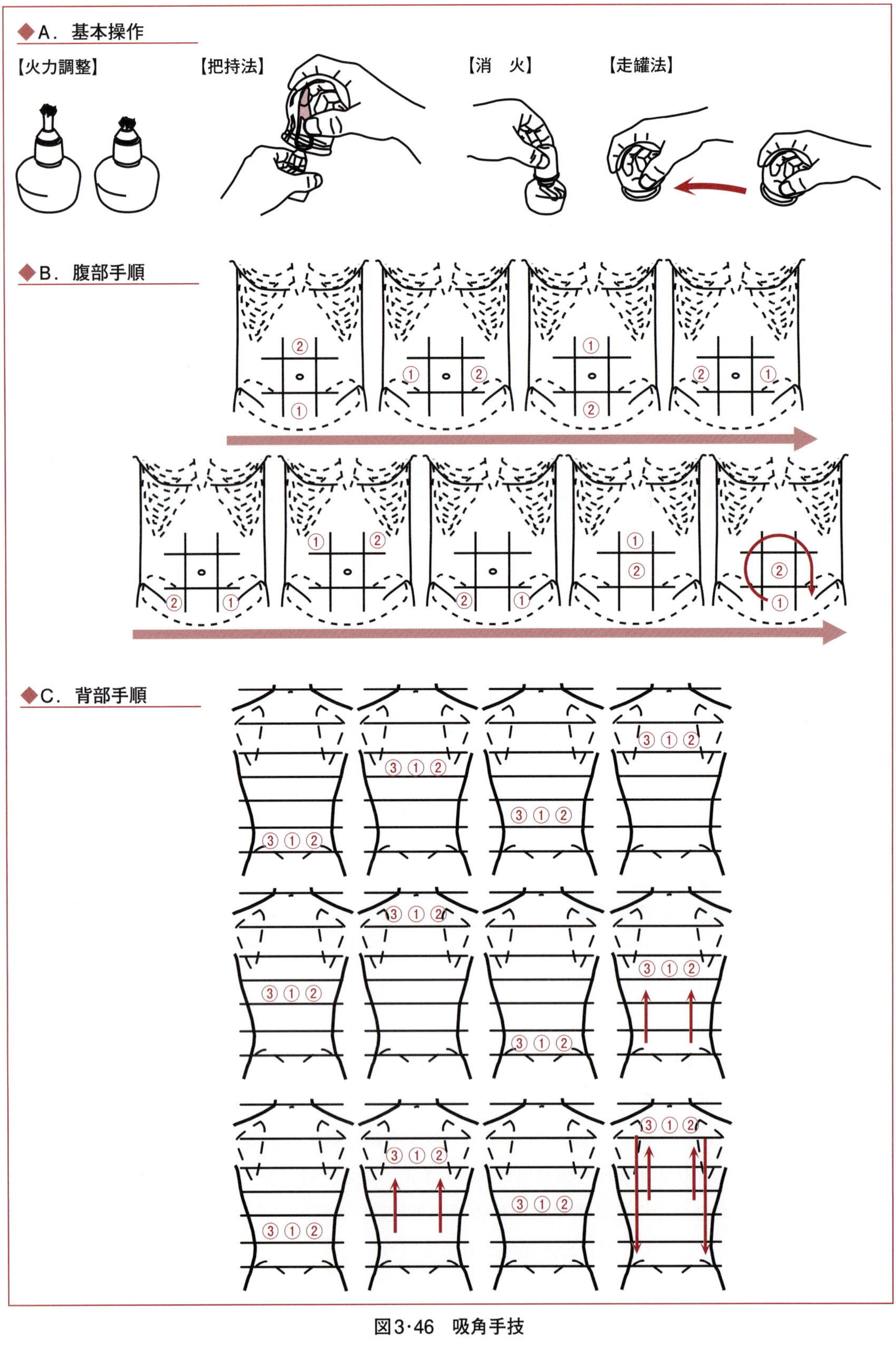
◆A．基本操作
【火力調整】
【把持法】
【消　火】
【走罐法】
◆B．腹部手順
◆C．背部手順

図3·46　吸角手技

付録　古代鍼灸法・刺法

1 九刺（九変に応じる刺法）

『黄帝内経霊枢《こうていだいけいれいすう》』官鍼篇《かんしんへん》にはさまざまな刺法《しほう》が分類して述べられている．九刺《きゅうし》は九鍼《きゅうしん》のうちの幾種類かを用いる九種の刺法である．

1）輸《ゆ》　刺《し》

五臓の病のとき，毫鍼《ごうしん》，円鍼《えんしん》，鍉鍼《ていしん》などで手足末端近くの輸穴《ゆけつ》（榮穴《えいけつ》，兪穴《ゆけつ》，原穴《げんけつ》）を刺激する．輸穴を刺激するので輸刺という．

2）遠道刺《えんどうし》

病が頭顔面部，頸部や体幹，六腑《ろっぷ》などの上にあるとき，毫鍼で膝周囲やその下にある経穴（主として下合穴《しもごうけつ》）を刺す．病処《びょうしょ》より遠く離れた下肢に刺すので遠道刺という．

3）経《けい》　刺《し》

経脈が病んだとき，毫鍼で経脈上の反応にやや深く刺す．経脈に刺すので経刺という．

4）絡《らく》　刺《し》

絡脈《らくみゃく》が病んだとき，毫鍼や三稜鍼《さんりょうしん》で浅く刺して瀉《しゃ》す．絡脈に刺すので絡刺（刺絡）という．

5）分《ぶん》　刺《し》

毫鍼・円鍼で分肉《ぶんにく》の間を刺す．分肉に刺すので分刺という．

6）大瀉刺《だいしゃし》

大膿を鈹鍼《ひしん》で瀉する．大いに膿血《のうけつ》を瀉すので大瀉刺という．

7）毛《もう》　刺《し》

皮膚の浮痹《ふひ》［表在性の知覚異常や神経痛］のとき，鑱鍼《ざんしん》や毫鍼で皮膚のごく浅いところを刺す．皮毛《ひもう》に刺すので毛刺という．

8）巨《こ》　刺《し》

経脈が病んでいるとき，左側に症状があれば右側に，右側に症状があれば左側に経刺を行う．巨は物差《ものさ》し，差し金のことで，全体のバランス調整の意味を持つ．

9）焠《さい》　刺《し》

大鍼《だいしん》を熱した燔鍼《ばんしん》で，痹《ひ》，特に筋痹《きんひ》［筋が引きつって痛い，痙攣する］のとき，圧痛点を治療点として刺す．焠は焼き鍼の意味である．

2 十二刺（十二経に応じる刺法）

十二刺《じゅうにし》は主に毫鍼《ごうしん》を用いる十二種類の刺法の呼称である．

1） 偶《ぐう》 刺《し》

心痹《しんひ》［胸部が痛み，強い動悸を感じる］のとき，背部と胸部の圧痛・反応点を探り，前後から一鍼《ひとはり》ずつ刺す．前後で2本（偶数）なので偶刺という．これが前後配穴《ぜんごはいけつ》，兪募《ゆぼ》配穴《はいけつ》へ発展した．

2） 報《ほう》 刺《し》

痛むところがあちこち動いて定まらないとき，痛むところを手で追いかけて次々と繰り返し刺す．痛むところを追う際，刺した鍼は抜かずにそのままとする．報は繰り返すという意味である．

3） 恢《かい》 刺《し》

筋痹《きんひ》で筋が引きつるとき，筋にまっすぐ刺入し，のちに鍼の方向を前後左右に変えたり，揺り動かしたりして筋を緩める．恢は大きい，緩いの意味である．

4） 斉《さい》 刺《し》

寒気《かんき》・痹気《ひき》［冷え・痛み］の範囲が狭く深部にあるとき，その中心に一鍼，すぐ両側にそれぞれ一鍼ずつ一直線に並ぶように刺す．斉は等しく揃《そろ》うの意味であり，一直線上に鍼が揃うので斉刺という．3本刺すので三刺《さんし》ともいう．

5） 揚《よう》 刺《し》

寒気の範囲が広く大きいとき，その中心に一鍼刺し，四隅《よすみ》から中心に向かって水平に近い角度でこの寒気を浮かすように刺す．寒気を浮揚《ふよう》させるので揚刺という．

6） 直鍼刺《ちょくしんし》

寒気の浅いとき，皮膚をつまんで引っ張りこれを刺す．直ちに刺すので直鍼刺という．

7） 輸《ゆ》 刺《し》

気の働きが盛んで熱のあるとき，まっすぐに深く刺し，まっすぐに抜いて熱を瀉す．取穴は少なくする．輸は輸送の意味で，深部の熱を外に運ぶので輸刺という．

8） 短《たん》 刺《し》

骨痹《こつひ》［骨髄が損なわれ，骨痛み体重く，四肢重く挙げにくい］のとき，鍼を揺すりながら深く刺して骨に至らせ，鍼で骨を上下にこする．短は急迫の意味で，頻々《ひんぴん》と揺すり，かつ骨に迫るので短刺という．

9） 浮《ふ》 刺《し》

肌肉《きにく》が引きつって冷えるとき，その傍《かたわ》らに斜めに刺してこれを浮かすようにする．

10） 陰《いん》 刺《し》

寒厥《かんけつ》［足先から冷感が膝や腰まで上がり，容易に下痢をする］のとき，左右の太谿穴《たいけいけつ》に同時に刺入する．寒厥は，陰陽では陰証の代表的症候を呈するもので，陰証に刺すので陰刺という.

11） 傍鍼刺《ぼうしんし》

経過が長く同じ部位の痺《ひ》のとき，痛みの中心に一鍼，そのすぐ傍らに一鍼刺す.

12） 賛《さん》 刺《し》

癰腫《ようしゅ》［できもの，腫れ物］のとき，毫鍼・鋒鍼《ほうしん》で何度も繰り返し浅く刺し，出血させる．賛は助けるの意味で，癰腫をしぼませて助ける刺法である.

3 五　刺

五刺《ごし》は主に毫鍼を用い，五臓に関連する部位・病証に適応する五種類の刺法である.

1） 半《はん》 刺《し》

毛を抜くように，肉を傷つけずにきわめて浅く素早く鍼を刺し，素早く抜いて，皮気《ひき》［皮膚表面の症状］を取る．刺したかどうかわからないくらい浅いので，半刺という．刺す対象は皮膚であり，皮膚は肺の主《つかさど》るところなので，肺に応じる.

2） 豹文刺《ひょうもんし》

浅く多く刺して脈に当て，血をにじませて経絡の滞りを取る．出血の様《さま》が豹の毛皮の紋のようなので豹文刺という．刺す対象は血脈であり，血脈は心の主るところなので心に応じる.

3） 関《かん》 刺《し》

筋痺《きんひ》のとき，出血しないように慎重に関節部の筋に深く刺して緩め，痛みを取る．関節部に刺すので関刺という．刺す対象は筋（腱）であり，筋（腱）は肝の主るところなので，肝に応じる．関刺をまた，淵刺《えんし》・豈刺《がいし》ともいうが，同時発生的に同じ方法が異なる地域で行われていたため，呼称が複数存在したと考えられている.

4） 合谷刺《ごうこくし》

肌肉《きにく》の痺《ひ》［肌肉がしびれ痛み，だるい］のとき，皮下の肉に鶏の足のように3本の鍼を開いて斜めに刺す．3本が谷間の深いところのようなので合谷刺という．刺す対象は肌肉であり，肌肉は脾の主るところなので，脾に応じる.

5） 輸《ゆ》 刺《し》

骨痺《こつひ》のとき，まっすぐに刺して骨に至らせてまっすぐに抜く．輸は至るという意味で，深く骨に至るので輸刺という．刺す対象は骨であり，骨は腎の主るところなので腎に応じる.

参考文献

1. 社団法人東洋療法学校協会編，教科書執筆小委員会著：はりきゅう実技〈基礎編〉，医道の日本社，神奈川，1992
2. 社団法人東洋療法学校協会編，教科書執筆小委員会著：はりきゅう理論，医道の日本社，神奈川，2002
3. 尾崎昭弘：図解鍼灸臨床手技マニュアル，医歯薬出版，東京，2003
4. 大島宣雄監修，山口真二郎著：鍼通電療法テクニック—運動器系疾患へのアプローチ，医道の日本社，神奈川，2001
5. 松本　勅：現代鍼灸臨床の実際，医歯薬出版，東京，1989
6. 上海中医学院編，針灸講義邦訳委員会訳編：中国針灸学講義，株式会社中国漢方，東京，1976
7. 靳　瑞編著，川井正久編訳：中国針灸学Q&A，医道の日本社，神奈川，1992
8. 尾崎昭弘，坂本　歩，鍼灸安全性委員会編：鍼灸医療安全ガイドライン，医歯薬出版，東京，2007
9. 小林寛伊監修，鍼灸治療における安全性ガイドライン委員会編：鍼灸治療における感染防止の指針，医歯薬出版，東京，1993
10. 環境省：感染性廃棄物処理マニュアルの改正について，環境省報道発表資料，平成16（2004）年3月16日

索　　引

はりきゅう 基礎技術学

2007年11月15日　発行

編集者 有馬義貴
発行者 小立鉦彦
発行所 株式会社 南 江 堂
〒113-8410 東京都文京区本郷三丁目42番6号
☎(出版)03-3811-7235 (営業)03-3811-7239
ホームページ http://www.nankodo.co.jp/
振替口座 00120-1-149

印刷・製本 真興社

Basic Techniques of Acupuncture and Moxibustion

定価は表紙に表示してあります.
落丁・乱丁の場合はお取り替えいたします.

Printed and Bound in Japan
ISBN978-4-524-24758-5